Veterinary clinical practice for allergic diseases in dogs and cats

犬と猫のアレルギー診療

セオリーは臨床で活かせる！

監修 増田健一

緑書房

ご 注 意

本書中の診断法，治療法，薬用量については，最新の獣医学的知見をもとに，細心の注意を
もって記載されています。しかし獣医学の著しい進歩からみて，記載された内容がすべての
点において完全であると保証するものではありません。実際の症例へ応用する場合は，使用
する機器，検査センターの正常値に注意し，かつ用量・用法等はチェックし，各獣医師の責
任の下，注意深く診療を行ってください。また，人用医薬品等を用いた適用外処方の場合に
おいても，各獣医師の責任の下，慎重に使用してください。本書記載の診断法，治療法，薬
用量による不測の事故に対して，著者，監修者，編集者ならびに出版社は，その責を負いか
ねます。
（株式会社 緑書房）

推薦の辞

このたび，増田健一先生監修の「犬と猫のアレルギー診療」が刊行された。彼は獣医アトピー・アレルギー・免疫研究会を2006年に発足し（2010年より学会へ移行），この10年間会長として会を統括し，免疫学の研究を牽引し，またその臨床応用の普及に努めてきた実績を有している。その活躍の経験を踏まえての本書の上梓である。

免疫は今や社会生活においても一般用語として使用され，免疫疾患または免疫関連（介在）疾患という専門用語についても知らない獣医師はいないと思われる。これは英語の immune disease や immune mediated disease の訳であろうが，その言葉の意味は，疫から免れた疾病の意であり，"疾病でない疾病"とは意味不明である。20世紀の初期には，病理発生において炎症や腫瘍などのように病理組織学的に説明ができず，感染や中毒，ビタミンの欠乏症などの範疇に分類されないため，理解できない疾患群として研究対象となった。その研究の過程において免疫との関係が次第に明らかになり，免疫学の発展が促され，病理発生に免疫現象が深く関与することが確認された。血清蛋白の増加，γグロブリンの増高，クームス試験陽性，LE細胞の発見，抗核抗体の発見が臨床の現場で確認され，それによって免疫学が発展したのである。そして以前から知られていたアレルギーも病理発生においては同根であることが判明し，過敏症の一種に分類されるようになった。したがって実際には，免疫現象が要因となる，あるいは関連するような疾患群を免疫疾患と総称することになったものと推測される。言葉の意味はさておき，免疫疾患なる疾病がどのようにして，認識され，研究され，対応されてきたかを知ることによって，免疫学の重要性や臨床追究の必要性に気付かされるのである。このような知識の蓄積における背景を，本書を味読することによって会得すれば，日常診療がさらに充実するものと思われる。

臨床の現場では獣医師として，動物の健康に関する問題にどう対処して，その動物および飼い主に対してお互いに満足のいく結果をどのようにして導くかが最優先事項である。動物の健康，すなわちあるべき状態を保持することは内部環境の保全である。このような観点から本書を紐解くと，ある特殊の領域を専門としている者のみに限られていた知識や技術が，今や臨床に携わる人々が等しく理解しておく必要のある分野になっている。獣医診療では，ワクチンやアレルギーがしばしば取り上げられるが，免疫の領域は，易感染性，腫瘍，腸内フローラ，生活習慣病などをも包含する内容に拡大し，また詳細をきわめている。

今般発刊の「犬と猫のアレルギー診療」の構成は，先に月刊CAP（緑書房）で連載されていたものを出発点とし，25節（基礎編：総論の9節と検査の5節および臨床編：11節）である。執筆者は監修者を含め，獣医アトピー・アレルギー・免疫学会で活躍されている構成員，かつ現在第一線で臨床や研究に従事している先生方で，本書はまさに要領を得た好著である。

ここに監修者および各執筆者に敬意を表するとともに，本書が江湖に受け入れられ活用され，我が国の獣医臨床がさらに発展することを祈念するものである。

2017年9月

長谷川篤彦

（東京大学名誉教授，一般社団法人 林屋生命科学研究所理事長）

序文

　私が犬のアレルギーの研究を始めたのは，今から約20年前である。当時の犬のアレルギー学といえば，ほとんど何も分かっていないような有様であり，例えば人やマウスのアレルギー研究ではごく当たり前のことであるが，血液中のリンパ球を培養することすらもできない状態であった。参考になる論文もなく，手探りで試行錯誤を繰り返しながら，私は人やマウスで行われている実験系を真似することから着手し，犬，猫でアレルギー研究を進めていった。

　そのようにでも研究やアレルギー臨床を進めていると，やがて多くの知見や経験が蓄積された。気が付くと犬や猫のアレルギー病態が以前よりもずっとよく分かるようになっていたのである。これまで欧米の獣医学を輸入することで学問的進展を図ってきた日本の獣医学であるが，特に獣医アレルギー学においては日本が欧米よりも一歩抜きん出た状態になっていた。「我々がこの分野の最先端を走っている」そんな感覚に包まれた。

　ちょうど10年ほど前，このような折角の経験や知識を研究グループの人間の間だけで埋もれさせるのは勿体ないと思い，それらを動物病院の現場に発信しようと考えた。それが，月刊CAP（緑書房）にて2006年から2008年に連載された『小動物アレルギー性疾患の基礎と臨床』である。この約2年にわたる連載によって，動物病院の現場に以前とは違った，進んだ獣医アレルギー学の情報を頻繁に提供することができた。ところが連載が終了すれば，当然のことながらその「手ごたえ」を感じることはできなくなり，現場における獣医アレルギー学の進歩はいったん停止したように感じられた。

　しかし近年になって，新しいアレルギー検査，アレルギー診療で活用できる新薬の登場，除去食の多様化と小動物臨床の現場を取り巻く環境に変化が見られるようになり，それらを最大限に活用してもらうためにもう一度臨床現場に情報発信するべきであると考えた。そこで連載から10年の歳月を経た今，当時の連載の内容を骨組みとして最新情報を盛り込んだ形で手を加え，このたびようやく書籍として出版することとなった。獣医学領域においては教科書としてアレルギー学だけに着目した書籍はほとんど見当たらない中，本書は10年前から今日まで不変な基礎的情報と，最新の情報を繋ぎ合わせることで，獣医アレルギー学の知の集積を感じながら，明日の臨床現場にすぐに活用できる内容に仕上がった。本書が臨床現場におけるアレルギー診療への一助となれば幸いである。

　連載当時の情報に何を加えるかについては各項それぞれご執筆の先生方に多くの労力をおかけした。そして，丹念に修正を加えて最新版に一新することができたのは，緑書房の方々のお蔭に他ならない。この場をお借りして関係者の皆様に心より感謝を申し上げたい。

2017年9月

増田健一

監修者・執筆者一覧

監修

増田健一　MASUDA Kenichi
動物アレルギー検査株式会社

執筆者 (五十音順)

宇都宮奈穂子　UTSUNOMIYA Naoko
動物アレルギー検査株式会社

大森啓太郎　OHMORI Keitaro
東京農工大学 農学部 共同獣医学科

酒井洋樹　SAKAI Hiroki
岐阜大学 応用生物科学部 共同獣医学科 獣医病理学研究室

鈴木温菜　SUZUKI Haruna
動物アレルギー検査株式会社

津久井利広　TSUKUI Toshihiro
日本全薬工業株式会社

増田健一　MASUDA Kenichi
前掲

水野拓也　MIZUNO Takuya
山口大学 共同獣医学部 獣医学科 臨床病理学分野 獣医分子診断治療学研究室

協力

地土井安芸子　CHIDOI Akiko
日本全薬工業株式会社

前田貞俊　MAEDA Sadatoshi
岐阜大学 応用生物科学部 共同獣医学科 獣医臨床放射線学研究室

（所属は 2017 年 9 月現在）

目次

推薦の辞 ……………………………………… 3

序文 …………………………………………… 4

監修者・執筆者一覧 ………………………… 5

Chapter **I** 基礎編－総論－

1. アレルギーにかかわる免疫病態　14

1．獣医臨床現場におけるアレルギー
「診断」の問題点 ……………………… 14

2．獣医臨床現場におけるアレルギー
「治療」の問題点 ……………………… 15

3．アレルギーの診断と治療の進歩への打開策
……………………………………………… 16

4．アレルギーの基本 ……………………… 16

　4-1．液性免疫とアレルギー ……………… 17

　4-2．IgE-肥満細胞以外のアレルギー
（IV型過敏症）……………………… 18

　4-3．I型過敏症：
即時相と遅発相という捉え方 ……… 19

5．アレルギー診療におけるトリアージ戦略 … 20

　5-1．IgE-肥満細胞の検出と対処 ………… 20

　5-2．Th2細胞の検出と対処 ……………… 21

　5-3．好酸球-ロイコトリエンの検出と対処 … 21

2. アレルギーと液性免疫　22

1．自然免疫と適応免疫 …………………… 22

　1-1．自然免疫 ……………………………… 22

　1-2．適応免疫 ……………………………… 23

2．液性免疫と細胞性免疫 ………………… 24

　2-1．液性免疫 ……………………………… 24

　2-2．細胞性免疫 …………………………… 24

3．抗体の種類とはたらき ………………… 25

　3-1．抗体の構造 …………………………… 25

　3-2．抗体の定常領域（C領域）における
アイソタイプとサブクラス ………… 25

　3-3．イヌの血清中総IgG濃度の
アレルギー性皮膚炎との関係 ……… 26

　3-4．抗体のアイソタイプ別の特徴 ……… 27

4．抗体産生のメカニズム ………………… 27

5．クラススイッチのメカニズム
（IgEが産生されるまで）……………… 28

6．Th1とTh2細胞による産生される抗体の制御
……………………………………………… 30

　6-1．CD4陽性T細胞の免疫応答 ………… 30

　6-2．イヌにおけるTh1およびTh2細胞の
存在について ………………………… 30

　6-3．Th1およびTh2細胞による
サイトカイン放出と免疫応答 ……… 30

7．IgE産生の異常 ………………………… 31

3. アレルギーと細胞性免疫　33

1．T細胞の機能亢進による異常とそのタイプ … 33

　1-1．IV型過敏症と3つのタイプ ………… 33

2．ヘルパーT細胞によるIV型過敏症 …… 34

　2-1．イヌの代表的ケモカインTARCと
受容体CCR4 ………………………… 35

3．細胞傷害性T細胞によるIV型過敏症 … 35

4．IV型過敏症の代表的な疾患 …………… 35

　4-1．Th1細胞がかかわるIVa型の代表的疾患 … 35

　4-2．Th2細胞がかかわるIVb型の代表的疾患 … 36

　4-3．細胞傷害性T細胞がかかわる
IVc型の代表的疾患 ………………… 37

4. アレルギーと自然免疫　40

1．自然免疫 ………………………………… 40

2．自然免疫と適応免疫の違い …………… 40

　2-1．自然免疫では病原体を受容体で認識する
……………………………………………… 41

3．トル様受容体 …………………………… 42

　3-1．TLRをもつ細胞とサイトカインの産生 … 42

　3-2．TLRの異常と自己炎症／免疫疾患 … 42

3-3. TLR の刺激により産生されたサイトカイン
による適応免疫のコントロール ········43
4．C 型レクチン受容体 ························43
4-1. マラセチアと Mincle ···················43

5. アレルギーにおけるサイトカインの役割　46

1．サイトカインとは ·······················46
2．サイトカインによる免疫制御 ··········46
3．ヘルパー T 細胞への分化 ·············49
3-1. Th1/Th2 パラダイム ···············50
4．Ⅰ型過敏症の遅発相反応における
サイトカインの役割 ··················50
4-1. サイトカインによる好酸球遊走の促進 ···50
5．イヌのアレルギー病態における
サイトカインの関与 ··················51
5-1. 末梢血単核球におけるサイトカイン
mRNA 発現に関する検討 ···········51
5-2. 病変部におけるサイトカインの発現 ···52

6. アレルギーにおけるケモカインの役割　56

1．ケモカインとは ·······················56
1-1. CC ケモカインと CXC ケモカイン ···56
1-2. ケモカインの産生 ···················56
2．ケモカインによるリンパ球遊走活性能の促進
··57
3．ケモカイン受容体 ·····················57
3-1. 末梢血リンパ球におけるケモカイン
受容体の発現 ·······················57
4．皮膚病変部におけるケモカインの発現 ···58
5．ケモカインの診断マーカーとしての有用性 ···60
6．ネコの好酸球性プラークとケモカイン
（ネコの好酸球性プラークにおけるアレルギーの関与）
··60
6-1. ネコの好酸球性プラーク：アレルギー性
炎症関与についての間接的な示唆 ······60
6-2. ネコの好酸球性プラーク：アレルギー性
炎症関与についての直接的な示唆 ······61

7. アレルゲンの生物学　64

1．アレルギー反応における IgE とアレルゲン ···64
1-1. IgE ·······························64
1-2. アレルゲン ·························64
2．アレルゲンの種類とそのアレルゲン ······65
2-1. 環境アレルゲン ·····················65
2-2. 食物アレルゲン ·····················72
3．アレルギー反応におけるアレルゲンの関与
··74
3-1. メモリー T 細胞 ·····················75
3-2. アレルギー発症機序における
アレルゲンの関与 ···················77

8. アレルゲンの解析とその臨床応用　80

1．IgE および IgE 受容体の構造 ···········80
1-1. IgE ·······························80
1-2. 高親和性 IgE 受容体（FcεRⅠ） ·······80
2．IgE 測定系 ····························81
2-1. 抗 IgE 抗体を用いた
アレルゲン特異的 IgE 検出法 ········82
2-2. 組換え FcεRⅠα を用いた
アレルゲン特異的 IgE 検出法 ········82
3．ハウスダストマイト主要アレルゲンの解析 ···83
4．減感作療法（アレルゲン特異的免疫療法）···84
4-1. アレルゲンエキスを用いた減感作療法 ···85
4-2. アレルゲンペプチドを用いた減感作療法 ···86
4-3. 組換えアレルゲンタンパク質を用いた
減感作療法 ·························86
4-4. 自然免疫機構を利用した減感作療法 ···86
4-5. DNA ワクチンを用いた減感作療法 ···89

9. アレルギーと腸内細菌叢　92

1．腸内細菌叢とは ·······················92
1-1. 善玉菌と悪玉菌 ·····················92
2．腸内細菌叢の形成 ·····················92
3．腸管免疫における腸内細菌叢の役割 ······93
4．腸内細菌叢によるアレルギーの抑制 ······94

5．プロバイオティクス，プレバイオティクスの
　アレルギー抑制効果 ……………………96
　5-1．プロバイオティクスとは ……………96
　5-2．プレバイオティクスとは ……………97
　5-3．プロバイオティクスの効果 …………97
　5-4．プレバイオティクスの効果 …………98
　5-5．シンバイオティクスの効果（モデル動物）… 98
6．糞便微生物移植法の効果 …………………98

●四方山話
　その1 ……………………………………101

Chapter Ⅱ 基礎編－検査－

1．皮内反応試験　106

1．皮内反応試験の原理 …………………106
2．プリックテスト …………………………106
3．パッチテスト ……………………………107
4．皮内反応試験の準備 …………………107
　4-1．使用アレルゲンについて …………107
　4-2．皮内反応試験用シリンジ …………108
5．皮内反応試験を行う前の注意事項 ……108
6．若齢のイヌに対する検査 ………………108
7．皮内反応試験の実際 …………………108
　7-1．アレルゲン投与部位 ………………108
　7-2．鎮静処置 ……………………………109
　7-3．皮内投与 ……………………………109
　7-4．評価 …………………………………110
8．皮内反応試験における有害事象 ………111

2．アレルギーの血清検査　112

1．IgE 検査システム ………………………112
　1-1．使用する抗体の種類 ………………113
　1-2．使用する抗体の作製方法 …………113
　1-3．ポリクローナル抗体とモノクローナル
　　抗体の利点と欠点 …………………114
2．これまでのイヌのアレルゲン特異的 IgE
　検査システム …………………………115

3．IgE 検査の課題 …………………………116
　3-1．①偽陽性 ……………………………116
　3-2．②血清の適正な希釈濃度 …………116
　3-3．③定性測定か定量測定か …………117
4．イヌのアレルゲン特異的 IgE 定量検査
　システム ………………………………117
5．IgE 定量化で何が分かるか ……………118
　5-1．原因アレルゲンの同定 ……………118
　5-2．アレルギーの発症閾値 ……………119
　5-3．IgE 量の変化の追跡 ………………119
6．IgE 産生の場所と増減 …………………119
　6-1．IgE 産生の場所 ……………………119
　6-2．IgE 濃度が下がるとき ………………120
　6-3．IgE 濃度が上がるとき ………………120
7．臨床的にアレルギーを疑う症例で IgE 検査
　をしたが，すべて陰性であった場合 ……121

3．リンパ球反応検査　122

1．ヘルパー T 細胞の概念 …………………122
2．従来のリンパ球刺激試験とは …………122
　2-1．イヌのリンパ球刺激試験 …………123
3．リンパ球反応検査 ………………………123
　3-1．イヌの食物アレルギーにおける
　　リンパ球反応検査の原理 …………123
　3-2．リンパ球反応検査の検査値について … 124

4．フローサイトメトリーの原理と臨床応用　127

1．フローサイトメトリーの原理 ……………127
2．フローサイトメトリーのデータの読み方 … 128
　2-1．細胞の大きさ（FSC）と内部構造の複雑さ
　　（SSC）によるドットプロット像 ……128
　2-2．蛍光色の強度と抗原の発現量の定量 … 129
　2-3．二重染色による T 細胞数と B 細胞数の
　　割合の測定 …………………………130
3．フローサイトメトリーの利点と欠点 ……132
　3-1．利点 …………………………………132
　3-2．欠点 …………………………………132
4．現在までに行われてきたフローサイトメトリー
　を用いた小動物臨床検査 ………………133

8

4-1. 末梢血液中の CD4 陽性 T 細胞および CD8 陽性 T 細胞の比率の解析 ……… 133

4-2. リンパ腫や白血病などの表面抗原の解析 ……… 133

4-3. 赤血球表面免疫グロブリンの検出による免疫介在性溶血性貧血 (IMHA) の診断 … 134

4-4. アレルギー性皮膚炎の重症度診断としての CD4 陽性 T 細胞に発現する CCR4 の測定 (アレルギー強度検査の原理) ………… 135

4-5. 食物アレルギーの診断としての活性化リンパ球の割合の測定 ………… 136

5．フローサイトメトリーの今後 ………… 136

5．新しいアレルギー検査を使ったアレルギー診療　139

1．臨床症状からの診断と検査による診断 … 139

2．アレルギー性疾患かどうか ………… 140

2-1．アレルギー強度検査 ………… 140

3．アレルギーの原因特定 ………… 142

3-1．IgE の検出方法 ………… 142

4．食物アレルギーへの新しいアプローチ … 144

●四方山話

その 2 ………… 147

その 3 ………… 149

Chapter Ⅲ 臨床編

1．アレルギー治療の基本戦略　152

1．治療上注意すべきアレルギーの病態 …… 152

2．各段階における治療を考える ………… 153

3．アレルギー反応以外の病態に対する治療 … 153

4．段階 1： アレルゲン暴露量のコントロール ………… 154

5．段階 2： アレルゲン特異的免疫反応のコントロール … 154

5-1．T 細胞の数と活性化の抑制 ………… 154

5-2．IgE 産生形質細胞に対して ………… 155

5-3．アレルゲン特異的な免疫反応を根本から抑える ………… 155

6．段階 3：炎症反応のコントロール ……… 155

7．組織の恒常性を保つための補助的療法 … 156

8．実際のアレルギー治療の概要 ………… 157

8-1．対症療法 ………… 157

2．犬アトピー性皮膚炎の臨床　159

1．犬アトピー性皮膚炎の診断基準 ………… 159

2．犬アトピー性皮膚炎の疫学 ………… 160

3．犬アトピー性皮膚炎の遺伝的要因 ……… 161

3-1．好発犬種 ………… 161

4．犬アトピー性皮膚炎の非免疫学的要因 … 161

5．犬アトピー性皮膚炎の臨床的特徴 ……… 162

6．犬アトピー性皮膚炎の診断 ………… 163

6-1．詳細な病歴の聴取 ………… 163

6-2．皮膚科学的検査 ………… 164

6-3．免疫学的検査 ………… 168

7．犬アトピー性皮膚炎の治療 ………… 169

7-1．アレルゲンの回避 ………… 169

7-2．炎症反応のコントロール ………… 170

7-3．減感作療法 (アレルゲン特異的免疫療法) ………… 173

7-4．膿皮症の治療 ………… 176

7-5．外用薬 ………… 176

7-6．シャンプー療法 ………… 177

3．犬アトピー性皮膚炎におけるサイトカインに関連した治療薬　180

1．IgE 産生とその制御 ………… 180

1-1．犬アトピー性皮膚炎における IFN-γ の使用 ………… 180

2．従来の免疫抑制薬 ………… 181

3．ヤヌスキナーゼ (JAK) 阻害薬 ………… 183

3-1．イヌのアレルギー性疾患におけるオクラシチニブの使用 ………… 185

4．免疫に作用する薬剤と作用標的との関係 … 186

5．免疫抑制薬がアレルギー検査に及ぼす影響 ………… 186

4．犬アトピー性皮膚炎における減感作療法　188

1．制御性 T 細胞 (regulatory T cell, Treg) … 188

1-1. CD25 と Foxp3 ………………… 188
2．Treg の種類 ……………………… 189
　2-1. 内在性 Treg と誘導性 Treg ……… 189
3．アレルギーと Treg ……………… 190
4．Treg の誘導と減感作療法 ……… 190
　4-1. Treg の出現には時間がかかる …… 191
5．減感作療法の即効性 …………… 191
　5-1. 特殊な IgG の出現 …………… 191
6．減感作療法の実際 ……………… 193
　6-1. 皮下抗原特異的免疫療法（SCIT）… 193
　6-2. 舌下免疫療法（SLIT）………… 193
7．Der f 2 の組換えタンパク質を用いた
　次世代減感作療法薬 …………… 193
減感作療法を実施した症例 …………… 196

5．食物アレルギーの皮膚症状　198

1．食物アレルギーの定義 ………… 198
2．食物有害反応・食物アレルギーの発症率 … 198
3．シグナルメント ………………… 199
　3-1. 好発犬種について ……………… 199
4．特徴的な病変部位 ……………… 199
　4-1. 顔面 ……………………………… 199
　4-2. 腰背部から尾根部 …………… 200
　4-3. 肛門周囲や会陰部 …………… 200
　4-4. 軽度の初期症状 ……………… 200
　4-5. 原発性の痒みを伴う特徴的な病変部位を
　　認めるか …………………… 201
5．特徴的な臨床徴候 ……………… 202
6．食物アレルギーの発症機序 …… 203
　6-1. アレルギーの獲得時期 ……… 203
　6-2. 腸内細菌叢の役割 …………… 203
　6-3. Ⅳ型過敏症の成立 …………… 204
　6-4. 食物アレルギーの炎症がなぜ特定の病変
　　部位に生じるのか？ …………… 204
7．特殊な食物アレルギーの臨床症状 …… 204
　7-1. 口腔アレルギー症候群 ……… 204
　7-2. 食物依存性運動誘発アナフィラキシー … 205
8．診療の方法 ……………………… 205

6．食物アレルギーの消化器症状　208

1．食物アレルギーの消化器症状における
　アレルギー反応 ………………… 208
　1-1. Ⅰ型過敏症（IgE 介在性）食物アレルギー
　　……………………………………… 208
　1-2. Ⅳ型過敏症（非 IgE 介在性）食物アレルギー
　　……………………………………… 209
2．食物アレルギーの診断 ………… 212
　2-1. 除去食試験・食物暴露試験 … 212
　2-2. Ⅰ型過敏症反応の検出：皮内反応試験，
　　アレルゲン特異的 IgE 検査 …… 212
　2-3. Ⅳ型過敏症反応の検出：リンパ球反応検査
　　……………………………………… 212
　2-4. 消化管型リンパ腫との鑑別 … 212
3．食物アレルギーの治療 ………… 213
　3-1. 除去食療法 …………………… 213
　3-2. 乳酸菌製剤など ……………… 213

7．食物アレルギーの除去食療法　215

1．除去食の選択と検査結果 ……… 215
　1-1. IgE 検査とリンパ球反応検査 … 215
　1-2. 原因食物が多い場合 ………… 215
2．交差性に注意して除去食を選択する … 216
3．主原料を肉類，魚類，野菜類に分けて考える
　……………………………………… 217
4．除去食フード …………………… 218
　4-1. ホームメード vs 既製品 …… 218
5．加水分解タンパク質の意義と特性を理解する
　……………………………………… 219
　5-1. 加水分解タンパク質による
　　アレルギー防止の限界 ………… 219
6．副原料への注意 ………………… 220
　6-1. 油脂 …………………………… 221
　6-2. スターチ，でんぷん ………… 221
　6-3. その他 ………………………… 221
7．検査結果の注意点 ……………… 221
8．除去療法の実際 ………………… 222
　8-1. Dr. Thierry Olivry の提案する除去食療法
　　（皮膚症状を呈する食物アレルギー）… 223

8-2. 除去食療法がうまくいかないときに
確認すべきこと ·················· 223
8-3. 消化器症状を呈する食物アレルギー ··· 223

8. アナフィラキシー　225

1. アナフィラキシーの発生 ·················· 225
2. アナフィラキシーの原因 ·················· 225
　2-1. 薬剤 ································· 225
　2-2. 昆虫刺傷 ························· 227
3. アナフィラキシーの危険因子 ·············· 227
4. アナフィラキシーの病態とメカニズム ··· 227
　4-1. アナフィラキシー反応 ············· 227
　4-2. アナフィラキシー様反応 ··········· 230
5. アナフィラキシーの臨床症状 ············· 230
　5-1. 局所的なアナフィラキシー：
　　　血管神経性浮腫, 蕁麻疹 ··········· 231
6. アナフィラキシーの診断 ················· 232
7. アナフィラキシーの治療と予防 ··········· 234
　7-1. 治療 ······························· 234
　7-2. 予防 ······························· 235

9. イヌのワクチン接種後アレルギー反応　236

1. ワクチン接種後アレルギー反応とは ······ 236
2. ワクチン接種後アレルギー反応の発生率 ··· 236
3. ワクチン接種後アレルギー反応発症時の
　ワクチン接種回数 ······················· 237
4. ワクチン接種後アレルギー反応を
　起こしやすい犬種 ······················· 238
5. ワクチン接種後アレルギー反応のリスク因子
　······································· 239
6. ワクチン接種後アレルギー反応の
　発現パターン ··························· 239
7. ワクチン接種後アレルギー反応の
　発症メカニズム ························· 240
8. 犬用ワクチン中のアレルゲン成分 ······· 241
　8-1. なぜ犬用ワクチンに牛由来タンパク質が
　　　混入しているのか？ ··············· 241
9. ワクチン接種後アレルギー反応と
　食物アレルギーの関係 ················· 242
10. ワクチン接種後アレルギー反応の予防法 ··· 243

10-1. 低アレルゲンワクチン ·············· 243
11. ワクチン接種後アレルギー反応への対処法
　······································· 244
　11-1. アレルギー反応発症後の迅速な対応 ··· 244
　11-2. リスク因子をもつイヌに関して ····· 244

10. ネコの好酸球性プラーク　247

1. ネコの好酸球性プラークの疫学および
　臨床徴候 ······························· 247
2. ネコの好酸球性プラークの診断 ·········· 248
　2-1. アレルギー性疾患の有無の評価 ······ 248
　2-2. 皮膚病理組織学的検査 ·············· 248
3. ネコの好酸球性プラークの病態 ·········· 249
4. ネコの好酸球性プラークの治療 ·········· 250
　4-1. ステロイド ······················· 250
　4-2. シクロスポリン ··················· 250

11. 猫喘息の病態, 診断および治療　253

1. ネコの気管支喘息の疫学 ················· 253
2. ネコの気管支喘息の病態 ················· 253
　2-1. ヒトにおける研究からの外挿 ········ 253
　2-2. ネコの気管支喘息モデルから得られた知見
　　　··································· 254
3. ネコの気管支喘息の臨床症状 ············· 254
4. ネコの気管支喘息の診断 ················· 254
5. ネコの気管支喘息の治療 ················· 257
　5-1. ステロイド ······················· 257
　5-2. 気管支拡張薬 ····················· 257
　5-3. 抗ヒスタミン薬 ··················· 257
　5-4. 抗菌薬 ··························· 257
　5-5. ネブライザー療法 ················· 258

●四方山話
その4 ································· 260
その5 ································· 262
その6 ································· 264

索引 ···································· 266

略語表

※本書で使用されている主な用語を対象とする

CCR	CC chemokine receptor	CC ケモカイン受容体
CLR	C-type lectin receptor	C 型レクチン受容体
CRD	carbohydrate recognition domain	糖鎖認識領域
CTL	cytotoxic T-lymphocyte	細胞傷害性 T 細胞
ELISA	enzyme-linked immunosorbent assay	酵素結合免疫吸着法
Foxp3	Forkhead box P3	(Treg のマスター遺伝子)
IBD	inflammatory bowel disease	炎症性腸疾患
IFN	interferon	インターフェロン
IL	interleukin	インターロイキン
iTreg	inducible regulatory Tcell	誘導性制御性 T 細胞
MDC	macrophage-derived chemokine	(CCR4 のリガンドである ケモカイン。CCL22 ともいう)
MHC	major histocompatibility complex	主要組織適合遺伝子複合体
MIP-1α	macrophage inflammatory protein-1α	(ケモカインの一種。CCL3 ともいう)
NFAT	nuclear factor of activated Tcell	(活性化 T 細胞の核内因子)
NK 細胞	natural killer 細胞	ナチュラルキラー細胞
NKT 細胞	natural killer T 細胞	ナチュラルキラー T 細胞
nTreg	naturally occurring regulatory Tcell	内在性制御性 T 細胞
OAS	oral allergy syndrome	口腔アレルギー症候群
PCR	polymerase chain reaction	ポリメラーゼ連鎖反応
pDCs	plasmacytoid dendritic cells	形質細胞様樹状細胞
SCIT	subcutaneous immunotherapy	皮下抗原特異的免疫療法
SLIT	sublingual immunotherapy	舌下免疫療法
STAT	signal transducers and activator of transcription	シグナル伝達兼転写活性化因子
TARC	thymus and activation-regulated chemokine	(CCR4 のリガンドであるケモカイン。CCL17 ともいう)
TCR	Tcell receptor	T 細胞受容体
TGF-β	transforming growth factor-β	トランスフォーミング増殖因子
TLR	toll like recepter	トル様受容体
TNF	tumor necrosis factor	腫瘍壊死因子
Treg	regulatory Tcell	制御性 T 細胞
TSLP	thymic stromal lymphopoietin	(サイトカインの一種)

Chapter I
基礎編 －総論－

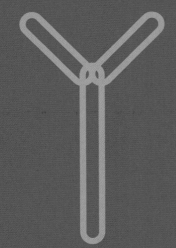

1. アレルギーにかかわる免疫病態
2. アレルギーと液性免疫
3. アレルギーと細胞性免疫
4. アレルギーと自然免疫
5. アレルギーにおけるサイトカインの役割
6. アレルギーにおけるケモカインの役割
7. アレルゲンの生物学
8. アレルゲンの解析とその臨床応用
9. アレルギーと腸内細菌叢

Chapter I 基礎編
－総論－

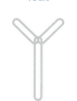

1 アレルギーにかかわる免疫病態

　獣医学におけるアレルギーは近年，その罹患数の増加が問題になっているが，研究分野および現場での対処の仕方はほとんど進んでいない。例えば，薬剤を用いた治療に行き詰まったときに我々の脳裏に浮かぶのは減感作療法であるが，その本質は100年前に減感作療法が世に出たときのものとほとんど変わっていない。このような現状を省みると，その原因として我々の分野ではアレルギーという疾患の系統立てた理解が欠如しているのではないかと思われる。そこで本書では，「アレルギーを攻める」をキーワードに，アレルギーにかかわる免疫学の基本的知識を提供するとともに，臨床現場で役立つ情報を提供していく。

1. 獣医臨床現場における　アレルギー「診断」の問題点

　獣医臨床においてアレルギーという言葉が定着して久しい。実際に診察をしていて，「アレルギーかな」と感じる症例は少なくないはずである。しかし，そのアレルギーについてあまりに知識を活用していない現状がある。そのために，診断方法を間違って用いたり，適切な治療法を選択しなかったり，漫然と症例をやり過ごしたりしている可能性があるだろう。
　獣医師がそのような診療をする背景にある様々な原因には，例えば獣医師がアレルギー診療に対して自信がなく，知識の不足から検査結果をうまく説明できないことなどが挙げられるのではないだろうか（図1）。アレルギーとは何か，それをどう理解し，どのような手順で診断していくか，そしてさらに治療の選択はどうするのか，アレルギー治療のモニタリングは何を指標にするのか，など臨床現場で起こり得る具体的な項目を挙げると多種多様な問題点が浮かび上がる。そのような複雑なアレルギー診療をこなすためには，まず獣医師側は，必要な情報を正確に集め，アレルギーを理解していく必要がある。
　一方，そのような臨床現場のフラストレーションを助長するように，インターネットの普及によって飼い主が情報を得ている場合が多くなってきている。インターネットを駆使して丹念に調べる飼い主の知識は，何も勉強していない獣医師の知識をときには上回る。そのため，獣医師側としては飼い主にアレルギーの臨床診断を納得してもらうために，客観的な評価系としてアレルギー検査を行うが，たとえ検査によってアレルゲンが特定できたとしても，それはアレルギーの診断にはなり得ないことがある。このような状況を打破するためには，獣医師は臨床症状とアレルギー検査結果を十分に理解する必要がある。
　以上のようなことは，飼い主と獣医師の間で起こる，アレルギー診療に関する悪循環の第一段階といえるだろう。

アレルギーにかかわる免疫病態 　1

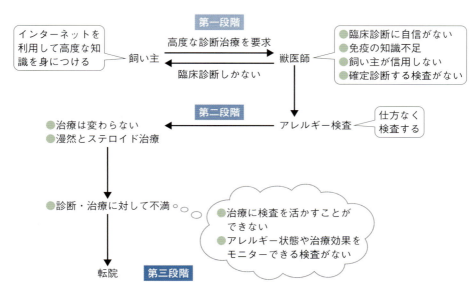

図1 アレルギー診療における問題点と悪循環

飼い主はインターネットなどによって多くの情報を得て来院するため，獣医師側の臨床診断に納得せず，診断治療に不信感を抱く（第一段階）。それを打破するために，獣医師側は客観的証拠を必要とし，アレルギー検査を行う。しかし，アレルギー検査は本来，原因アレルゲンを同定するために行う検査であるが，それを十分に説明することができず，治療にも活かすことができない（第二段階）。そうした診療に不満を抱いた飼い主は転院する（第三段階）。このような形でアレルギーの診療は飼い主も獣医師側も満足せずに悪循環に陥る。

2. 獣医臨床現場における　アレルギー「治療」の問題点

たとえ臨床診断がうまくいき，飼い主が納得した状態でアレルギー治療を開始できても，臨床家は次の問題に直面する。ひとつは，漫然と副腎皮質ステロイドホルモン剤（以下ステロイド）の経口内服による瘙痒治療に終始してしまい，飼い主に治療方法に変化がないことを見破られてしまうことである（第二段階）。このような状態になると，飼い主は通院してまで獣医師の診断や治療を受けたいと思わない。「どうせまた同じ処方だろう」という感じになり，その獣医師の治療に飽きてくる。しかし，獣医師側にもう次の手はない。最終的には，そのような状況になった飼い主は，よりよい治療を求めて他に転院する（第三段階）。この悪循環が動物病院の間で繰り返されているのではないだろうか。

しかし，アレルギー検査によって原因アレルゲンの特定に成功した場合には，減感作療法，除去食療法を選択することができる。減感作療法の有効率が悪い原因としては次のようなものがあるので注意したい。アレルギーの診断が不十分（アレルギーではないものが含まれる，あるいは膿皮症などの合併症がある），アレルゲン同定が不十分（他にも原因アレルゲンが存在する場合），注射に使用しているアレルゲン抽出液がその症例の減感作療法に適していないなどが主なものであろう。その上，減感作療法のメカニズムがまだ正確に把握されていないため，診断が悪いのか，減感作療法自体が不適切な治療なのか，それとも継続していればそのうち症状に変化が出るのか（効果発現の判定），そのあたりの判断ができないという問題もある。減感作療法の効果のモニタリングを，我々獣医師側ができていないのである。

以上のようなことから，臨床家が自信をもって減感作療法を飼い主に薦めることがこれまでは少なかった。こういう状況ではアレルギー検査の意

Chapter I
基礎編−総論−

表1	アレルギー診療を向上させるための方法

アレルギー診療向上への打開策
● アレルギーの基本を理解する
● その理解に基づいて論理的に診断を進める
● アレルギー検査の意味を正確に把握して，それを駆使して診断する
● 新しい免疫療法などに着目する

義も自然と薄れてくる。「検査しても意味がない」，「治療の選択肢が変わらない」などのネガティブな印象だけが残り，アレルギーの診断と治療は何十年経っても変わらないままとなる。

3. アレルギーの診断と治療の進歩への打開策

　これまでに述べてきたような臨床現場の悪循環を打破するためには，アレルギーの正確な理解が必要である（**表1**）。アレルギーを正しく理解することによって，検査の意義，検査結果から得られる情報の解釈，検査結果に基づく治療選択へつながる。その上，アレルギーの論理的理解は，飼い主に対し診断や治療方針の説明を自信をもって行えることにつながる。治療できるものは治療できるし，治療できないものは治療できないと告げることができる。このような予後の情報を飼い主に与えて，十分なインフォームド・コンセントを行うことによって，飼い主側も治療選択ができるし，また獣医師もその診断治療に対して信頼を得ることができる。

　さらに，臨床家は飼い主からアレルギーの根治療法を要求された場合には，減感作療法を試みることができる。それら治療法の有効性，費用対効果などを十分に説明し，その症例に適した療法を選択することができる。これらの治療はあくまで「療法」であるので，アレルギーの基本を理解した上で行わなければ，その十分な効果を得ることができない。

4. アレルギーの基本

　臨床現場でアレルギー診療に困らないために，まずはアレルギーの基本を習得することが肝要である。アレルギーの定義は，IgE による過敏症を起こしやすい素因（アトピー）をベースとして，アレルギーという概念が成立している[1]。すなわち，IgE 介在性の過敏反応を起こしやすい人がその IgE にかかわる臨床症状を出したとき，それをアレルギーという（ただし近年では IgE が介在しないものも広義のアレルギーと呼ばれている。後述）（**図2**）[1]。そのため，アトピーはアレルギー予備軍として考えられ，そのうち何割かで臨床症状を発症しアレルギーとなり，残りは臨床症状を出さないままとなる。逆にいえば，IgE が高くとも臨床症状を伴わずにアレルギーという臨床診断はあり得ないことになる。

　アトピーの個体は IgE による過敏症を獲得しやすい。そのため，一度何らかのアレルゲンに対して過敏症を獲得すると，次のアレルゲンに対しては感作の閾値が下がり，アレルギーを発症しやすくなる。そのために，最終的には多くのアレルゲンに感作される。このようなアレルギー患者では，どれが最も症状とリンクする原因アレルゲンか分からなくなり，このことがさらにアレルギーの診断を困難にさせる。また，アレルギー発症に至るまでの期間もアトピーの状態であることに注意する。

　IgE 介在性アレルギーの場合，アレルギーを発症するためには IgE が体内にできなくてはならない。つまり，ある程度の感作期間を経て体内で

1 アレルギーにかかわる免疫病態

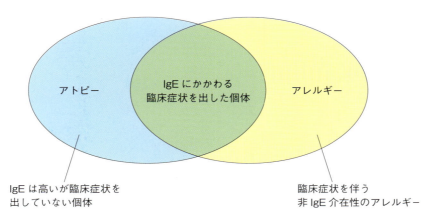

図2 アレルギーとアトピーの関係
臨床症状を伴うものをアレルギーと呼ぶ。本来，アレルギーとはIgEが関与している疾患を指したが，近年ではその解釈は拡大され，非IgE介在性の臨床症状もアレルギーと呼ぶ。一方，アトピーはIgE介在性の過敏症反応を起こしやすい個体のことを呼ぶ。必ずしも臨床症状を伴わなくてもよい。

IgEが産生され，それによって過敏性を獲得してアレルギーを発症する。まだ感作期間中であってアレルギーを発症していない個体（臨床症状のない個体）はアレルギー予備軍，つまりアトピーであるといえる。

以上のようなことから，我々はアレルギーの診断においては，アレルギー症状がある場合にIgEを測定し，あるいは皮内反応のようなIgE介在性の反応を検出するのである。

4-1. 液性免疫とアレルギー

さて，IgEはどうしてできるのであろうか。通常，アレルゲンにかかわらず外来からの異物としてのタンパク質（外来抗原）が体内に侵入，あるいは取り込まれた場合，体内では抗体が生じる。抗体（免疫グロブリン：Ig）にはクラスと呼ばれる分類があり，IgM，IgG，IgE，IgAと分けられる[2]。例えば，ワクチンなどによって抗原を体内に入れた場合には，最初にIgMが生じ，2回目以降の抗原侵入に対してはIgGが生じる[2]。

このように通常は外来抗原に対してIgGが産生されるが，抗原によってはインターロイキン-4（IL-4）の産生を促したりする場合や，遺伝的にIL-4を産生しやすい個体（アトピー素因など）では，IgGとともにIgEも産生してしまう[2,3]。このIgEが末梢の組織や臓器において肥満細胞に結合し，次に抗原（アレルゲン）が侵入したときにはIgE-肥満細胞の系が速やかに反応して，アレルギー反応，アレルギー症状を呈する。このアレルギー反応のタイプをⅠ型過敏症と呼ぶ。

IL-4と類似した生理活性をもつものにIL-13があり[2,3]，同様にIgEを誘導する。そのため，リンパ球が産生するIL-4やIL-13を測定して，それらが高ければ，IgEを産生しやすい個体とみなすことができる（図3）。

したがって，IgEを産生しやすい体内の状況を調べるためには，抗原に対するIL-4産生やIL-13産生を調べればよいことになる。イヌにおいては，これまでの研究成果からリアルタイムPCRを用いて高感度にそれらのmRNA産生をみることができ[4]，アレルギー状態の判断に，あるいは減感作療法の効果判定に用いることが想定された。このような検査系が臨床現場で利用されるようになると，アレルギーの分野においては今後，獣医臨床の診療基準が新しく変わることになるであろう。

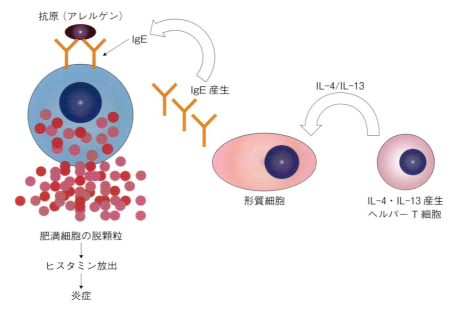

図3 アレルギーのキーワードはお互いに関係している
ヘルパーT細胞からIL-4やIL-13が産生されると，その影響を受けたB細胞はIgE産生形質細胞になる。産生されたIgEは肥満細胞の表面に接着し，抗原（アレルゲン）侵入に反応して脱顆粒を起こす。

4-2. IgE-肥満細胞以外のアレルギー（Ⅳ型過敏症）

　これまではIgE-肥満細胞に焦点を当ててきたが，これだけがアレルギー症状を引き起こす唯一の機序ではない。臨床家は，IgE測定だけでは患者に起こっているアレルギーの全容を把握することはできないことを，よく認識しておく必要がある。つまり，IgE検査で何も陽性が出なかったとしても，それがアレルギーを否定する根拠にはならない。逆に，IgE検査で陽性のアレルゲンがあったからといって，アレルギーの診断にもならない（アトピー状態）。したがって，検査を進める上でも，治療を選択する上でもすべてにおいて，アレルギー発症に関与する細胞群全体を理解する必要がある。

　主にIL-4の産生を特徴とする2型ヘルパーT細胞（Th2細胞）は，リンパ節や脾臓で産生され増殖し，末梢血を経てアレルギーの病変部に達する。Th2細胞はマウスにおいてはIL-4産生を特徴とするが，ヒトにおいてはマウスでいうTh2細胞は存在せず，IL-4とインターフェロン-γ（IFN-γ）の両方を産生する細胞をTh2細胞と呼ぶ。イヌにおけるヘルパーT細胞の分類は進んでおらず，マウスのようにIL-4だけを産生するのか，あるいはヒトと同様にIL-4とIFN-γの両方を産生するのかは不明である。

　非IgE介在性のアレルギーの場合，Th2細胞はアレルギー患者の末梢血中で増加し，アレルギー病変部に浸潤する。イヌにおいても同様な事象が確認されている。アトピー性皮膚炎のイヌにおいては末梢血リンパ球が原因抗原に反応することが知られているが[5,6]，それらはTh2細胞の代表とされるCCR4陽性細胞として血液中に高い割合で出現し[7]，それらがアトピーの病変部皮膚に浸潤しているリンパ球になると考えられる[8]。また，食物アレルギーの症例においても同様にCCR4陽性細胞が末梢血に出現し，さらに食物抗原に反応するリンパ球集団は原因食物の暴露に応じて末梢血中に増加する[9]。このようにTh2細胞を検出し，その動きを把握することによって，非

アレルギーにかかわる免疫病態 1

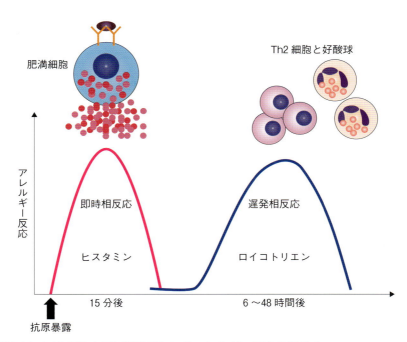

図4 Ⅰ型過敏症における即時相と遅発相というアレルギー反応の捉え方
即時相は抗原が体内に侵入してから15～30分程度で生じる。この反応にはIgE-肥満細胞の系によるヒスタミンが関与する。すなわち、Ⅰ型過敏症によって起こる。一方、即時相反応に続いて遅発相反応が抗原侵入後6～48時間程度で起こる。これはTh2細胞や好酸球が放出するロイコトリエンによって起こる。

IgE介在性のアレルギーの診断、治療、予後判定に応用することが可能である。

4-3. Ⅰ型過敏症：
即時相と遅発相という捉え方

Ⅰ型過敏症のアレルギー反応を、それにかかわる細胞や炎症性メディエーターから分類するだけでなく、時間的経過から捉える方法がある（図4）。

4-3-1. 即時相

即時相は抗原が侵入して15～30分程度で発症するアレルギー反応であり、それにはIgE-肥満細胞が関与し、ヒスタミンによるアレルギー炎症反応によって起こる[1-3]。そのため、即時相反応は抗ヒスタミン薬によってコントロールできる。

4-3-2. 遅発相

一方、即時相に続いて起こる遅発相は、抗原侵入後6～48時間で現れる炎症反応であり、即時相反応に関与する肥満細胞によって放出される物質が、Th2細胞や好酸球を引き寄せて起こる炎症反応である[2]。それら浸潤細胞が放出するロイコトリエンによって比較的強い炎症が惹起される。よって基本的には、遅発相のアレルギー反応をコントロールするためには抗ロイコトリエン薬が有効である。

即時相と遅発相は連携して起こる。即時相反応が生じた後、遅発相反応が誘導される。臨床家はこのことをよく認識する必要がある。治療によって即時相だけを抑えても、次に起こる遅発相を抑えなければ、臨床症状につながるアレルギー反応を止めることはできない。そのため、この2つの反応相に対処するために、抗ヒスタミン薬と抗ロイコトリエン薬を併用することがある。また、ステロイドは即時相は抑えず遅発相の反応だけを抑える。

Chapter I
基礎編－総論－

表2 アレルギー検査の優先順位とそれによって分かるアレルギーとその対処方法

アレルゲン特異的 IgE 検査や皮内反応試験は比較的簡便に臨床現場で行うことができる。そのため，診療の優先順位が最も高い検査であるといえる。これら検査によって IgE-肥満細胞によるアレルギー反応を知ることができる。それが分かれば，抗ヒスタミン薬などの対処法を取ることが可能である。次に有効な検査はリンパ球の検査（リンパ球反応検査）である。除去食試験（療法）は，先にアレルゲン特異的 IgE 検査，リンパ球反応検査によって原因アレルゲンを特定し，それを除去すると成功率が高くなる。好酸球数の計測は簡便でルーチンに臨床現場で実施できる検査であるが，その精度は低い。ただし，好酸球数の異常が認められれば，抗ロイコトリエン薬などの積極的使用につながる。

優先順位	検出する反応	用いる検査	対処法
高 ↓ 低	IgE-肥満細胞	アレルゲン特異的 IgE 検査 皮内反応試験	抗ヒスタミン薬 肥満細胞脱顆粒抑制薬 （クロモグリク酸ナトリウムなど） ステロイド 抗原回避（環境整備や除去食） オクラシチニブ インターフェロン-γ 製剤
	Th2 細胞	除去食試験（療法） リンパ球反応検査 CCR4 陽性細胞検出 IL-4/IL-13 検出（？）	適確な除去食の選択 ステロイド シクロスポリン
	好酸球 - ロイコトリエン	好酸球数計測	抗ロイコトリエン薬 ステロイド

5. アレルギー診療におけるトリアージ戦略

　トリアージとは優先順位付けのことである。アレルギー患者を前にした際，診断治療の優先順位付けをどのように行うかは重要である（**表2**）。

5-1. IgE-肥満細胞の検出と対処

　まず，臨床の現状で最も把握しやすい IgE-肥満細胞による I 型過敏症は，IgE 検査や皮内反応試験によって検出することができる。ただし IgE 検査は IgG を一緒に検出しない正確なものを用いる必要がある（IgE 検査の正確性については別途述べることとする）。一方，このような心配の必要がないという点で，皮内反応試験は IgE-肥満細胞の反応そのものを検出する検査系としては優秀で適確であるが，患者自身を使用する検査であるため（「Chapter II-1. 皮内反応試験」を参照），手間がかかるのが欠点である。上記のことを考慮して，個々の獣医師の裁量によりどのようにして IgE-肥満細胞の系を検出するかを決めて

おく必要がある。

　I 型過敏症の関与が明らかとなった場合には，抗ヒスタミン薬やクロモグリク酸ナトリウム（インタール®）などの肥満細胞によるアレルギー反応を抑える薬を適用することができる。しかし，I 型過敏症においては，即時相に続いて遅発相が起こるため，抗ヒスタミン薬だけでは十分な臨床的効果は出ない。そのため，ステロイドで遅発相の反応を抑えてしまうことがまずは賢明である。しかし，ステロイドは漫然と使用すると副作用が問題となるため，ステロイドを使用しながら，抗原（アレルゲン）暴露をできる限り軽減する措置を行う必要がある。例えば，ハウスダストマイトが原因アレルゲンである場合には，室内をフローリングにしたり，医療用防ダニ布団や空気清浄機を用いたりする。食物アレルギーの場合には適切な除去食を用いて，抗原の暴露を減らす処置を講じる。このような治療戦略が奏功した場合はアレルギー反応も弱くなり，ステロイドに代替する薬剤の組み合わせとして，抗ヒスタミン薬と抗ロイ

コトリエン薬の併用も考慮することができる。

5-2. Th2細胞の検出と対処

　アレルギーの際に出現するリンパ球の動態や性質を捉えることは，これまでに述べたどの方法よりも確信的な証拠となる。リンパ球反応検査は細胞培養が必要であり，デリケートな検査のためIgE検査ほど簡便ではない。しかし，食物アレルギーのイヌの多くがリンパ球の関与するⅣ型過敏症により起こるため，もし食物アレルギーを疑う臨床徴候があれば，第一優先でリンパ球反応検査を実施する。近年，アレルギーの病態にかかわると考えられるリンパ球を追跡することによって，食物アレルギーにおいて，除去食試験および暴露試験を待たずにおおよその判断がつく状況になってきた[9]。このようなリンパ球の解析にはフローサイトメトリーが利用されるが，減感作療法などの効果をモニタリングするための方法，例えば制御T細胞の検出方法なども我々は開発しており，今後，アレルギーの免疫療法を行う際の強力なモニタリングツールのひとつとなるだろう。ただし注意すべきは，このような検査は何をどのようにして検査しているかが臨床家にはほとんどみえないことである。そのため，これらの検査の信用性については，検査センターを見学するなどして実施状況を確認しておくのがよい。

5-3. 好酸球－ロイコトリエンの検出と対処

　次いで臨床現場で把握しやすい病態は末梢血中の好酸球数であろう。しかし，それはアレルギーの病態で必ずしも上がっているとはいえないので，この検査をあまり重要視することはできない。この検査の重要度が高まるのは，アレルギー病変部位の好酸球浸潤を確認するときである。皮膚の好酸球浸潤や，あるいはアレルギー性鼻炎における鼻腔洗浄液中の好酸球数の増加は，寄生虫感染を除外したときにアレルギーを確信できる材料となることがある。また，ロイコトリエンを測定できた場合には，好酸球とロイコトリエンの病

態を把握することも可能である。我々は以前にイヌの涙中のロイコトリエンを測定し，アトピー性皮膚炎のイヌで高いことを予備的に確認したことがある。好酸球数の上昇が確認できたら，抗ロイコトリエン薬やステロイドを積極的に使用して好酸球による反応を抑える治療選択ができる。

まとめ

　獣医臨床現場で生じているアレルギー診療の問題点を説明し，さらに我々が何をするべきかについて簡単に述べた。現在すでに実施可能な検査もあるが，それだけでは我々が把握できる病態は限られている。やはり強力な診断ツールが臨床現場で利用できなければ，アレルギー診療は困難である。

［参考文献］

1) Holgate ST, Church MK, Lichetenstein LM. Allergy 2nd ed. Mosby. 2001.

2) Janeway C, Travers P, Walport M, Shlomchik M. Immunobiology: The Immune System in Health and Disease 6th ed. Garland Pub. 2004.

3) Middleton E Jr, Reed CE, Ellis EF, Adkinson NF Jr, Yunginger JW, Busse WW. Allergy Principles and Practice 5th ed. Mosby. 1998.

4) Marsella R, Olivry T, Maeda S. Cellular and cytokine kinetics after epicutaneous allergen challenge (atopy patch testing) with house dust mites in high-IgE beagles. Vet Dermatol 17, 2006, 111-120.

5) Masuda K, Sakaguchi M, Saito S, Deboer DJ, et al. Seasonal atopic dermatitis in dogs sensitive to a major allergen of Japanese cedar (Cryptomeria japonica) pollen. Vet Dermatol 13, 2002, 53-59.

6) Masuda K, Sakaguchi M, Saito S, Deboer DJ, et al. In vivo and in vitro tests showing sensitization to Japanese cedar (Cryptomeria japonica) pollen allergen in atopic dogs. J Vet Med Sci 62, 2000, 995-1000.

7) Maeda S, Ohmori K, Yasuda N, Kurata K, et al. Increase of CC chemokine receptor 4-positive cells in the peripheral CD4 cells in dogs with atopic dermatitis or experimentally sensitized to Japanese cedar pollen. Clin Exp Allergy 34, 2004, 1467-1473.

8) Maeda S, Okayama T, Omori K, Masuda K, et al. Expression of CC chemokine receptor 4 (CCR4) mRNA in canine atopic skin lesion. Vet Immunol Immunopathol 90, 2002, 145-154.

9) Ishida R, Masuda K, Kurata K, Ohno K, et al. Lymphocyte blastogenic responses to inciting food allergens in dogs with food hypersensitivity. J Vet Intern Med 18, 2004, 25-30.

（増田健一）

Chapter I 基礎編
－総論－

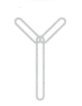

2 アレルギーと液性免疫

　IgEはI型過敏症発症の前段階である感作期（図1左）において特異的な外来抗原（アレルゲン）に対して産生され，肥満細胞に結合しアレルゲン暴露期（抗原の再侵入）に備えている（図1右）。この最初の抗原特異的なIgEの産生こそが，アレルギー発症の原因になる。アレルゲンに結合する体内物質は以前レアギンと呼ばれていたが，その正体がIgEであることを石坂らが発見してから，すでに50年が経つ[1]。本稿では，アレルギーの発症の元となるIgEの異常産生が，どのような場合にどのようなメカニズムによって起こるのかについて解説する。

1. 自然免疫と適応免疫

　外来抗原が体内に侵入した際，免疫は自然免疫および適応（獲得）免疫と呼ばれる2つの機構を時間差で使うことにより，自分自身の体を守る（図2）。

1-1. 自然免疫

　自然免疫は，主に感染初期の，適応免疫が活動するまでの間に対処するために備わった機構であり，昆虫から哺乳類まで，進化上幅広い生物に存在する機構である。その作用は，主に上皮における物理的または化学的あるいは微生物学的バリア，好中球・マクロファージなどの貪食細胞，ナチュラルキラー（NK）細胞*，補体などの血清成分，多くの細胞を制御するサイトカインによってもたらされる。それらの反応は，外来抗原の侵入に対して迅速に対応するが，適応免疫とは異なり長期間持続することもなく，また免疫記憶されることもない。例えば，外傷を負ったときに，傷口で細菌などの侵入が起こる。これに対してリンパ球が細菌に対してより特異的な作用を示すようになるには，数日の時間が必要とされる。しかし，それまでの間に細菌が侵入しないように，傷口の上皮細胞は物理的なバリアとしてはたらくほか，抗菌ペプチドを放出することにより細菌を直接傷害する。また，好中球・マクロファージなどの貪食細胞はそれらを貪食したり傷害することができ，補体自体もそれ自身が白血球の活性化能をもつため，微生物の排除へ貢献する。小動物領域においても，炎症マーカーとして知られているC反応性蛋白（CRP）は，補体の活性化に貢献する。さらに白血球から迅速に放出される腫瘍壊死因子（TNF-α），インターロイキン-1（IL-1）をはじめとする炎症性サイトカインや，そのほかインターフェロン-γ（IFN-γ）などのサイトカインも，白血球をはじめとする細胞を活性化することにより病原体の排除に寄与している。

＊　ナチュラルキラー（NK）細胞
リンパ球の一種であり，癌細胞やウイルス感染細胞を抗原非特異的に死滅させる。

アレルギーと液性免疫 **2**

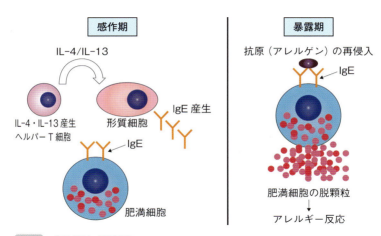

図1 感作期と暴露期
感作期は，外来抗原（アレルゲン）が体内に侵入してIgEが産生され，肥満細胞上のIgEに対する受容体（レセプター）に結合するまでをいう。暴露期には，外来抗原が体に再侵入し，肥満細胞上のIgEに対して抗原が結合し架橋されることで肥満細胞の脱顆粒を起こし，アレルギー反応を誘発する。

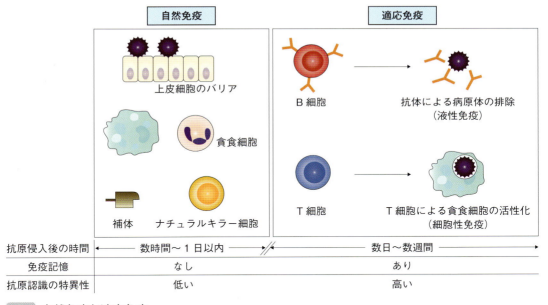

図2 自然免疫と適応免疫
自然免疫は外来抗原の体内侵入の最初の砦となり非常に迅速に反応するが，免疫記憶されることもなく，抗原認識の特異性も低い。一方，適応免疫はその応答に数日必要とするが，免疫記憶できる上，抗原に対してより特異的に応答できるメカニズムである。

1-2. 適応免疫

　自然免疫に対し，より強力に，そして抗原特異的に病原体を排除する機構として哺乳類などの高等生物が身につけた免疫機構が適応免疫である。適応免疫は，T細胞やB細胞といったリンパ球が中心となって成立し，自然免疫と比較して外来

23

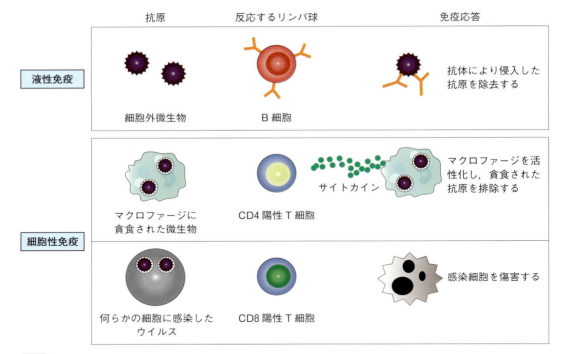

図3 液性免疫と細胞性免疫
液性免疫が細胞外の抗原に対して抗体を用いて排除するのに対し，細胞性免疫は細胞内の抗原を排除するのに用いられる．CD4陽性T細胞から産生されるサイトカインによってマクロファージを活性化したり，CD8陽性T細胞により直接細胞傷害を起こすことにより免疫応答を誘導する．

抗原に対してより特異的にはたらくだけでなく，免疫記憶ができるという点でも，高度なシステムであるといえる．動物の身体において，外来抗原に対して抗体が産生されたり，またワクチンが効率的に機能するのもこの適応免疫のおかげである．したがって身体は，これらの自然免疫と適応免疫をうまく協調させながら外来抗原の侵入に対処している[2]．

2．液性免疫と細胞性免疫

適応免疫はその免疫応答の中心となるシステムの違いにより，液性免疫および細胞性免疫という2つに分類される（**図3**）．そして免疫系は，侵入してきた抗原（病原体）の違いによってこの2つを使い分けて対処している．

2-1．液性免疫

液性免疫は，主に細胞外に存在する外来抗原に対して反応した場合に起こる．B細胞が分化してできる形質細胞（プラズマ細胞）より産生された抗体（免疫グロブリン：Ig），すなわち，IgM，IgG，IgE，IgAなどが中心となって，主に細胞外の微生物や毒素，寄生虫を除去するのに利用される．I型過敏症は，外来のタンパク質を抗原（アレルゲン）とするため，IgEによる液性免疫がその病態の中心となる．

2-2．細胞性免疫

細胞性免疫は，T細胞を中心とした免疫応答であり，基本的には，抗体が行き届かない細胞内で増殖するウイルスや細菌，細胞内微生物を排除するのに用いられる．

本来なら液性免疫が作用するはずの外来抗原に

2 アレルギーと液性免疫

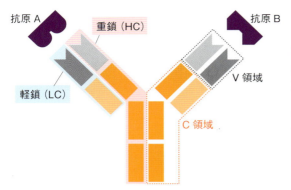

図4 抗体の構造
抗体はY字型で左右対称であり，左右それぞれ1組の重鎖 (heavy chain, HC) と軽鎖 (light chain, LC) からなる．個々のHCは1個のV領域と3〜4個のC領域（図は3個の場合）からなり，個々のLCは1個のV領域と1個のC領域からなる．HCとLCのV領域は個々の抗原に対して特異性をもっているため，例えば，抗原AはこのH抗体に認識されないが，抗原Bはこの抗体によって認識される．

対して，細胞内増殖細菌と同じような反応が起こることがある．比較的分子量の大きなアレルゲンの中には，それを取り込んだ抗原提示細胞を強く活性化するものがあり，それによって液性免疫でなく，細胞性免疫が誘導される場合がある．例えば，Ⅳ型過敏症の薬疹，食物アレルギーがある．

3. 抗体の種類とはたらき

前述したように液性免疫においては，外来抗原の排除に対し抗体が中心となってはたらく．アレルギーの際に中心となってはたらくIgEがIgMやIgGと何が異なるのかを解説する前に，まず抗体の基本的な構造について概説する．

3-1. 抗体の構造

図4に示すように，抗体は左右対称であり左右それぞれ1組の重鎖 (heavy chain, HC) と軽鎖 (light chain, LC) からなるY字型の構造をしている．通常HCはそのY字の先端部に可変領域 (V領域) をもち，残りの部分は定常領域 (C領域) と呼ばれ通常3〜4個の領域に分かれている．また，LCもHCと同様にそのY字の先端部にV領域とC領域を有する．

V領域およびC領域はそれぞれ特有の機能をもち，それによって抗体が効果的にはたらくようになっている．V領域は，主に抗原に対して結合する部分で，抗体を産生するB細胞はそこを様々に変化させることにより，多種多様な抗原（マウスでは10^{10}以上と報告されている）に対して特異的に結合する能力をもつことができる．

一方，HCのC領域はV領域とは異なり，抗原の認識・結合に直接関与することはなく，むしろ抗体が抗原に結合した後の抗原の処理方法に関与する．すなわち，抗体が抗原に結合したのみでは，抗原は除去されることはなく，その後何らかの形で処理されなければ体内から排除されることはない．C領域は様々なエフェクター分子〔補体，貪食細胞および肥満細胞上に発現する抗体に対する受容体（レセプター）；FcR〕と結合することにより，その後の抗原の処理方法を変化させている．

3-2. 抗体の定常領域 (C領域) における アイソタイプとサブクラス

ヒトにおけるC領域は，その型によりIgM, IgG, IgE, IgAといった4種類のクラス（アイソタイプと呼ばれる）に分類される（表1）．またイヌの場合，IgGはさらにIgG1, IgG2, IgG3, IgG4といったサブクラスに分類される（ヒトの場合はその血清中の濃度に従ってIgGはIgG1, IgG2, IgG3, IgG4に分けられ，IgAはIgA1, IgA2に分けられる）．これら個々のアイソタイプおよびサブクラスはC領域におけるアミノ酸（遺伝子）の違いによってもたらされる．

T細胞からの刺激を受けていないB細胞は外

Chapter I
基礎編－総論－

表1 抗体の種類と機能

この表にはヒトのデータを示してある[3]。イヌの免疫グロブリンについての報告はあるものの不明な点が多い。

抗体のアイソタイプ	血清中の濃度(mg/mL)	血清中の半減期(日)	分泌される型	機能
IgM	1.5	5	5量体	補体の活性化
IgG	12	21	単量体	補体の活性化 (IgG3>IgG1) 食細胞による貪食 (IgG1, IgG3)
IgE	5×10^{-5}	2	単量体	Fcε受容体に結合し I型過敏症に関与する
IgA	3.5	6	2量体	粘膜免疫

来抗原に応答して形質細胞に分化し，IgM を産生するようにプログラムされており，初期の免疫応答では必ず IgM を産生する。B 細胞が外来抗原に反応するとともに，同時に T 細胞からの刺激を受けた場合，IgG，IgE，IgA の 3 種類のクラスの抗体を産生できるような形質細胞に分化する。

それでは何のために，B 細胞はそのような 4 種類のアイソタイプ，さらにはサブクラスを使い分ける必要があるのであろうか？ それら 4 種類の異なるアイソタイプの抗体およびサブクラス抗体は，その分子構造によって安定性などが異なるため，それぞれ血清中の濃度，半減期，分泌される際の形，機能，存在パターンが異なる[3]。ヒトおよびマウスにおける血清中の濃度は，他の 3 種にくらべて IgG が圧倒的に多いことが知られており，半減期も IgM，IgA や IgE と比較して長いことが知られている。イヌにおいて個々の抗体の半減期が正確に検討された報告はない。血清中の濃度については，報告により測定系は異なるものの，ヒトおよびマウスとおおよそ同様の傾向を示すと考えられる。IgG のサブクラスについても正

常犬では IgG1（8.17 ± 0.95 mg/mL）および IgG2（8.15 ± 3.16 mg/mL）が IgG3（0.36 ± 0.43 mg/mL）および IgG4（0.95 ± 0.45 mg/mL）より血清中の濃度が高く，サブクラスによってもその血清中濃度が異なることが報告されている[4]。

3-3. イヌの血清中総 IgG 濃度のアレルギー性皮膚炎との関係

アレルギー性皮膚炎における血清中総 IgG および抗原特異的 IgG の濃度については様々な報告があるが，イヌの IgG のサブクラスの分類および名称について統一の見解が得られておらず，またその測定系も報告により一致していないため，コンセンサスは得られていない[5]。しかしながら，アレルギー性皮膚炎のイヌにおいて，血清中総 IgG 濃度は増加していることが報告されており，さらに減感作療法（抗原特異的免疫療法）後に IgG 濃度が上昇する傾向にあることも報告されている[6]。一方で，正常犬の血清中におけるハウスダストマイト抗原特異的な IgG 濃度は，アレルギー性皮膚炎を発症していないイヌの方がアレルギー性皮膚炎を発症しているイヌよりも高

値を示すことから，IgG がアレルギー性皮膚炎の発症に対して防御的なはたらきを示す可能性も否定はできない[7]。これらについては，IgG のサブクラスの明確な分類とともに，ゴールドスタンダードとなる測定系による検討が今後必要である。

3-4. 抗体のアイソタイプ別の特徴

表1 に示すように，IgG および IgE は，単量体で存在するのに対し，IgA は 2 量体，IgM は 5 量体を形成し存在している。また，それぞれが活躍する場所や抗原の排除の方法も異なる。

3-4-1. IgM

IgM は外来抗原が最初に体内に侵入した際に産生されるが，抗原に対する親和性は低い抗体である。それを補うようにして，IgM は補体の活性化能が非常に強いため，補体を介した抗原の排除に有効である。

3-4-2. IgG

IgM にくらべて数日遅れて産生される IgG は，外来抗原に対してより親和性が高い抗体である。IgG は IgM と比較して補体の活性化能は強くはないが，IgG が結合する Fcγ 受容体（FcγR）を介して結合する好中球やマクロファージなどの貪食細胞により効率よく排除される。また，**表1** に示すように IgG のサブクラスによってもその後の抗原の処理方法およびその能力に違いがあることがヒトでは知られており（表中の「機能」参照），イヌにおいても同様の報告が最近なされた[8]。

3-4-3. IgA

IgA は体内で一番多く産生されるにもかかわらず，血清中には少量しか存在せず，その大部分が粘膜もしくは粘膜腔に存在することから，主に粘膜免疫に関与する[9]。

3-4-4. IgE

IgE はアレルギーの際に，肥満細胞上の IgE に対する Fcε 受容体（FcεR）に結合し，病態発症に寄与している。アレルギー性皮膚炎のヒトでは，正常なヒトとくらべて血清中総 IgE 濃度は増加するのに対し[10]，イヌでは元々血清中総 IgE 濃度

がヒトより高く，アレルギー性皮膚炎，寄生虫感染および正常犬の間で差がないことが報告されている[11]。しかし，アレルギー性皮膚炎を有するイヌでは，血清中の抗原特異的な IgE 濃度は増加することが知られている[12]。

このように，身体が液性免疫により抗原を排除する際，多種多様な抗原に対して排除効率のよい抗体を産生するという免疫システムが発動する。

4. 抗体産生のメカニズム

次に液性免疫の中心となる抗体が産生されるメカニズムについて解説する（**図5**）。外来抗原が体の中に入ると，まず上皮に存在する未熟な樹状細胞（皮膚の場合はランゲルハンス細胞）によって抗原が取り込まれる。アレルギー性皮膚炎を有するイヌの病変部においても，このランゲルハンス細胞の数が有意に増加していることが報告されている[13]。樹状細胞は抗原を取り込んだ後，成熟樹状細胞へと変化しながら付近のリンパ組織へ遊走する。リンパ組織では，成熟樹状細胞がその細胞内において分解した外来抗原（抗原ペプチド）を，T 細胞に提示する（抗原提示）。抗原ペプチドが，自身の T 細胞受容体（T 細胞上の抗原の受け取り手）に適合するとその T 細胞は活性化し，一気に増殖する。こうして適切な免疫応答に必要な T 細胞だけが急速に増えることとなる。

アレルギー性皮膚炎のイヌにおいては，このような抗原特異的なリンパ球が体内に存在するため，末梢血単核球を分離し，アレルギーの原因となる特異的抗原（ハウスダストマイトなど）とともに培養すると，抗原特異的な増殖が認められる[14]。さらに，それら T 細胞のうちでも CD4 陽性 T 細胞が重要である。なぜなら，CD4 陽性 T 細胞は，自身が増殖するとともに，B 細胞を活性化し増殖させるためである。このときに CD4 陽性 T 細胞は CD40 リガンド（CD40L）を使用して B 細胞を活性化するとともに，様々なサイトカインを放出する（このためこれらの T 細胞は B 細

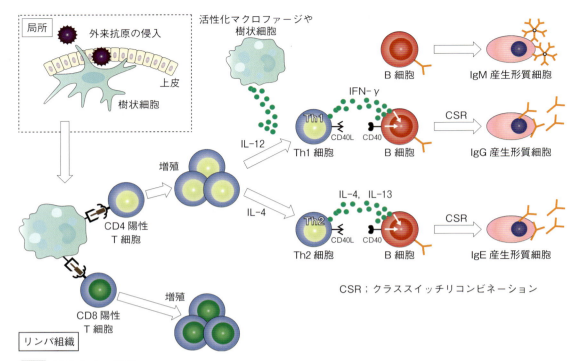

図5 液性免疫の機構
上皮のバリアから侵入した外来抗原は，樹状細胞によって捕獲される．樹状細胞はリンパ組織へ移動し，CD4陽性またはCD8陽性T細胞に侵入してきた抗原を提示する．T細胞は増殖するとともに，IL-12の存在下ではTh1細胞に，IL-4の存在下ではTh2細胞に分化する．Th1またはTh2細胞はそれぞれIFN-γまたはIL-4やIL-13を分泌することにより，B細胞をIgG産生形質細胞またはIgE産生形質細胞へと分化させる．

胞活性化を助けるという意味で，ヘルパーT細胞と呼ばれる）．

次に，これら活性化したB細胞は，CD40L刺激とCD4陽性T細胞が産生したサイトカインに応じて，クラススイッチと呼ばれる抗体遺伝子の再構成を行う．それによって，先述したように通常B細胞は外来抗原の侵入後最初にIgMを産生するが，それとは異なるアイソタイプの抗体のIgG，IgE，IgAのいずれかを産生する形質細胞へと分化することができる．例えば，サイトカインがTh2細胞（後述）より産生されるIL-4，IL-13の場合はIgEへ，Th1細胞（後述）やナチュラルキラー細胞によって産生されるIFN-γの場合はIgGへ，T細胞やそのほか様々な細胞から産生されるTGF-βやIL-5の場合はIgAへそれぞれ特異的にクラススイッチする．このように，どのサイトカインが優勢であるかによって，異なるアイソタイプの抗体が産生される．このことを利用して，抗原刺激後にCD4陽性T細胞から産生されるサイトカインを測定することによって，その抗原に対してどのようなアイソタイプの抗体ができやすい体質であるかを予想することができる．例えば，IL-4やIL-13を産生しやすい症例はIgEを獲得しやすい，すなわちアレルギーになりやすい傾向がある，と判断することができる．

5. クラススイッチのメカニズム（IgEが産生されるまで）

通常，活性化したB細胞はIgMを産生するようにプログラムされている．なぜそのような細胞

アレルギーと液性免疫 2

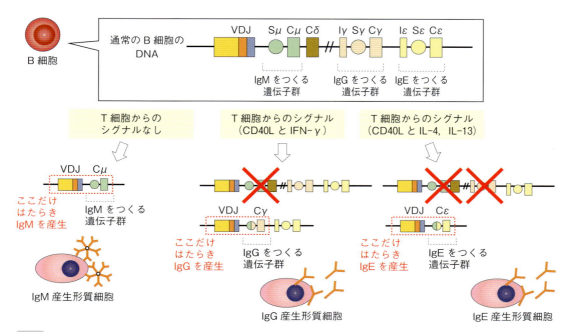

図6 クラススイッチのメカニズム
IgMをコードする抗体遺伝子群（VDJ, Cμ）がはたらくようにプログラムされているため，通常のB細胞はIgMを産生する．T細胞からのシグナルであるCD40リガンド（CD40L）とIFN-γによってIgMをつくる遺伝子群（Cμ）は取り除かれ，IgGを産生するよう（VDJ, Cγ）にプログラムされる（IgGへのクラススイッチ）．また，CD40リガンド（CD40L）とIL-4やIL-13によって，IgMをつくる遺伝子群（Cμ）および，IgGをつくる遺伝子群（Cγ）は取り除かれ，IgEを産生するよう（VDJ, Cε）にプログラムされる（IgEへのクラススイッチ）．

が急に異なるアイソタイプの抗体を産生することができるようになるのであろうか？　それらはサイトカインによって直接制御されていることが知られている．例えば，IL-4およびIL-13が存在するとき，それらはB細胞上のそれぞれの受容体（IL-4R, IL-13R）に結合し，細胞内にシグナルを伝える．そのシグナルから得られた転写因子が，通常IgMを産生するようにプログラムされているDNAを，IgEが産生できるようにプログラムし直し（クラススイッチリコンビネーション，class switch recombination, CSR），それらのサイトカインによりIgEへのクラススイッチが誘導され，IgEの産生が増加する．一方，IFN-γはB細胞にはたらいてIgGへクラススイッチするため，IgGの産生が増加する．したがってこれらサイトカインが直接，クラススイッチ前のB細胞にはたらきかけることにより，どのアイソタイプを産生する形質細胞になるかを決定付けている（図6）．IgG，IgE，IgAへのクラススイッチを一度完了したB細胞や形質細胞では，その後にこれらのサイトカインがいくら作用しても，その完了したクラススイッチはそれ以上変更されることはない．すなわち，すでに獲得したIgG，IgE，IgAの産生に影響を与えない．これらサイトカインが作用するのは，あくまでもIgMを産生しているB細胞，クラススイッチ前のB細胞のみである．そのため，治療を考える場合には，どのようなことが体内で起こっているのかを想定することが重要になってくる．

イヌにおいても，*in vitro*における末梢血単核球をIL-13とともに培養すると，IgE産生が増加することが報告されている[15]．また，IL-4単独の

刺激によってもイヌの末梢血由来B細胞からのIgE産生の増強が認められるが，CD40Lの刺激下においては逆にIgE産生が抑制され，このことはヒトやマウスにおける結果と異なる[16]。T細胞の増殖因子であるIL-2とIL-4の存在下では，IgE産生のみならずIgGの産生も増加することから[16]，これがアレルギー性皮膚炎のイヌにおいて血清中IgG濃度が増加している[17]ことに関与しているのかもしれない。しかしながら，IgGへのクラススイッチの機構を含めて詳細なメカニズムについては明らかとなっていない。

6. Th1とTh2細胞による 産生される抗体の制御

それでは，クラススイッチを制御するサイトカインはそれぞれ，どのような細胞からどのような状況において産生されるのであろうか？ サイトカインについては「Chapter I-5.アレルギーにおけるサイトカインの役割」において詳細に解説するが，ここではIgEの産生に関与するサイトカインの制御について簡単に解説する。

6-1. CD4陽性T細胞の免疫応答

CD4陽性T細胞は，抗原提示を受けると増殖するとともに，より特異的な免疫応答を起こすために複数の異なる種類のT細胞に分化することが知られている（図5）。ひとつはTh1細胞と呼ばれるヘルパーT細胞で，IFN-γ産生を特徴とする細胞であり，もうひとつはIL-4，IL-13産生を特徴とするTh2細胞である。元のCD4陽性T細胞は，ある種の細菌感染などによって活性化したマクロファージや樹状細胞から産生されたIL-12の元でTh1細胞へと分化する。このことは，IL-12を発現するベクターを投与されたイヌの末梢血単核球においてIFN-γの発現増強が認められる[18]こと，細菌由来DNA配列であるCpGで刺激した末梢血単核球の培養によるIL-12およびIFN-γの産生増強などから，イヌにおいても

証明されている[19]。

一方，寄生虫やアレルゲンに対しては，IL-12が産生されないことからTh1細胞への分化が生じず，その産生由来は不明であるがIL-4に対してT細胞が反応し，Th2細胞へ分化すると考えられている。アレルギー性皮膚炎を有するイヌの病変部においてIL-4の発現増強が認められ[20]，またIgEを高産生する研究用ビーグル犬においては，抗原暴露後の初期病変部においてIL-4の発現増強は認められないものの，IL-13の著しい発現増強が持続的に認められる[21]ことから，イヌにおいてもTh2細胞への傾きがアレルギーの発症に関与していることが示唆される。

6-2. イヌにおけるTh1およびTh2細胞の 存在について

しかし，イヌにおいては，マウスにおけるTh1およびTh2細胞は同定されていないため，マウスの免疫で想定されていることがイヌに外挿できるかどうかについてはさらに議論が必要である。また，アレルギー性皮膚炎を有するイヌといえども，慢性期の皮膚病変部におけるIFN-γの産生増強[22]や高IgE産生ビーグル犬における抗原暴露後の遅延相において，IFN-γの強力な産生誘導因子であるIL-18の発現増強が認められる[21]ことから，慢性期においてはTh1細胞が主体となっている可能性も示唆される。

このようにイヌにおける寄生虫感染やアレルギー性皮膚炎の病態では，IL-4の発現増強が認められることは報告されているが，Th2細胞への分化のメカニズムやTh1/Th2バランスについてはまだ明らかになっておらず，これらの部分を想定によって臨床例を確定的に判断することは，治療において何かしらリスクを伴うことになるかもしれない。

6-3. Th1およびTh2細胞による サイトカイン放出と免疫応答

Th1およびTh2細胞は，それぞれ特有のサイ

トカインを放出し，さらなる免疫反応を惹起するが，中でもB細胞に対してはクラススイッチを誘導し特有のアイソタイプの抗体産生を促す。Th1細胞からのIFN-γの放出によってB細胞はIgG産生形質細胞へ，またTh2細胞からはIL-4，IL-13が産生されるためにB細胞はIgE産生形質細胞へとそれぞれ分化し，それぞれの抗体を産生する準備をする。したがって，結局B細胞がどのアイソタイプの抗体を産生するようになるかは，元々どのような種類の抗原に対してT細胞が反応するのかというところから決まっていることになる。よって，CD4陽性T細胞のサイトカイン産生パターンを測定することにより，いわゆる「アレルギー体質」などの概念を捉えることもできる。このような測定により，イヌのアレルギー状態や免疫モニタリングが可能であろうし，また客観的データによって飼い主を納得させることができるであろう。そのような意味で，免疫学的な測定方法の利用が臨床上有用になってくる。

　Th1/Th2バランスの概念にはまだ解明する部分が残っている。マウスやヒトにおいてもアレルゲン暴露や寄生虫感染の際に，なぜT細胞がTh1細胞ではなくTh2細胞になりやすいのかについては明白な答えは出ていない。T細胞がTh1細胞になるためには，最初に活性化したマクロファージなどからIL-12が産生される必要があるが，慢性的なアレルゲンの暴露などではマクロファージの活性化が十分ではなく（自然免疫が活性化されずに），そのことがTh2細胞に傾く原因ではないかと想像されている。このことは近年「hygiene hypothesis（衛生仮説）」として人医学領域で注目されている。クリーンな環境中で幼少期を過ごすことは逆に自然免疫を活性化することが少ないため，体がTh2細胞に傾きやすい状況にあり，そのことがアレルギー患者増加の原因のひとつであるとする仮説である。人医学でもアレルギー患者の増加はとどまることを知らないが，小動物においてもアレルギー患者が増加している

ことは同様の原因が関与している可能性も十分に考えられる。

7. IgE産生の異常

　それでは，どのような場合にIgEの産生が過剰となりアレルギー予備軍となるのであろうか。人医学領域では，**図5**に示したIgE産生までの様々な過程の中で，すなわちIL-4，IL-13，IL-4受容体（IL-4R），IL-13受容体（IL-13R）のゲノムなどに遺伝子多型が認められており，IgEの産生の異常が示唆されているが[23]，残念ながらこのような遺伝子多型については，小動物ではほとんど解明されていない。あくまでもIgEの産生の異常はアレルギー発症の一要因でしかないが，今後様々な好発犬種・家系特有のアレルギー性皮膚炎が解析されることにより，アレルギー発症の原因がより解明されることが期待される。

まとめ

　アレルギー発症の中核をなすIgE産生のメカニズムについて解説した。本文中に記したとおり，このような細かな免疫学的メカニズムはマウスを中心とした研究から得られたデータに基づくものであり，小動物領域において細かく研究されておらず，未だ不明な点が多い。今後，それぞれ個々の病態に合わせた免疫学的動態の詳細な解析をとおして，病態に基づいた検査法，診断マーカー，治療法が開発されることを期待したい。

[参考文献]

1) Ishizaka K, Ishizaka T, Hornbrook MM. Physico-chemical properties of human reaginic antibody. IV. Presence of a unique immunoglobulin as a carrier of reaginic activity. *J Immunol* 97, 1966, 75-85.

2) Saalmuller A. New understanding of immunological mechanisms. *Vet Microbiol* 117: 1, 2006, 32-38.

3) Janeway CA, Travers P, Walport M, et al. Immunobiology: The Immune System in Health and Disease 5ed. Garland Science, 2001.

4) Mazza G, Whiting AH, Day MJ, et al. Development of an enzyme-linked immunosorbent assay for the detection of IgG subclasses in the serum of normal and diseased dogs. *Res Vet Sci* 57, 1994, 133-139.

5) Halliwell RE, DeBoer DJ. The ACVD task force on canine atopic dermatitis (III): the role of antibodies in canine atopic dermatitis. *Vet Immunol Immunopathol* 81, 2001, 159-167.

6) Fraser MA, McNeil PE, Gettinby G. Examination of serum total IgG1 concentration in atopic and non-atopic dogs. *J Small Anim Pract* 45, 2004, 186-190.

7) Lian TM, Halliwell RE. Allergen-specific IgE and IgGd antibodies in atopic and normal dogs. *Vet Immunol Immunopathol* 66, 1998, 203-223.

8) Bergeron LM, McCandless EE, Dunham S, et al. Comparative functional characterization of canine IgG subclasses. *Vet Immunol Immunopathol* 157, 2014, 31-41.

9) Stokes C, Waly N. Mucosal defence along the gastrointestinal tract of cats and dogs. *Vet Res* 37, 2006, 281-293.

10) Hammerberg B, Bevier D, DeBoer DJ, et al. Auto IgG anti-IgE and IgG x IgE immune complex presence and effects on ELISA-based quantitation of IgE in canine atopic dermatitis, demodectic acariasis and helminthiasis. *Vet Immunol Immunopathol* 60, 1997, 33-46.

11) Hill PB, Moriello KA, DeBoer DJ. Concentrations of total serum IgE, IgA, and IgG in atopic and parasitized dogs. *Vet Immunol Immunopathol* 44, 1995, 105-113.

12) Mueller RS, Burrows A, Tsohalis J. Comparison of intradermal testing and serum testing for allergen-specific IgE using monoclonal IgE antibodies in 84 atopic dogs. *Aust Vet J* 77, 1999, 290-294.

13) Olivry T, Moore PF, Affolter VK, et al. Langerhans cell hyperplasia and IgE expression in canine atopic dermatitis. *Arch Dermatol Res* 288, 1996, 579-585.

14) Masuda K, Sakaguchi M, Saito S, et al. In vivo and in vitro tests showing sensitization to Japanese cedar (*Cryptomeria japonica*) pollen allergen in atopic dogs. *J Vet Med Sci* 62, 2000, 995-1000.

15) Tang L, Morales T, Boroughs KL, et al. Expression and characterization of recombinant canine IL-13 receptor alpha2 protein and its biological activity in vitro. *Mol Immunol* 39, 2003, 719-727.

16) Goedert S, Schiessl B, Zunic M, et al. In vitro IgE but not IgG production of canine peripheral blood B cells is inhibited by CD40 ligation. *Vet Immunol Immunopathol* 75, 2000, 135-149.

17) Hou CC, Pemberton A, Nuttall T, et al. IgG responses to antigens from Dermatophagoides farinae in healthy and atopic dogs. *Vet Immunol Immunopathol* 106, 2005, 121-128.

18) Saldarriaga OA, Perez LE, Travi BL, et al. Selective enhancement of the type 1 cytokine response by expression of a canine interleukin (IL)-12 fused heterodimeric DNA. *Vet Immunol Immunopathol* 110, 2006, 377-388.

19) Kurata K, Iwata A, Masuda K, et al. Identification of CpG oligodeoxynucleotide sequences that induce IFN-gamma production in canine peripheral blood mononuclear cells. *Vet Immunol Immunopathol* 102, 2004, 441-450.

20) Nuttall TJ, Knight PA, McAleese SM, et al. T-helper 1, T-helper 2 and immunosuppressive cytokines in canine atopic dermatitis. *Vet Immunol Immunopathol* 87, 2002, 379-384.

21) Marsella R, Olivry T, Maeda S. Cellular and cytokine kinetics after epicutaneous allergen challenge (atopy patch testing) with house dust mites in high-IgE beagles. *Vet Dermatol* 17, 2006, 111-120.

22) Maeda S, Fujiwara S, Omori K, et al. Lesional expression of thymus and activation-regulated chemokine in canine atopic dermatitis. *Vet Immunol Immunopathol* 88, 2002, 79-87.

23) Vercelli D. Genetic regulation of IgE responses: Achilles and the tortoise. *J Allergy Clin Immunol* 116, 2005, 60-64.

（水野拓也）

Chapter I 基礎編
－総論－

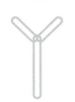

3 アレルギーと細胞性免疫

　リンパ球の中でもT細胞は，自己・非自己を見分ける免疫の鍵となる細胞である．T細胞にはウイルス感染細胞や癌細胞を直接見分けて攻撃，排除する細胞傷害性T細胞と，B細胞を刺激してB細胞から抗体を産生させることによって液性免疫を起こすヘルパーT細胞がある．これらの機能を発揮するためにT細胞は非自己である外来物質を見分けるシステムがあり，それによって病原体を排除する．しかし，本来は細菌，ウイルス，癌細胞など非自己を排除するのがT細胞の機能であるが，逆にそれが亢進しすぎる場合があり，これによる臨床症状が起こる．
　本稿では，T細胞の機能亢進による疾患について，その病態を臨床と絡めて解説する．

1．T細胞の機能亢進による異常とそのタイプ

1-1．Ⅳ型過敏症と3つのタイプ

　T細胞の過剰な機能亢進は，クームスの過敏症（hypersensitivity）分類のⅣ型に分類される．そしてⅣ型過敏症は，関与するT細胞の種類によってさらに大きく3つのタイプに分けられ，それぞれⅣa，Ⅳb，Ⅳc型とされる（**表1**）．ⅣaとⅣbはヘルパーT細胞（CD4陽性T細胞）が関与する過敏症であり，Ⅳcだけが細胞傷害性T細胞（CD8陽性T細胞）が関与する過敏症である．これらT細胞は表面に特徴的なマーカーを発現させており，それによって見分けることが可能である．すなわちヘルパーT細胞はCD4分子を，細胞傷害性T細胞はCD8分子をそれぞれもっているため，これら分子の有無によって，ヘルパーT細胞と細胞傷害性T細胞を見分けることができ，病態にどちらの細胞が関与しているかを判定

表1 Ⅳ型過敏症のタイプと関係するリンパ球の表面分子と作用

	Ⅳa	Ⅳb	Ⅳc
T細胞の型	Th1	Th2	CTL（細胞傷害性T細胞）
表面マーカー	CD4	CD4	CD8
主たる作用	インターフェロン-γによる免疫細胞の刺激	インターロイキン-4による免疫細胞の刺激	細胞傷害

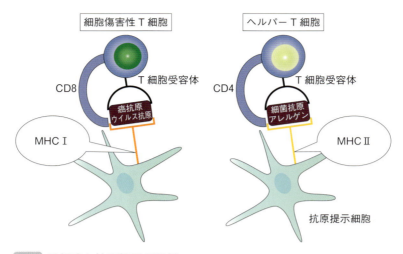

図1 T細胞と抗原提示の関係

ヘルパーT細胞は細菌抗原やアレルゲンに由来するペプチド（T細胞エピトープ）をT細胞受容体を介して，細胞傷害性T細胞は癌抗原やウイルス抗原に由来するペプチド（T細胞エピトープ）をT細胞受容体を介してそれぞれ認識する。ヘルパーT細胞はCD4分子によってMHCクラスⅡ分子に結合し，細胞傷害性T細胞はCD8分子によってMHCクラスⅠ分子に結合できる。そのため，T細胞が反応する抗原はCD4あるいはCD8分子によって決まる。

することができる。

1-1-1. ヘルパーT細胞は大きく Th1型とTh2型に分類される

　ヘルパーT細胞は独特のサイトカインを産生するが，その産生するサイトカインの種類によって大きく2つに分類される。主にインターフェロン-γ（IFN-γ）を産生するヘルパーT細胞はTh1型と呼ばれ，主にインターロイキン-4（IL-4）を産生するヘルパーT細胞はTh2型と呼ばれる。Ⅳa型はTh1型の細胞が関与し，Ⅳb型はTh2型の細胞が関与する。Th1型，Th2型の細胞は細胞表面にCD4分子を有するため，抗原提示細胞との抗原情報のやり取りは，CD4分子が結合する主要組織適合遺伝子複合体（MHC）クラスⅡ分子とT細胞受容体によって行われる（図1）。MHCクラスⅡ分子に提示される抗原由来のペプチド（T細胞エピトープ，T細胞抗原決定基）は，抗原提示細胞がエンドソームとして貪食した抗原の一部であり，それは多くの場合十数個のアミノ酸からなる短いペプチドとされる。エンドソームによって抗原提示細胞に貪食される抗原とは，主に細菌抗原やアレルゲンであることから，Ⅳa型およびⅣb型の反応は，細胞外のタンパク質に対してのみ起こり，細胞質内に由来するタンパク質（自己タンパク質や癌抗原，ウイルス由来タンパク質）に対しては起こらない。

2. ヘルパーT細胞によるⅣ型過敏症

　ヘルパーT細胞は各種のケモカインに対する受容体を細胞表面に発現しているため，これら細胞はケモカインを産生する組織に向かって集簇する性質を有し，このことをケモタキシスと呼ぶ。
　組織に集簇したTh1型あるいはTh2型細胞はそこでそれら細胞が産生する代表的なサイトカインとともに炎症性メディエーターを産生し，炎症を増長させる。さらに，病変部にヘルパーT細胞が反応する外来タンパク質（細菌抗原やアレル

ゲン）が存在すると，それを組織に存在する抗原提示細胞（樹状細胞やマクロファージ，そしてB細胞）が処理し，浸潤してきたヘルパーT細胞を刺激する。それによって，ヘルパーT細胞からのサイトカインや炎症性メディエーターの産生がさらに起こり，炎症反応を増悪させる。

　例えば，イヌの食物アレルギーはⅣ型過敏症がかかわっている場合が多いが，その代表的な病変部である眼の周囲や背中には，食物アレルゲンが何らかの形で到達していると推測する。腸管では食物アレルゲンの一部はタンパク質のまま吸収され，血中に循環するが，イヌにおいてそれらの部位には何らかの特殊な構造があり，血中の食物アレルゲンが漏出するのではないかと考えられる。

2-1. イヌの代表的ケモカイン TARC と受容体 CCR4

　イヌにおける代表的なケモカインとして thymus and activation-regulated chemokine（TARC）が知られている[5]。何らかの炎症反応が起こった表皮細胞から盛んに産生され，その受容体（CCR4）をもつ循環血液中の Th2 細胞がそれに引き寄せられ，炎症部位に浸潤し，Ⅳ型過敏症（Ⅳb 型）を起こす[6]。イヌでは CCR4 陽性ヘルパーT細胞の血中の割合を測定することが可能であり，これによって皮膚にⅣb 型過敏症反応が起こりやすいかどうかを判定することができる[7]。TARC-CCR4 以外にも同様の関係性をもつケモカインとその受容体が様々存在するため，今後解明が進むにつれ，このような関係性は増えるであろう。

3. 細胞傷害性T細胞によるⅣ型過敏症

　細胞傷害性T細胞の細胞表面マーカーはCD8であるため，抗原提示細胞と抗原情報をやり取りする場合，CD8が結合するMHCクラスⅠ分子に提示されるペプチドを細胞傷害性T細胞がT細胞受容体で認識することで行われる（**図1**）。

MHC クラスⅠ分子上のペプチドは，抗原提示細胞の細胞質内で分解された結果として残ったペプチド（これも MHC クラスⅡ分子と同様，T細胞エピトープ，T細胞抗原決定基と呼ばれる）である。このペプチドは，細胞質中のタンパク質に由来するため，主に自己抗原や癌抗原の一部である。また，ウイルスは感染する細胞の細胞膜と融合して細胞質内に侵入するため，ウイルス抗原も細胞質内に存在するタンパク質となり，ウイルス抗原由来のペプチドも MHC クラスⅠ分子上に提示される。

　このように，細胞傷害性T細胞は純粋な外来タンパク質よりも細胞内に由来する抗原を認識する。細胞傷害性T細胞は，Th1 細胞および Th2 細胞と異なりケモタキシスによって病変部に集簇するというよりも，全身を常に探索しており，その探索中に異常な細胞を発見してそこに自然と集まるようになる。そして，細胞傷害性T細胞はターゲットとなる細胞を発見するとパーフォリンなどの細胞傷害物質を分泌することによってそれら細胞を死滅させ，排除する。

4. Ⅳ型過敏症の代表的な疾患

4-1. Th1 細胞がかかわるⅣa 型の代表的疾患

　Th1 細胞がかかわるⅣa 型の代表的なものに，ツベルクリン反応や関節リウマチ，多発性硬化症，乾癬がある（**表2**）。

　ヒトの関節リウマチは，シトルリン化ビメンチンあるいはシトルリン化アグリカンを原因タンパク質として認識するヘルパーT細胞が出現することによって起こる[1]。多発性硬化症においては，ミエリン塩基性タンパク質が原因とされる[4]。乾癬においては，レンサ球菌 M タンパク質を認識するヘルパーT細胞のT細胞エピトープが，ヒトのケラチンの部分ペプチドと類似しており，その交差性によって起こると考えられている[3]。イヌにおいて臨床的に関節リウマチが存在し，また，多発性硬化症の動物モデルの可能性と

Chapter I
基礎編－総論－

表2 Ⅳ型過敏症によるヒトとイヌの疾患名の比較

抗原が自己抗原のものは自己免疫疾患に分類される。
CTL：細胞傷害性T細胞　Th：ヘルパーT細胞

リンパ球型		ヒトにおける疾患名	イヌの類似疾患名
CTL		薬疹	ヒトと同じ
CTL		移植片対宿主病	ヒトと同じ
Th1		ツベルクリン反応	ヒトと同じ
Th1		セリアック病※	アイリッシュ・セターのグルテン過敏性腸症
Th2		喘息	ヒトと同じ
Th1/Th2		新生児・乳児消化管アレルギー	食物アレルギー（リンパ球タイプ），IBD（？）
Th1/Th2		金属アレルギー	ヒトと同じ
自己免疫疾患	CTL	Ⅰ型糖尿病	ヒトと同じ
	Th1	関節リウマチ	ヒトと同じ
	Th1	多発性硬化症	パグ脳炎（？）
	Th1	乾癬	なし
	Th1/Th17	クローン病	IBD（？）
	Th2	潰瘍性大腸炎	IBD（？）

※セリアック病（またはシリアック病）：小麦などに含まれるグルテンに対する免疫反応がきっかけ
となり起こる。

してパグ脳炎が示唆されているが，残念ながら，ヒトで判明しているような原因タンパク質やT細胞エピトープについて解析した報告はない。イヌでは乾癬に類似する疾患はない。

また，ヒトで小麦に対するアレルギー反応と考えられているセリアック病がある。イヌでこれに似た疾患として，アイリッシュ・セターのグルテン過敏性腸症（小麦グルテンに対する消化管型の食物アレルギー）がある。

ヒトのクローン病は主にTh1細胞がかかわるⅣ型過敏症として知られているが，病態が詳細に解明されるにつれてIL-17を産生するTh17細胞[*1]や自然リンパ球[*2]もかかわっていることが分かり，純粋なⅣa型とはいえなくなっている。

＊1　Th17細胞
比較的新しく同定された，IL-17やIL-22を産生する細胞。
＊2　自然リンパ球
粘膜下に存在し，主に核内サイトカインによって活性化される特殊なリンパ球。

当初，イヌにおける炎症性腸疾患（inflammatory bowel disease，IBD）がクローン病に類似していると考えられたことがあるが，現時点においてはヒトにおけるこのような複雑な病態をイヌでは証明することはできず，類似疾患とは言い難い。

4-2. Th2細胞がかかわるⅣb型の代表的疾患

一方，Th2細胞がかかわるⅣb型の代表的なものには，ヒトにおいて喘息や新生児・乳児消化管アレルギー（主に牛乳中タンパク質に対する食物アレルギー）があるが，獣医学領域ではそれらはそれぞれ猫喘息やイヌの食物アレルギーとして知られている。ヒトでは潰瘍性大腸炎はTh2細胞がかかわるⅣ型過敏症とされているが，イヌにおいて潰瘍性大腸炎は正確に報告されていない。また，イヌのIBDが潰瘍性大腸炎の類似疾患と考えられていたが，その病因や病態の相同性は報告されていない。最近では，イヌのIBDはヒトに

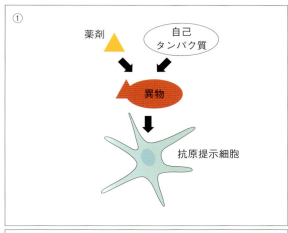
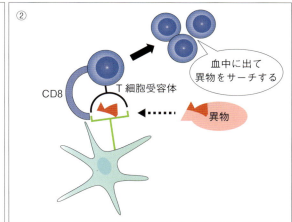
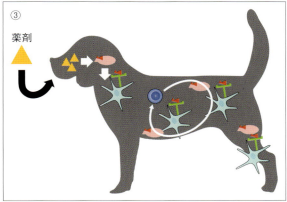
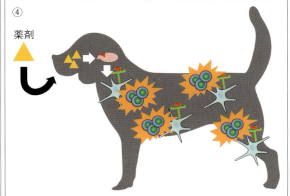

図2 固定薬疹の病態
①最初に薬剤と自己タンパク質が結合して異物と捉えられる。
②その異物部分に反応するT細胞が出現する。
③再び同じ薬剤が体内に入ると，異物が生じ，異物部分が抗原提示細胞によって提示される。
④この異物に反応するT細胞がメモリーT細胞としてその場に残るため，その抗原提示を認識して活性化し，アレルギー病変を毎回同じ場所に形成する。

おける新生児・乳児消化管アレルギーとの類似性が指摘されている[2]。

また一方で，金属アレルギーとして，ニッケルなどの金属がMHCクラスⅡ分子とT細胞受容体を結合させ，まるで抗原提示が起こったようになり，ヘルパーT細胞を活性化する場合がある。イヌやネコにおいても金属に関連すると考えられるアレルギー様症状は経験的に知られており，ヒトと同様に金属アレルギーが存在すると考えてよいが，その病態の詳細について調べた報告はない。

4-3. 細胞傷害性T細胞がかかわる Ⅳc型の代表的疾患

4-3-1. 固定薬疹

細胞傷害性T細胞がかかわるⅣc型の疾患には，固定薬疹がある。これは，特定の薬物に反応する細胞傷害性T細胞が，病変部にメモリーT細胞（記憶T細胞）として長期間にわたり残存し続けることで，原因の薬物が体内に入ると同じ部位に同様の病変が毎回形成される疾患である（**図2**）。

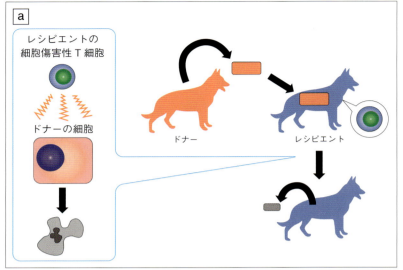

a：ドナーとレシピエントの間でMHC分子の遺伝子型が異なる場合，赤色のイヌ（ドナー）の組織が青色のイヌ（レシピエント）に移植されると，レシピエントの細胞傷害性T細胞に攻撃されて，拒絶される。

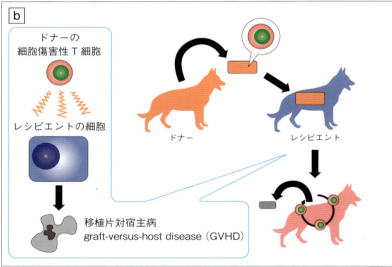

b：aと逆の現象も起こる。ドナーの組織中の細胞傷害性T細胞がレシピエントの体内で生き延びた場合，やがてレシピエントの体細胞をすべて攻撃する。この疾患を移植片対宿主病と呼ぶ。

図3 移植とIV型過敏症

4-3-2. 移植片の拒絶と移植片対宿主病

　また，細胞傷害性T細胞は移植片の拒絶と移植片対宿主病に関与する。移植片を提供する側（ドナー）と受け入れる側（レシピエント）間でMHC分子の遺伝子型が合致していない場合，移植片の拒絶が起こる。移植片の細胞はMHCクラスI分子でドナーの自己抗原（主にMHC分子の一部）を提示するが，MHC分子の遺伝子型が一致していないドナー・レシピエント間では，ドナーの細胞が提示する自己抗原はレシピエントにとっては異物である。レシピエントの免疫はそれを非自己として判断し，レシピエントの細胞傷害性T細胞が活性化，増殖する。続いて，この増殖したレシピエントの細胞傷害性T細胞により移植片の細胞は攻撃を受けるため，移植片は排除される（**図3a**）。

　一方，移植片対宿主病では，移植片に含まれるドナー側の細胞傷害性T細胞が，レシピエント側の細胞を攻撃し始めることで起こる疾患であり（**図3b**），発熱などの全身症状を起こす。一般に

ヒトにおいては，MHC分子の遺伝子型を一致させて移植を実施するため移植片対宿主病は急激に発生しないものの，それでもMHC分子の微妙な違いを認識した細胞傷害性T細胞が移植後5年以上経過しても生き残り，それによって発症することがある。小動物領域では移植はヒトにくらべて頻繁には行われておらず，臨床現場において大きな問題にはなっていないが，今後，他家幹細胞移植などの医療行為が導入されるにつれ，注意が必要である。

また，ヒトのⅠ型糖尿病においてその原因細胞は細胞傷害性T細胞であることが分かっている。膵臓のβ細胞の自己抗原を誤って非自己と認識する細胞傷害性T細胞が体内に生じ，それによってβ細胞が攻撃される。

まとめ

Ⅳ型過敏症反応はⅠ〜Ⅲ型過敏症とは異なり唯一細胞が直接作用するタイプの過敏症であり，その理解にはそれら細胞，すなわちT細胞がどのような抗原認識で自己・非自己を判別しているのかを知る必要がある。T細胞の抗原認識については免疫学の専門書により詳細に記載してあるため[8-12]，さらに理解を深めるためにはそれらを参照してほしい。

[参考文献]

1) Aggarwal A, Srivastava R, Agrawal S. T cell responses to citrullinated self-peptides in patients with rheumatoid arthritis. *Rheumatol Int* 33, 2013, 2359-2363.
2) Kawano K, Shimakura H, Nagata N, et al. Prevalence of food-responsive enteropathy among dogs with chronic enteropathy in Japan. *J Vet Med Sci* 78, 2016, 1377-1380.
3) Kobayashi H, Takahashi M, Takahashi H, et al. CD4+ T-cells from peripheral blood of a patient with psoriasis recognize keratin 14 peptide but not 'homologous' streptococcal M-protein epitope. *J Dermatol Sci* 30, 2002, 240-247.
4) Koehler NK, Genain CP, Giesser B, et al. The human T cell response to myelin oligodendrocyte glycoprotein: a multiple sclerosis family-based study. *J Immunol* 168, 2002, 5920-5927.
5) Maeda S, Fujiwara S, Omori K, et al. Lesional expression of thymus and activation-regulated chemokine in canine atopic dermatitis. *Vet Immunol Immunopathol* 88, 2002, 79-87.
6) Maeda S, Okayama T, Omori K, et al. Expression of CC chemokine receptor 4 (CCR4) mRNA in canine atopic skin lesion. *Vet Immunol Immunopathol* 90, 2002, 145-154.
7) Yasuda N, Masuda K, Maeda S. CC chemokine receptor 4-positive CD4+ lymphocytes in peripheral blood increases after maturation in healthy dogs. *J Vet Med Sci*, 2008.
8) 小沼 操，小野寺 節. 動物の免疫学 第2版. 東京，文永堂出版. 2001.
9) 岩﨑利郎，辻本 元，長谷川篤彦 他. 獣医内科学. 東京，文英堂出版. 2005.
10) Kenneth M 他 著，笹月健彦 監訳. Janeway's 免疫生物学 第7版. 東京，南江堂，2010.
11) 多田富雄 監訳. 免疫学イラストレイテッド 原書第5版. 東京，南江堂. 2003.
12) 矢田純一. T細胞が起こすアレルギー. アレルギー・免疫 23，2016，124-130.

（増田健一）

Chapter I 基礎編
－総論－

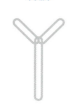

4 アレルギーと自然免疫

　病原体から個体を守る免疫機能は，病原体侵入後に"迅速に，しかし弱くはたらく"場合と，"ゆっくりと，そして強くはたらく"場合がある。後者はこれまでよく解析されてきた適応免疫を指し，その特徴は免疫記憶により再び同じ病原体が体内に侵入した際に素早く反応できることである。一方，前者の免疫は自然免疫と呼ばれ，近年になって特に"細胞"が関与する反応がよく解明されてきた。

　自然免疫は病原体を第一線で防御するためのものであるが，最近では自然免疫がアレルギーを増長させる作用があることが分かってきた。本稿では，自然免疫とアレルギーのかかわりについて解説する。

1. 自然免疫

　自然免疫とは元来，生体に備わっている免疫のことを呼ぶ。それには細胞による免疫以外も含まれる。例えば，くしゃみなどによって物理的に病原体を排出する方法，胃酸で病原体を失活させるなどの化学的な方法，そして正常細菌叢によって病原体が増えないような環境を整えていることが挙げられる。また，補体など血清中の細胞以外の成分が病原体に結合し失活させる場合や，さらには好中球やマクロファージなどが病原体を貪食する場合も含まれる。

　しかし，近年になって細胞自身が病原体を直接認識して細胞内シグナルを発生させる受容体が発見され，注目されている。そのため，このような病原体に対する受容体を介して起こる免疫反応を自然免疫と呼ぶ場合が多い。本稿においても，自然免疫は「細胞が病原体を自然に認識する場合」を指すことにする。

2. 自然免疫と適応免疫の違い

　免疫記憶の有無と病原体認識の方法の2点において，自然免疫と適応免疫は大きく異なる。適応免疫と違って自然免疫においては，一度体内に侵入した病原体を記憶することはない。自然免疫は生体が元々もっている免疫機能であり，病原体の遺伝子やタンパク質に自然と反応する。したがって，その遺伝子やタンパク質の量が多ければ強く反応し，少なければ弱く反応する。この形式では免疫記憶しないため，その反応の強さは一度目の体内侵入と二度目の体内侵入では大きな差がない。一方，適応免疫では病原体を記憶することで，次に同じ病原体が体内に侵入した際に迅速，かつより強力に反応しようというものであり，病原体が最初に体内侵入した際には，それに対する反応は弱く，強い反応を起こすまでに日数を要する（**表1**）。

表1　自然免疫と適応免疫

	自然免疫	適応免疫
免疫記憶	なし	あり
反応の強さ	病原体の一度目の体内侵入と二度目の体内侵入で大きな差はない	病原体の一度目の体内侵入では弱く，二度目の体内侵入では迅速で強力になる

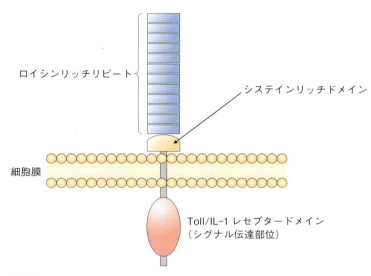

図1　トル様受容体の構造模式図
細胞外部分にロイシンリッチリピートとシステインリッチドメインが存在する。細胞内にはシグナル伝達部位であるToll/IL-1レセプタードメインが存在する。

2-1. 自然免疫では病原体を受容体で認識する

　適応免疫では，病原体はいったん抗原提示細胞に取り込まれて分解され，その一部分だけが病原体情報として免疫反応に使用される。そのため，適応免疫ではその病原体の一部（抗原決定基）が重要で，それに対する反応は病原体が侵入するほどより強くなっていく。抗体の体細胞高頻度突然変異[*1]や親和性成熟，T細胞受容体の遺伝子再構成[*2]は，抗原決定基に対する反応を増強するためのものである。一方，自然免疫では，病原体の遺伝子やタンパク質を細胞が直接，受容体によって認識する。その受容体の認識部位は病原体の遺伝子やタンパク質に存在する共通のパターン構造であることから，パターン認識受容体と呼ばれる。パターン認識受容体はこれまでに数種類が発見されているが，その中でも小動物分野で理解しておく必要があるものはトル様受容体（図1）とC型レクチン受容体である。

＊1　体細胞高頻度突然変異（somatic hypermutation，SHM）
抗体は可変領域（V領域）と定常領域（C領域）からなるが，特に可変領域のエクソンに点突然変異が高頻度で起こる現象。

＊2　T細胞受容体の遺伝子再構成
胸腺内でT細胞が分化する際に，その遺伝子を変異させて再構成することにより，あらゆる外来抗原に対応できるよう様々なT細胞受容体ができる。

表2 パターン認識受容体とそれが認識するもの

パターン認識受容体	認識するもの
トル様受容体（TLR） ・ヒト：TLR1〜10 ・マウス：TLR1〜9，11〜13 ・イヌ：TLR1〜10 ・ネコ：TLR1〜10	細菌やウイルス由来の DNA および RNA
RIG-1 様受容体（RLR）	ウイルス由来の RNA
NOD 様受容体（NLR）	細菌由来の ペプチドグリカン関連小分子群

表3 トル様受容体（TLR）の発現細胞

発現場所	TLR の種類
細胞膜	TLR1，2，4，5，6，11
線維芽細胞 上皮細胞 ｝の細胞表面およびエンドソーム 血管内皮細胞	TLR3
形質細胞様樹状細胞 B 細胞	TLR7，9
骨髄系樹状細胞のエンドソーム 単球	TLR8

3. トル様受容体

トル様受容体（toll like receptor，TLR）は1997年にショウジョウバエで発見されたパターン認識受容体であり，その後，哺乳類にも存在して細菌やウイルスを認識する分子であることが分かった。細胞外領域にロイシンリッチリピートと呼ばれる特徴的な構造をもつ（**図1**）。現在発見されている TLR は，ヒトで TLR1〜10，マウスで TLR1〜9，11〜13 であり，イヌやネコでは，TLR1〜10 が分かっている（**表2**）。

3-1. TLR をもつ細胞とサイトカインの産生

TLR をもつ細胞は主にリンパ球系の細胞であり，細胞によって TLR の発現が異なる（**表3**）。また，TLR は大きく分けて細胞表面に存在する

ものと，エンドソーム内に存在するものに分けられる（**表3**）。TLR はリガンドの結合によって活性化することが分かっている。TLR の刺激が入ると細胞のサイトカイン産生が活発化するが，産生されるサイトカインは TLR の種類によって異なることがマウスでは分かっている（**表4**）。

3-2. TLR の異常と自己炎症／免疫疾患

自己炎症疾患や自己免疫疾患に TLR の異常が関与することが示唆されている。TLR7 のトランスジェニックマウスでは，ヒトの全身性エリテマトーデス様の症状を来すことが報告されている。TLR4 に変異をもつマウスでは，呼吸器合胞体ウイルスの感染に弱いことが示されている。ヒトの遺伝子異常で TLR5，7 の発現低下が知られており，臨床症状として喘息を引き起こす。自己炎症

表4 マウスにおけるトル様受容体とそれに関連して産生されるサイトカイン

TLRの種類	産生されるサイトカイン
TLR1〜9	TNF-α IL-6 IL-12p40
TLR3, 4	IFN-β
TLR7〜9	IFN-α

の発症に遺伝的異常が疑われる場合，TLRの遺伝子異常が関連している可能性もある。

3-3. TLRの刺激により産生されたサイトカインによる適応免疫のコントロール

TLRの刺激はサイトカイン産生を起こすため，それによって適応認識にかかわる反応をコントロールする。例えば，アレルギー患者においてIgE産生がすでに起こっているアレルゲンと同時に，IgE産生B細胞にTLRの刺激が入ると，B細胞はヘルパーT細胞の関与なしにアレルゲンに対するIgE産生を増強する。そのため，臨床現場においては，T細胞機能を抑制する薬剤（例としてステロイドやシクロスポリンなど）を投与中であってもIgE産生が増強される場合があるだろう。また，このような機能はワクチンのアジュバントに利用される。ウイルスの遺伝子に類似したポリ（I：C）[*3]はTLR3に結合するため，主に癌ワクチンのアジュバントへの応用が考えられている。抗がん免疫療法にはすでに結核菌の細菌壁成分が使用されていることはよく知られているが，これらはTLR2やTLR4を刺激する。一方，ヒトや動物のワクチンによく用いられているアルミニウム塩（アラム）は，その受容体はインフラソームと呼ばれるものであり，TLRとは異なる。

4．C型レクチン受容体

C型レクチンは，糖鎖認識領域（carbohydrate recognition domain, CRD）により糖鎖を認識するレクチン[*4]のことを指す。細胞外に分泌される可溶性のものと膜貫通型のものがあるが，膜貫通型のものをC型レクチン受容体（C-type lectin receptor, CLR）と呼ぶ（**図2**）。CLRは，TLRと同様に下等生物から高等生物にまで存在する。その意義は，CLRによって細胞が微生物に特有の多糖類を認識することで自然免疫の役割を果たしているためである。

代表的なCLRには，Dectin-1，Dectin-2があり，Dectin-1は真菌の構成成分であるβ-グルカンを，Dectin-2は真菌の中のα-マンナンを認識する（**表5**）。

4-1. マラセチアとMincle

マラセチアはヒトや動物の皮膚に常在する担子菌系の酵母で，通常では無害な微生物である。しかし，日和見菌としても知られており，癜風や毛囊炎，アトピー性皮膚炎などの各種皮膚疾患を増悪させる。イヌにおいてもマラセチア性皮膚炎は，犬アトピー性皮膚炎や食物アレルギーに合併して生じる。

常在微生物であるマラセチアによってなぜ皮膚

＊3　ポリ（I：C）
ポリデオキシイノシン−デオキシヒスチジン酸のこと。合成ポリヌクレオチドであり，ウイルスRNAの類似体としてTLR3が関係する実験によく利用される。

＊4　レクチン
糖鎖に結合し，活性を示すタンパク質の総称。

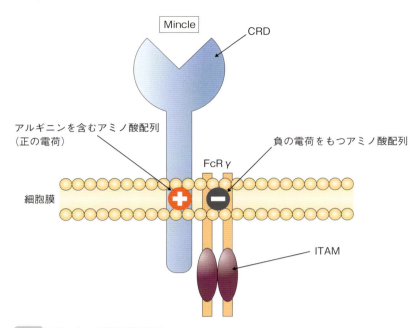

図2 Mincleの構造模式図
Mincleは細胞外にCRD (carbohydrate recognition domain, 糖鎖認識領域) をもち，マラセチアの糖鎖を認識する．細胞内にシグナル伝達部位をもたないため，糖鎖を認識したMincleはその細胞膜貫通部位の電荷によってFcRγ鎖と結合し，その細胞内領域のITAM (immunoreceptor tyrosine-based activation motif) を利用してシグナル伝達を行う．

表5 C型レクチン受容体の種類

CLR	シグナルサブユニット	認識するもの
Dectin-1	Own	カンジダ真菌 (β-グルカン)
Dectin-2	FcRγ	カンジダ真菌 (α-マンナン)
MLD-1	DAP12	デングウイルス
DNGR-1	Own	不明
Mincle	FcRγ	マラセチア真菌 (α-マンノシル残基) 結核菌 (trehalose 6,6'-dimycolate, TDM)

炎が起こるかは長い間謎であった．特にイヌにおけるマラセチア性皮膚炎の重症度は，皮膚押捺塗抹検査で検出されるマラセチアの数に相関性がみられないため，単純な感染ではないと考えられてきた．

　CLRのひとつであるMincleは，活性化マクロファージおよび樹状細胞が何らかのストレスを受けると発現する．マラセチア種のα-マンノシル残基または関連糖鎖の特異構造を認識する細胞外領域を有するが，細胞内にシグナル伝達領域をもたないためFcRγ鎖[*5]と会合することでシグナル伝達を行う（図2）．FcRγ鎖と会合すると，ITAM[*6] (immunoreceptor tyrosine-based activation motif) を介して活性化シグナルを伝達し，細胞から各種の炎症性サイトカインが産生される．そのため，Mincleの発現によって常在微

生物のマラセチアに対して皮膚の樹状細胞，つまりランゲルハンス細胞が反応し，炎症を起こす。したがって，マラセチア性皮膚炎の治療としては，抗真菌薬でマラセチアの数を減らすだけでは不十分であり，根本的にはランゲルハンス細胞のMincle の発現を低下させなくてはならない。ステロイドによって炎症反応を抑えることでランゲルハンス細胞の遺伝子の転写を抑制，Mincle の発現を低下させることが可能である。そのため，マラセチア性皮膚炎の治療にはステロイドを効果的に使用すると有効な場合もある。治療の最初からプレドニゾロン（例，1 mg/kg/day で 3 日間，0.5 mg/kg/day で 4 日間）を投与するとその症状改善が早期に得られるであろう。

＊5　FcRγ鎖
高親和 IgE 受容体のサブユニットγ鎖として同定された膜結合タンパク質であり，Fc 受容体以外の受容体とも会合して，細胞内領域の ITAM モチーフにより活性化シグナルを伝達する。

＊6　ITAM
免疫応答にかかわる受容体に共通してみられるアミノ酸配列（モチーフ）であり，それら受容体の細胞内シグナル伝達を開始する。

まとめ

　自然免疫は適応免疫を増強するために存在する第一線の免疫である。「①補体などの血清成分によるもの」，「②貪食細胞の FcR に結合した抗体によって認識され，貪食されるもの」，「③病原体のパターンを認識して細胞を活性化させるもの」の 3 つのタイプがあるが，本稿では小動物獣医臨床現場において関係が深い，③のパターン認識受容体について解説した。

[参考文献]
1）小沼 操，小野寺 節．動物の免疫学 第 2 版．東京，文永堂出版．2001.
2）岩﨑利郎，辻本 元，長谷川篤彦 他．獣医内科学．東京，文永堂出版．2005.
3）Kenneth M 他 著，笹月健彦 監訳．Janeway's 免疫生物学 第 7 版．東京，南江堂，2010.
4）多田富雄 監訳．免疫学イラストレイテッド 原書第 5 版．東京，南江堂．2003.
5）山崎 昌．結核菌を認識する新たな C 型レクチンの同定．化学と生物 Vol.51，2013，154-159.

（増田健一）

Chapter I 基礎編
－総論－

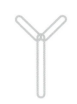

5 アレルギーにおける サイトカインの役割

　アレルギーにおいて重要な役割を担っているIgEは形質細胞によって産生されるが、この際にIgGではなくIgEが産生されるためには、IL-4やIL-13などのサイトカインによる刺激が必要である。サイトカインは抗体のクラススイッチ以外にも、免疫担当細胞の分化や活性化などにも深く関与している。本稿では、サイトカインによる細胞性免疫制御を概説しながら、アレルギーにおけるサイトカインの役割について述べる。

1. サイトカインとは

　サイトカインとは、細胞から産生される生理活性を有するタンパク質分子群の総称である。サイトカインの多くは分泌型として産生されるが、膜結合型も存在することから、すべてが可溶性というわけではない。サイトカインは細胞間の相互作用を仲介するメッセンジャーとしてはたらき、その作用機序はホルモンのそれと類似している。しかしながら、ホルモンが血流に乗り、標的細胞に到着してから機能を発現するのに対し、サイトカインは産生も作用も局所的に行われる場合が多い。このような生物学的性質から、サイトカインはヒスタミンやセロトニンなどのオータコイド（局所ホルモン）のひとつに含まれることもある。当然のことながら、サイトカインは免疫細胞以外に対しても多様な生物学的作用を示し、例えば造血作用で臨床家に馴染みのあるエリスロポイエチンもサイトカインのひとつである。

　サイトカインの分類、名称はときに混乱を生むことがある。サイトカインの中でも、主に白血球の活性化を制御するサイトカイン群をインターロイキン（IL）と呼ぶようになったが、後になって白血球以外の細胞に対する生物学的作用が明らかになり、その言葉自体あまり意味のあるものではなくなった。現在までのところ、マウスにおいてIL-1からIL-39まで発見されている。インターフェロン（IFN）と腫瘍壊死因子（TNF）も産生細胞や機能面においてインターロイキン群と類似しているが、インターロイキンとは呼ばれていない。サイトカインは産生細胞や標的細胞によって区分するよりも、現在ではむしろ分子構造や生物学的作用の違いによる分類が一般的となっている。

2. サイトカインによる免疫制御

　免疫系の中心を担っているマクロファージ、好酸球、好中球、ナチュラルキラー（NK）細胞およびリンパ球などの免疫担当細胞の増殖や活性化などには、サイトカインによる刺激が必要となる。中でも免疫系の制御において重要とされているサイトカインは、主にヘルパーT細胞から分泌される（**表1**）。

　マウスのヘルパーT細胞は、機能的にIFN-γ

表1 免疫制御において重要なサイトカイン群

サイトカイン	主な産生細胞	主な機能
IL-1	単球，マクロファージ，平滑筋細胞，上皮細胞	T細胞の活性化とB細胞増殖を促進
IL-2	T細胞，好酸球，気道上皮細胞	T細胞増殖を促進
IL-3	T細胞，肥満細胞，好酸球	肥満細胞と好塩基球の分化を促進
IL-4	T細胞，好酸球，肥満細胞，好塩基球，NKT細胞	Th2細胞の分化を促進，B細胞の分化とIgE産生を促進
IL-5	T細胞，好酸球，気管支上皮細胞，肥満細胞	好酸球と好塩基球の分化を促進
IL-6	単球，マクロファージ，好酸球，肥満細胞，線維芽細胞	造血幹細胞の活性化および，T細胞とB細胞の分化に関与
IL-8	マクロファージ，好酸球，肥満細胞，T細胞，気道上皮細胞，線維芽細胞，好中球	好中球の活性化と分化を促進，好酸球と好塩基球および好中球の遊走活性を促進
IL-9	T細胞	肥満細胞の成長を促進
IL-10	T細胞，B細胞，単球，マクロファージ	T細胞増殖とサイトカイン産生をすべて抑制
IL-12	T細胞，単球，マクロファージ，樹状細胞	Th2型サイトカイン産生とIgE産生をすべて抑制 Th1型サイトカイン産生を促進
IL-13	T細胞，好塩基球	B細胞の分化と増殖，およびIgEへのクラススイッチを促進，樹状細胞の発育を促進，好酸球の遊走活性を促進
IL-16	CD8陽性T細胞，肥満細胞，好酸球，気道上皮細胞	単球とCD4陽性T細胞を活性化，CD4陽性T細胞と好酸球の遊走活性を促進
IL-18	マクロファージ，気道上皮細胞	B細胞からのIFN-γ産生を促進
TNF-α	肥満細胞，T細胞，単球，好中球，上皮細胞	好酸球と肥満細胞の細胞傷害性を促進，好酸球の生存性と機能を阻害
TGF-β	好酸球	単球と線維芽細胞および肥満細胞の遊走活性を促進，好酸球の生存性と機能を阻害
IFN-γ	T細胞，NK細胞，マクロファージ，好酸球	Th2細胞の抑制とB細胞の分化阻害

やIL-2を産生するTh1細胞とIL-4，IL-5およびIL-13などを産生するTh2細胞に分類することができる[1]（**図1**）。ヒトにおいてはマウスのような明確なサブセット分類はできず，Th2細胞も刺激条件によってはIFN-γを産生できること

が明らかとなっている。イヌにおいて明確なヘルパーT細胞サブセットが存在するかどうかについては分かっていないが，ヒトとイヌの免疫疾患の病態における類似性を考慮すると，イヌにもヒトと同様なサブセットが存在すると思われる。こ

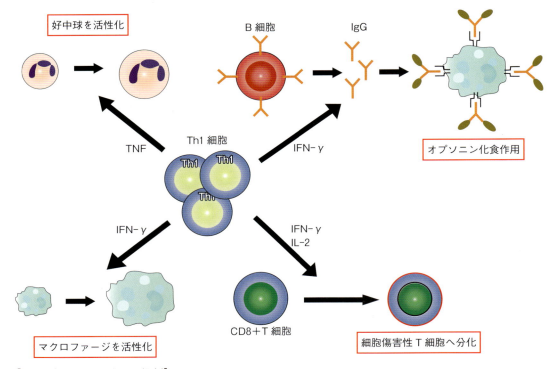

【Th1型サイトカインの役割】
Th1細胞から産生されるIFN-γは抗体産生細胞からのIgG産生を促進する一方，マクロファージの活性化や細胞傷害性T細胞への分化を促進させる。

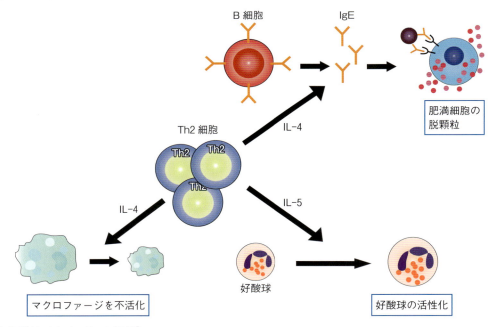

【Th2型サイトカインの役割】
Th2細胞から産生されるIL-4は抗体産生細胞からのIgE産生を促進させ，マクロファージの活性化を抑制する。一方，IL-5は好酸球を活性化させアレルギーを悪化させる。

図1 Th1型・Th2型サイトカインの役割

アレルギーにおけるサイトカインの役割 5

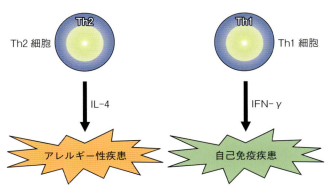

図2 免疫疾患とTh1/Th2バランスとの関係
アレルギー性疾患ではTh2細胞が、また自己免疫疾患ではTh1細胞が重要な役割を果たす。

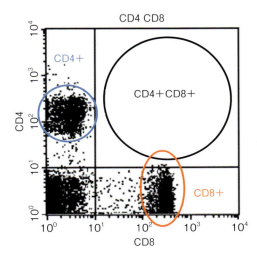

図3 イヌ末梢血におけるCD4およびCD8陽性細胞
イヌ末梢血単核球を抗イヌCD4およびCD8モノクローナル抗体を用いて二重染色し、フローサイトメーターを用いて解析した。T細胞は胸腺で成熟し、CD4（青丸内）またはCD8（赤丸内）を発現する細胞が末梢血に出現する。CD4およびCD8を両方発現するT細胞（黒丸内）は、胸腺中でアポトーシスを起こすため末梢血中には出現しない。

のヘルパーT細胞の型が体質に関係し、Th1とTh2のバランスによりアレルギーあるいは自己免疫疾患になりやすいことを示したTh1/Th2バランス理論というものは、マウスの免疫現象を基にした、免疫疾患の病態を平易に理解する上でのひとつの概念であるといえる。このことは、アレルギー性疾患の多くはTh2型サイトカインが、自己免疫疾患においてはTh1型サイトカインが、それぞれの病態にかかわっていることにつながる（図2）。

このようにサイトカインと疾患は関係が深く、これらの疾患におけるサイトカインネットワークを検討することは、疾患の病態解明また新規診断・治療法を開発する上で有用であると考えられている。

3. ヘルパーT細胞への分化

免疫系の司令塔ともいえるリンパ球は、その機能によってT細胞とB細胞に大きく分類できる。B細胞は形質細胞に分化した後、最終的には抗体産生細胞となり液性免疫の中心的役割を果たす。一方、T細胞もB細胞と同様に骨髄で誕生するが、早期の段階で胸腺へと移動し、IL-7の存在下でCD4またはCD8陽性のT細胞へと分化した後、末梢血へ移動する。CD4とCD8の両方を発現するT細胞は胸腺内でアポトーシスを起こすため、末梢血には出現しない（図3）。末梢血に移動したCD4またはCD8陽性T細胞がリンパ節を通過する際、そこで樹状細胞による抗原提示を受けた場合、抗原特異的な細胞がIL-2

49

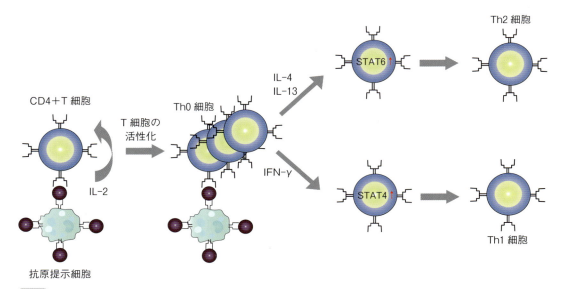

図4 Th1 または Th2 細胞への分化
抗原提示細胞によって活性化された CD4 陽性 T 細胞は，抗原提示細胞から産生されるサイトカインの影響を受けて，Th1 あるいは Th2 細胞へ分化する。Th1/Th2 分化のための細胞内伝達物質（Th1 の場合は STAT4，Th2 の場合は STAT6）の活性化が生じ，最終分化へと進む。

を自身で産生しながら IL-2 受容体も発現させることによってクローナルな細胞増殖が生じる。その後，CD4 陽性 T 細胞はヘルパー T 細胞として，CD8 陽性 T 細胞は細胞傷害性 T 細胞として最終的に機能していく。

3-1. Th1/Th2 パラダイム

前述したとおり，ヘルパー T 細胞は産生するサイトカインの種類によって Th1 または Th2 細胞へとそれぞれ分化する（**図4**）。

1990 年代，アレルギーは Th2 型反応が優位になることによって引き起こされるという考えが主流を占めていたため，単純に Th2 型サイトカインに拮抗する IFN-γ を投与すればアレルギー性炎症を緩和できると推測されたが，マウスの実験において，このことをサポートするよい結果は得られていない。さらに，2000 年代に入り，ヒトのヘルパー T 細胞はマウスのように Th サブセットを明確に区分できないこと，また病期によって Th1/Th2 バランスがダイナミックに変化してい

くことが明らかとなり，現在ではアレルギー性疾患を Th1/Th2 パラダイム[*1]のみで説明することは困難となっている。

4．I 型過敏症の遅発相反応におけるサイトカインの役割

4-1. サイトカインによる好酸球遊走の促進

I 型過敏症の即時相反応は肥満細胞と IgE が介在した炎症反応であり，抗原暴露後 15 分前後にピークを迎えて，その後は消退する。しかしながら即時相反応だけではアレルギー炎症は沈静化せず，抗原暴露数時間後から好酸球や Th2 細胞を主体とした遅発相反応が始まり，この炎症反応は 24 時間後に最大となる。好酸球は肥満細胞同様，炎症メディエーターを豊富に含むことから，

＊1　パラダイム
ある時代や分野におけるものの考え方や規範。

アレルギーにおけるサイトカインの役割 5

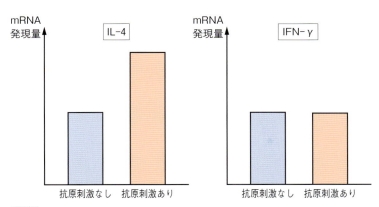

図5 アトピー性皮膚炎を有するイヌの末梢血単核球における IL-4の発現増強

末梢血単核球を感作抗原（ハウスダストマイトなど）で刺激すると IL-4の発現は増強するが，IFN-γの発現には変化は認められない。

組織傷害も重度となる。炎症部位への好酸球の遊走はケモカイン（「Chapter Ⅰ-6. アレルギーにおけるケモカインの役割」を参照）によって制御され，活性化は肥満細胞やTh2細胞から産生されるIL-5によって促進される。

4-1-1. 好酸球活性化を抑制する試み

気管支喘息やアトピー性皮膚炎においては，この遅発相反応による組織のリモデリング[*2]異常が病態に深く関与していると考えられていることから，好酸球の活性化を抑制する目的で，IL-5の中和抗体を用いた治療法が開発された。動物モデルにおいてこの中和抗体は，実験的に誘発した喘息発作を抑制できたことから，ヒトへの臨床応用が期待された[2]。しかしながら，ヒトの治療試験においては，IL-5中和抗体の投与によって患者末梢血の好酸球数を減少させることはできても，好酸球自体の気道組織への遊走は抑制できず，気道過敏性は軽減されなかった[3]。アトピー性皮膚炎に対しても同様な治療試験が実施されているが，アレルギー炎症を緩和できていない[4]。

これらの結果は，好酸球の活性化だけではなく，組織への遊走を同時に抑制するような治療戦略が必要であることを示唆しており，臨床家は診断・治療を，ひとつの検査やひとつの治療による一側面からの攻めだけではなく，包括的に広い視野で対峙していく必要がある。

5. イヌのアレルギー病態におけるサイトカインの関与

5-1. 末梢血単核球におけるサイトカインmRNA発現に関する検討

獣医学領域では，末梢血単核球（リンパ球，単球および顆粒球からなる白血球の集団で，peripheral blood mononuclear cells；PBMCと呼ばれている）におけるサイトカインmRNA発現に関する検討が報告されている。アトピー性皮膚炎を有するイヌの末梢血単核球を分離し，無刺激条件下でサイトカインmRNA発現を解析すると，IL-5のみの発現が認められ[5]，感作抗原（アレルゲン）刺激下では，IL-4の発現レベルが上昇する（図5）[6]。

IL-4およびIL-5と同様に重要なTh2型サイトカインのひとつであるIL-13や，Th1型サイ

[*2] リモデリング
傷害された臓器が修復される。

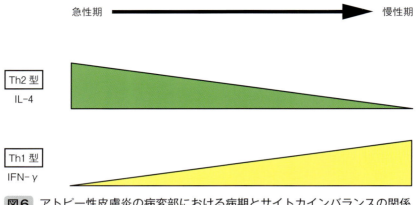

図6 アトピー性皮膚炎の病変部における病期とサイトカインバランスの関係
病変部においては病期の進行に伴ってサイトカインバランスがTh2型優位からTh1型優位へとシフトする。

トカインの代表格であるIFN-γの発現解析に関して一貫性のある報告は見当たらない。これらいずれの研究も遺伝子レベルでの解析に基づいており，タンパク質レベルでの研究は一向に進展していないのが現状である。

5-2. 病変部におけるサイトカインの発現
[自然発症例]

アトピー性皮膚炎の病変部においてはIL-4 mRNAの発現亢進が認められる一方，免疫反応を抑制するサイトカインであるTGF-βの発現は低下している[7]。アレルギーがTh2型優位の免疫反応の結果生じるという仮説が正しければ，当然Th1型サイトカインであるIFN-γの発現低下が認められるはずだが，それに反してIL-4同様にIFN-γの発現増強が認められている[7]。

現在，ヒトのアトピー性皮膚炎においては，急性期（皮膚炎が発症して3日以内）にある皮膚炎の免疫病態はTh2型の免疫反応が優位であるが，慢性期（皮膚炎が発症して2週間以上）へ移行するに従いサイトカインバランスも変化するという概念が支持されている[8]。実際，慢性期にある皮膚病変部においてはIL-4やIL-13などのTh2型サイトカインより，むしろIL-12やIFN-γなどのTh1型サイトカインのmRNA発現

が亢進している[9]。確かにアレルギー性炎症の発現にはTh2型の免疫反応が必須であるが，病期が進行するに従いTh1型へとシフトするようである（図6）。

慢性期（苔癬化の認められるような症例）にあるイヌのアトピー性皮膚炎病変部においてもIL-4の発現は検出されず，IFN-γの発現増強が認められている[10]（図7）。アトピー性皮膚炎の病態におけるこのサイトカインバランスシフトの意義は，まだ明らかになっていない。

[高IgE産生ビーグル]

高IgE産生ビーグルの集団は，フロリダ大学で繁殖，維持されている。これらのイヌに抗原を経皮暴露させるとアトピー性皮膚炎様の病変を発症する[11,12]（図8）。ヒトのアレルギー性疾患の病態研究には主にマウスが用いられてきたが，抗原の経皮暴露によって皮膚炎を生じるマウスは少ないことから，マウスで得られた知見をそのままヒトに外挿するのは困難であった。したがって，このビーグル集団の皮膚炎発症に至る免疫病態が明らかになれば，イヌのアレルギー性疾患はもちろん，ヒトのアレルギー性疾患の病態解明に向けた，新たな研究展開が期待できる。

前田らはこれらのイヌに対して，ハウスダスト

アレルギーにおけるサイトカインの役割 5

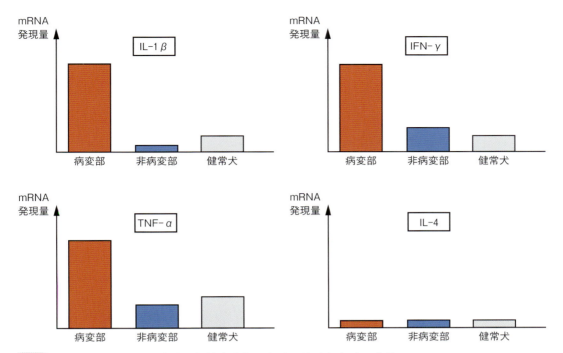

図7 イヌのアトピー性皮膚炎の慢性病変部におけるサイトカイン発現
病変部においてTh1型のサイトカインであるIFN-γの発現増強が認められる他，IL-1βやTNF-αなどの炎症性サイトカインの発現も増強している。IL-4の発現は認められないことに注目。

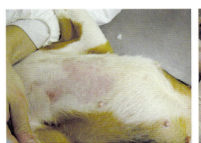 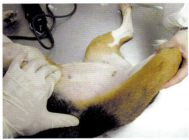 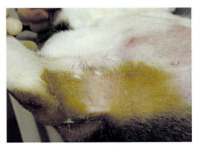

図8 高IgE産生ビーグルの皮膚病変
ハウスダストマイト抗原を経皮的に暴露すると，腋窩部，下腹部にアトピー性皮膚炎様の病変を発現する。病変部の生検サンプルを用いてサイトカイン遺伝子発現の解析を行った[13]。

マイト抗原を経皮的に暴露した後，経時的に皮膚生検を実施してサイトカイン発現変化について検討した[13]。暴露後数時間で炎症性サイトカインであるIL-6の発現が生じ，その後24〜48時間後にはTh2型サイトカインであるIL-13の発現が認められたものの（**図9**），IL-4の有意な発現増加は認められなかった。Th1型サイトカインであるIL-18の発現変化はその他のものとは全く異なっており，暴露後96時間まで増加し続けた（**図9**）。Th1型サイトカインの代表格である

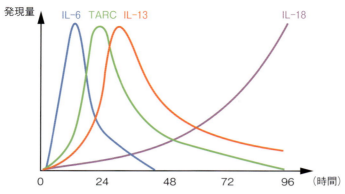

図9 高IgE産生ビーグルの皮膚病変におけるサイトカイン発現の経時的変化

Th2型サイトカインであるIL-13の発現は，ケモカインであるTARC（「Chapter I-6. アレルギーにおけるケモカインの役割」を参照）の発現時期と一致している。Th1型サイトカインの発現を誘導するIL-18の発現は経時的に増加した。

IL-12やIFN-γに関しては有意な発現増加は認められていない。

本実験系ではアレルギー性炎症の急性期を再現しているわけだが，予想していたとおり，急性期の免疫病態においては炎症性サイトカイン（IL-6）とTh2型サイトカインが病変形成に関与しているものと思われた。

まとめ

サイトカインの生物学的特性およびアレルギー炎症におけるかかわりについて解説した。新しいサイトカインの発見，またそれらの機能が明らかになるにつれ，アレルギー病態の理解も進んでいるように思える。しかしながら，これらの知見のほとんどがマウスを用いた実験医学的研究の成果に基づいたものであり，実際の臨床例で認められる現象と乖離しているという事実も受け入れるべきであろう。

[参考文献]

1) Mosmann TR, Cherwinski H, Bond MW, Giedlin MA, et al. Two types of murine helper T cell clone. I. Definition according to profiles of lymphokine activities and secreted proteins. *J Immunol* 136, 1986, 2348-2357.
2) Mauser PJ, Pitman AM, Fernandez X, Foran SK, et al. Effects of an antibody to interleukin-5 in a monkey model of asthma. *Am J Respir Crit Care Med* 152, 1995, 467-472.
3) Leckie MJ, ten Brinke A, Khan J, Diamant Z, et al. Effects of an interleukin-5 blocking monoclonal antibody on eosinophils, airway hyper-responsiveness, and the late asthmatic response. *Lancet* 356, 2000, 2144-2148.
4) Oldhoff JM, Darsow U, Werfel T, Katzer K, et al. Anti-IL-5 recombinant humanized monoclonal antibody (mepolizumab) for the treatment of atopic dermatitis. *Allergy* 60, 2005, 693-696.
5) Hayashiya S, Tani K, Morimoto M, Hayashi T, et al. Expression of T helper 1 and T helper 2 cytokine mRNAs in freshly isolated peripheral blood mononuclear cells from dogs with atopic dermatitis. *J Vet Med A Physiol Pathol Clin Med* 49, 2002, 27-31.
6) Fujiwara S, Yasunaga S, Iwabuchi S, Masuda K, et al. Cytokine profiles of peripheral blood mononuclear cells from dogs experimentally sensitized to Japanese cedar pollen. *Vet Immunol Immunopathol* 93, 2003, 9-20.
7) Nuttall TJ, Knight PA, McAleese SM, Lamb JR, et al. Expression of Th1, Th2 and immunosuppressive cytokine gene transcripts in canine atopic dermatitis. *Clin Exp Allergy* 32, 2002, 789-795.
8) Leung DY, Bieber T. Atopic dermatitis. *Lancet* 361, 2003, 151-160.
9) Thepen T, Langeveld-Wildschut EG, Bihari IC, van Wichen DF, et al. Biphasic response against aeroallergen in atopic dermatitis showing a switch from an initial TH2 response to a TH1 response in situ: an immunocytochemical study. *J Allergy Clin Immunol* 97, 1996, 828-837.
10) Maeda S, Fujiwara S, Omori K, Kawano K, et al. Lesional

expression of thymus and activation-regulated chemokine in canine atopic dermatitis. *Vet Immunol Immunopathol* 88, 2002, 79-87.

11) Marsella R, Olivry T, Nicklin C, Lopez J. Pilot investigation of a model for canine atopic dermatitis: environmental house dust mite challenge of high-IgE-producing beagles, mite hypersensitive dogs with atopic dermatitis and normal dogs. *Vet Dermatol* 17, 2006, 24-35.

12) Marsella R, Nicklin C, Lopez J. Atopy patch test reactions in high-IgE beagles to different sources and concentrations of house dust mites. *Vet Dermatol* 16, 2005, 308-314.

13) Marsella R, Olivry T, Maeda S. Cellular and cytokine kinetics after epicutaneous allergen challenge (atopy patch testing) with house dust mites in high-IgE beagles. *Vet Dermatol* 17, 2006, 111-120.

※本稿は月刊 CAP 2006 年 11 月号 前田貞俊先生の原稿を元に増田健一が加除・修正した。

（増田健一）
（画像提供：前田貞俊）

Chapter I 基礎編
—総論—

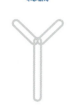

6 アレルギーにおけるケモカインの役割

　リンパ球および好酸球などのエフェクター細胞*群は，各種サイトカインの刺激を受けることによって分化し，増殖する．その後，これらの細胞群は，それぞれの機能を発揮する場に移動し，アレルギー炎症の発症またはその維持に寄与することになる．これらの細胞の移動はケモカインという分子によって制御され，ある特定の時期と場所に細胞が"特異的に"遊走することが可能となる．最近になって，アレルギー病変部における好酸球やリンパ球などの浸潤を制御しているケモカインが同定され，遊走制御をターゲットにしたアレルギーの新規治療法開発が始まった．

1. ケモカインとは

　ケモカインとはケモタキシス（細胞遊走）活性を有するサイトカインの一群を指す．サイトカインの分子量が約 15 kDa であるのに対し，ケモカインのほとんどが 10 kDa 以下と比較的小さい分子である．一般的なサイトカインが細胞の増殖や分化の制御において中心的な役割を演じる一方，ケモカインはある特定の白血球を炎症局所へ遊走させるのに重要なはたらきをしている．

1-1. CC ケモカインと CXC ケモカイン

　ケモカインのほとんどは，その構造に4つのシステイン残基を含んでおり，このシステイン残基の配列によって CC ケモカイン，または CXC ケモカインの2つのサブファミリーに分類することができる．CC ケモカインは単球や T 細胞，好酸球，好塩基球に対する遊走作用を有する．一方，CXC ケモカインは好中球，T 細胞に遊走作用をもつが，好酸球や好塩基球に対しては遊走作用をもたないなどの違いがある．

1-2. ケモカインの産生

　これらのケモカインは表皮細胞や気道上皮細胞，血管内皮細胞，線維芽細胞など実に様々な種類の細胞から産生される．それぞれのケモカインに対して特異的な受容体を有する白血球がケモカイン産生細胞の周囲に集積してくる（図1）．実際，ヒトの気管支喘息やアトピー性皮膚炎の病変部における炎症性細胞の浸潤は，病変局所で産生されたケモカインによって引き起こされることが分かっている[1]．このようにケモカインは，サイトカインと並んでアレルギー性疾患の病態に深く関与していることが明らかになりつつあり，ケモカインの制御を用いたアレルギー性疾患に対する新規診断および治療法の開発が期待されている．ヒトにおいては，アトピー性皮膚炎の診断検査に

＊　エフェクター細胞
特定の刺激によって活性化し，何らかの特殊な機能を発揮する細胞のことを指す．

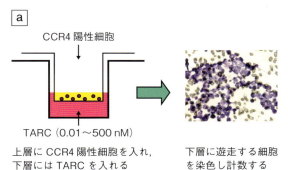
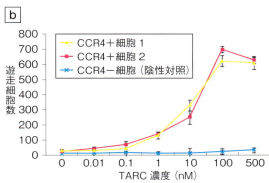

図に示したようなチャンバーの上層には細胞（この場合はCCR4陽性細胞）を入れて，下層には様々な濃度のケモカイン（この場合はTARC）を入れて加温する。上層と下層の間は微小孔のあるフィルターで遮断されている。遊走が生じると，フィルターの微小孔に細胞が捕捉されるので，その数を計数する。

CCR4陽性細胞はTARC濃度が高くなるにつれて，遊走細胞数が増加するが，CCR4陰性細胞ではいずれの濃度においても遊走活性は認められない。つまり，細胞の遊走は特定のケモカインに対して特異的に生じることを示している。

図1 ケモカインによる細胞遊走実験

CCL17（TARC）の血中濃度測定がすでに用いられている。

2．ケモカインによる
　　リンパ球遊走活性能の促進

　生理的な状態においても，リンパ球は脈管中と組織の間を絶えず移動し，循環している。そのためリンパ球は，少数であるが正常臓器においても認めることができる。アトピー性皮膚炎の病変部のように，Th2細胞がその病変形成に重要な役割を果たしている場合には，リンパ球の中でもTh2細胞が選択的に遊走される必要がある。このように，ある特定の組織あるいは特定の病態においてのみ存在すべきリンパ球が遊走してくる現象を，リンパ球のホーミングと呼ぶ。この過程において，ケモカインは重要な役割を果たす。

3．ケモカイン受容体

　すべてのケモカインは，リンパ球上に発現しているケモカイン受容体を介して作用する。ケモカ

イン受容体はお互いに構造的に類似しており，またそれらに結合するケモカインも互いによく似た立体構造をしている。ケモカイン受容体は発現細胞の細胞膜上に7回膜貫通型タンパク質として存在し，それによって形成されるポケットにケモカインのN末端が結合することによって細胞内へシグナルが伝達されると考えられている。その結果，ある特定のケモカイン受容体を発現しているリンパ球は，そのリガンド（特定の受容体に特異的に結合するもの）であるケモカインの産生細胞周囲にホーミングすることになる。現在までのところ，ヒトやマウスにおいて約20種のケモカイン受容体が同定されており，リンパ球のほか好中球，好酸球，好塩基球上における発現が確認されている。ひとつのケモカイン受容体に対し，複数のケモカインがそのリガンドとなっていることが多く，様々な細胞がケモカイン産生能力を有している。

3-1．末梢血リンパ球における
　　　ケモカイン受容体の発現

　特にTh2細胞には，CC chemokine receptor4

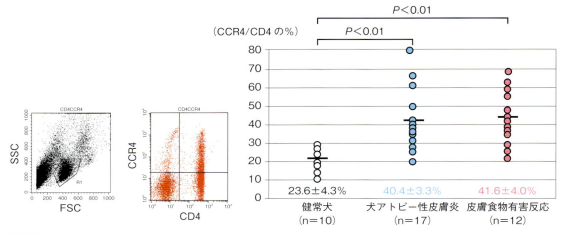

図2 犬アトピー性皮膚炎または皮膚食物有害反応を有するイヌの末梢血CD4陽性細胞におけるCCR4発現細胞の割合

末梢血単核球を分離し，抗CD4抗体および抗CCR4抗体で二重染色した後，フローサイトメーターを用いて，CD4陽性細胞におけるCCR4発現比率を算出した。アトピー性皮膚炎または皮膚食物有害反応を有するイヌのCD4陽性細胞において，CCR4の発現が亢進していることが分かる。

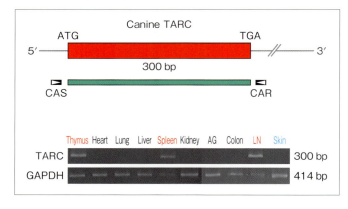

図3 イヌの各種正常組織におけるTARC mRNAの発現

イヌTARC mRNA（全長300 bp）を増幅できるプライマーを用いて，イヌの各種正常組織におけるTARC mRNAの発現をRT-PCRを用いて検討した。TARC mRNAは胸腺（Thymus），脾臓（Spleen）およびリンパ節（LN）で発現しているが，正常皮膚（Skin）では発現していない。GAPDHは内部標準遺伝子である。
GAPDH：グリセルアルデヒド-3-リン酸デヒドロゲナーゼ

(CCR4)というケモカイン受容体が選択的に発現している[2]。アトピー性皮膚炎を有するヒトまたはイヌの末梢血CD4陽性細胞においては，CCR4発現細胞の割合（CCR4/CD4）が増加している[3,4]（図2）。さらに，ヒトにおいてはこのCCR4/CD4が皮膚病変の重症度とも相関することが明らかになっており，臨床マーカーとして用いることができる[5]。

CCR4のリガンドとしては，thymus and activation-regulated chemokine（TARCまたはCCL17と呼ばれる）やmacrophage-derived chemokine（MDCまたはCCL22と呼ばれる）などのケモカインが存在し，TARCやMDCが産生している部位へCCR4陽性細胞，つまりTh2細胞が浸潤していくことになる[2]。

4．皮膚病変部におけるケモカインの発現

CCR4のリガンドであるTARCは胸腺，脾臓，リンパ節などにおいて発現しているが，正常皮膚では発現していない[6]（図3）。イヌのアトピー性皮膚炎病変部の生検標本からRNAを抽出

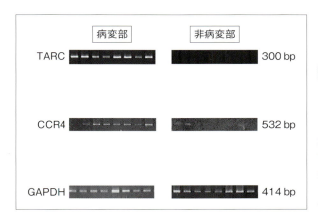

図4 イヌのアトピー性皮膚炎病変部および非病変部における TARC と CCR4 mRNA の発現

8頭のアトピー性皮膚炎のイヌの病変部および非病変部における TARC と CCR4 mRNA の発現を RT-PCR を用いて検討した。TARC および CCR4 mRNA が病変部に選択的に発現していることが分かる。GAPDH は内部標準遺伝子である。
GAPDH：グリセルアルデヒド-3-リン酸デヒドロゲナーゼ

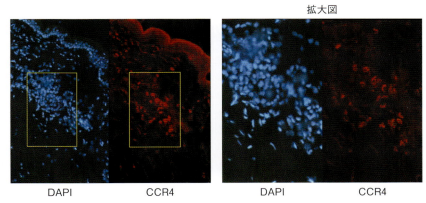

図5 イヌのアトピー性皮膚炎病変部における CCR4 陽性細胞の浸潤

抗ヒトポリクローナル抗体を用いて病変部凍結切片を染色した。DAPI は細胞の位置を示すための核染色である。真皮内に浸潤した細胞の一部において CCR4 陽性細胞（赤色に染色）が認められる。

し，TARC ならびに CCR4 の mRNA の発現を RT-PCR 法により検討してみると，病変部においては TARC および CCR4 mRNA の発現を認めるが，非病変部および健常犬の皮膚では認めない[7,8]（図4）。さらに免疫組織化学的にイヌのアトピー性皮膚炎の病変部を検討してみると，真皮内に CCR4 陽性細胞が浸潤している他（図5），TARC の主要産生細胞がケラチノサイトであることが分かった[9]（図6）。

ケラチノサイトからの TARC 産生は TNF-α や IL-1β などの炎症性サイトカインの刺激によって促進されるが[10]，実際にイヌのアトピー性皮膚炎病変部においてこれらの炎症性サイトカインの発現レベルは上昇している[7]。また，in vitro において thymic stromal lymphopoietin（TSLP）と呼ばれるサイトカインが，TARC 産生を誘導していることが示されている[11-13]。このように，末梢血で増加した CCR4 陽性細胞（Th2 細胞）が皮膚病変部で産生された TARC によって病変部へ遊走し，アレルギー炎症を引き起こしている。この事実を踏まえると，ケモカインおよびケモカイン受容体の間で生じる反応を制御することによって，アレルギーに対する新たな治療戦略を打ち立てることが可能になるものと思われる（図7）。

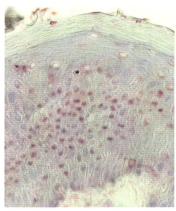 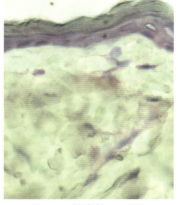

病変部　　　　　　　　健常部

図6 イヌのケラチノサイトにおけるTARCの産生

抗イヌTARCモノクローナル抗体を用いて免疫染色を行うと，病変部ケラチノサイトの細胞質内においてTARCが発現していることが分かる（赤色に染色）。健常皮膚においてはTARCの発現は認められない。

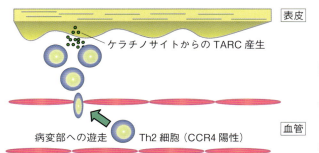

図7 アトピー性皮膚炎におけるTh2細胞の病変部への遊走の仕組み

表皮に存在するケラチノサイトや基底層に存在する樹状細胞からTARCが産生されることによって，CCR4を発現するTh2細胞が病変部へ遊走し，アレルギー炎症を引き起こす。

5. ケモカインの診断マーカーとしての有用性

先にも述べたとおり，ケモカインは低分子であることから，病変局所で産生された後，速やかに循環血液中へと拡散されるという性質を有する。したがって，病変部におけるアレルギー炎症が重度であるほどケモカイン産生量が増加し，それが末梢血におけるケモカイン濃度の上昇につながる[14,15]。

前田ら（岐阜大学）はイヌのアトピー性皮膚炎における新規診断マーカーとして，血漿中TARC濃度測定の有用性を評価するために，抗イヌTARCモノクローナル抗体を用いた測定系を開発した。その結果，アトピー性皮膚炎を有するイヌの血漿中TARC濃度は健常犬より有意に高いことが示された（図8）。将来，臨床獣医師の先生方に利用して頂けるようなシステムが構築されるかもしれない。

6. ネコの好酸球性プラークとケモカイン
（ネコの好酸球性プラークにおけるアレルギーの関与）

6-1. ネコの好酸球性プラーク：
アレルギー性炎症関与についての間接的な示唆

ネコの好酸球性プラークの病態に関する研究は，ほとんど行われておらず不明な点が多い。ネ

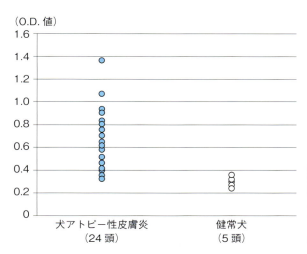

図8 イヌの血漿中TARC濃度

抗イヌTARCモノクローナル抗体を用いたELISAによって，イヌの血漿中TARC濃度を定量した。アトピー性皮膚炎を有するイヌの血漿中TARC濃度は，健常犬にくらべて有意に高値を示している。

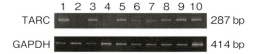

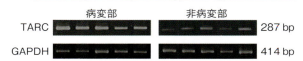

図9 ネコの正常組織および好酸球性プラーク病変部・非病変部におけるTARC mRNAの発現

TARC mRNAは正常皮膚および好酸球性プラーク非病変部においても恒常的に発現しているが，好酸球性プラーク病変部において発現が増強している。GAPDHは内部標準遺伝子である。
1：胸腺　2：肝臓　3：脾臓　4：心臓　5：結腸　6：皮膚　7：腎臓　8：肺　9：リンパ節　10：小腸
GAPDH：グリセルアルデヒド-3-リン酸デヒドロゲナーゼ

コの好酸球性プラークを含む好酸球性肉芽腫症候群は，ステロイドによる治療に反応して症状が改善することから，アレルギー性炎症に起因した皮膚疾患であると考えられてきた。実際，アレルギー性疾患を有するネコ90頭の皮膚病変を調べたところ，これらのうちの約30％のネコにおいて好酸球性肉芽腫症候群様の病変を認めたという報告がある[16]。一方で，アレルギー性皮膚疾患が疑われた25頭のネコのうち3頭のみが好酸球性肉芽腫症候群様の病変を認めたという報告もある[17]。また，ヒトのアレルギー性疾患のアレルゲンとして重要であるネコ上皮抗原（*Felis domesticus* allergen I；Fel d 1）が，ネコにおいても自己感作抗原としてはたらき，好酸球性肉芽腫症候群の症状を増悪させる可能性を示す論文も発表されている[18]。これらの報告は，アレルギー性炎症がネコの好酸球性肉芽腫症候群の病態に関与していることを間接的に示唆するものといえる。

6-2. ネコの好酸球性プラーク：
アレルギー性炎症関与についての直接的な示唆

ネコの好酸球性プラークの病態におけるアレルギー性炎症の関与を直接的に証明した報告はない。そこで筆者らは，ネコの好酸球性プラークにおけるアレルギー性炎症の関与の有無を検討するために，TARC遺伝子をネコにおいて単離し，ネコの正常組織，好酸球性プラーク病変部および非病変部におけるTARC mRNAの発現について検討した[19]（**図9**）。その結果，ネコTARC mRNAの発現は多くのネコ正常組織で認めら

れ，その発現パターンはヒトおよびイヌのものと類似していた（**図9a**）。しかし，ネコにおいては正常皮膚においても TARC mRNA が恒常的に発現している点が，他の動物種と大きく異なっていた。また，好酸球性プラーク病変部における TARC mRNA の発現は，非病変部より増強していた（**図9b**）。病変部における TARC mRNA の発現増強は，好酸球性プラークの病態における Th2 細胞の関与，つまり，アレルギー性炎症の関与を裏付けるものであるといえる。

一方，好酸球の細胞膜上には CC chemokine receptor 1（CCR1）[20] および CC chemokine receptor 3（CCR3）[21] などのケモカイン受容体が発現しており，これらのリガンドとして RANTES[22] や eotaxin[23] などのケモカインが存在する。特に，CCR3-eotaxin 系は好酸球の遊走に関して中心的な役割を担っていると考えられているが[24]，好酸球性プラークの病変部における発現解析の報告はない。一方，RANTES に関してはネコの好酸球性プラークの病変部における発現増強が報告されており[25]，RANTES が好酸球遊走に関与している可能性が高い。

ヒトの皮膚における RANTES または eotaxin の主要産生細胞は線維芽細胞であり[26]，Th2 型サイトカインである IL-4 によってその産生が促進されることが明らかになっていることから[27]，ネ

コの好酸球性プラーク病変部におけるケモカイン発現について検討することは非常に興味深いといえる（「Chapter Ⅲ -10. ネコの好酸球性プラーク」も参照）。

まとめ

炎症を端的に表現するのであれば，それは病変局所への白血球の浸潤であろう。炎症の原因によって浸潤してくる細胞は好中球であったり好酸球であったりと様々であるが，なぜ特定の白血球が浸潤するのかは長い間謎であった。

本稿では，アレルギー病変部におけるリンパ球や好酸球の浸潤に関する分子機構に限って解説したが，その他の白血球の特異的組織浸潤も，ケモカインとケモカイン受容体との相互作用によって制御されている。アレルギーに代表されるような，時に生体にとって有害となる炎症反応をステロイドのみで封じ込めるのではなく，より特異的な白血球浸潤制御によって鎮静化することが可能になれば，従来のアレルギー治療の概念は大きく変化するであろう。

[参考文献]

1）Chantry D, Burgess LE. Chemokines in allergy. *Curr Drug Targets Inflamm Allergy* 1, 2002, 109-116.

2）Imai T, Nagira M, Takagi S, Kakizaki M, et al. Selective recruitment of CCR4-bearing Th2 cells toward antigen-presenting cells by the CC chemokines thymus and activation-regulated chemokine and macrophage-derived chemokine. *Int Immunol* 11(1), 1999, 81-88.

3）Maeda S, Ohmori K, Yasuda K, Kurata K, et al. Increase of CC chemokine receptor 4-positive cells in the peripheral CD4 cells in dogs with atopic dermatitis or experimentally sensitized to Japanese cedar pollen. *Clin Exp Allergy* 34, 2004, 1467-1473.

4）Okazaki H, Kakurai M, Hirata D, Sato H, et al. Characterization of chemokine receptor expression and cytokine production in circulating CD4+ T cells from patients with atopic dermatitis: up-regulation of C-C chemokine receptor 4 in atopic dermatitis. *Clin Exp Allergy* 32, 2002, 1236-1242.

5）Wakugawa M, Nakamura K, Kakinuma T, Onai N, et al. CC

chemokine receptor 4 expression on peripheral blood CD4+ T cells reflects disease activity of atopic dermatitis. *J Invest Dermatol* 117, 2001, 188-196.

6）Maeda S, Mizuno T, Yamashita K, Kurata K, et al. Molecular cloning of canine thymus and activation-regulated chemokine (TARC) gene and its expression in various tissues. *J Vet Med Sci* 63, 2001, 1035-1038.

7）Maeda S, Fujiwara S, Omori K, Kawano K, et al. Lesional expression of thymus and activation-regulated chemokine in canine atopic dermatitis. *Vet Immunol Immunopathol* 88, 2002, 79-87.

8）Maeda S, Okayama T, Omori K, Masuda K, et al. Expression of CC chemokine receptor 4 (CCR4) mRNA in canine atopic skin lesion. *Vet Immunol Immunopathol* 90, 2002, 145-154.

9）Maeda S, Tsukui T, Saze K, Masuda K, et al. Production of a monoclonal antibody to canine thymus and activation-regulated chemokine (TARC) and detection of TARC in lesional skin from dogs with atopic dermatitis. *Vet Immu-*

nol Immunopathol 103, 2005, 83-92.

10) Vestergaard C, Kirstejn N, Gesser B, Mortensen JT, et al. IL-10 augments the IFN-gamma and TNF-alpha induced TARC production in HaCaT cells: a possible mechanism in the inflammatory reaction of atopic dermatitis. *J Dermatol Sci* 26, 2001, 46-54.

11) Soumelis V, Reche PA, Kanzler H, Yuan W, et al. Human epithelial cells trigger dendritic cell mediated allergic inflammation by producing TSLP. *Nat Immunol* 3, 2002, 673-680.

12) Ying S, O'Connor B, Ratoff J, Meng Q, et al. Thymic stromal lymphopoietin expression is increased in asthmatic airways and correlates with expression of Th2 - attracting chemokines and disease severity. *J Immunol* 174, 2005, 8183-8190.

13) Zhou B, Comeau MR, De Smedt T, Liggitt HD, et al. Thymic stromal lymphopoietin as a key initiator of allergic airway inflammation in mice. *Nat Immunol* 6, 2005, 1047-1053.

14) Kakinuma T, Nakamura K, Wakugawa M, Mitsui H, et al. Thymus and activation-regulated chemokine in atopic dermatitis: Serum thymus and activation-regulated chemokine level is closely related with disease activity. *J Allergy Clin Immunol* 107, 2001, 535-541.

15) Morita E, Hiragun T, Mihara S, Kaneko S, et al. Determination of thymus and activation-regulated chemokine (TARC) - contents in scales of atopic dermatitis. *J Dermatol Sci* 34, 2004, 237-240.

16) Prost C. Diagnosis of feline allergic diseases: A study of 90 cats. Advances in Veterinary Dermatology 3, 1998, 516-517.

17) O'Dair HA, Markwell PJ, Maskell IE. An open prospective investigation into aetiology in a group of cats with suspected allergic skin disease. *Vet Dermatol* 7, 1996, 193-202.

18) Wisselink MA, van RR, Willemse T. Evaluation of Felis domesticus allergen I as a possible autoallergen in cats with eosinophilic granuloma complex. *Am J Vet Res* 63, 2002, 338-341.

19) Maeda S, Okayama T, Omori K, Masuda K, et al. Molecular cloning of the feline thymus and activation-regulated chemokine cDNA and its expression in lesional skin of cats with eosinophilic plaque. *J Vet Med Sci*, 2003.

20) Baggiolini M. Chemokines and leukocyte traffic. *Nature* 392, 1998, 565-568.

21) Sallusto F, Mackay CR, Lanzavecchia A. Selective expression of the eotaxin receptor CCR3 by human T helper 2 cells. *Science* 277, 1997, 2005-2007.

22) Kameyoshi Y, Dorschner A, Mallet AI, Christophers E et al. Cytokine RANTES released by thrombin-stimulated platelets is a potent attractant for human eosinophils. *J Exp Med* 176, 1992, 587-592.

23) Daugherty BL, Siciliano SJ, DeMartino JA, Malkowitz L, et al. Cloning, expression, and characterization of the human eosinophil eotaxin receptor. *J Exp Med* 183, 1996, 2349-2354.

24) Garcia-Zepeda EA, Rothenberg ME, Ownbey RT, Celestin J, et al. Human eotaxin is a specific chemoattractant for eosinophil cells and provides a new mechanism to explain tissue eosinophilia. *Nat Med* 2, 1996, 449-456.

25) Kimura T, Kano R, Maeda S, Tsujimoto H, et al. Expression of RANTES mRNA in skin lesions of feline eosinophilic plaque. *Vet Dermatol* 14, 2003, 269-273.

26) Bartels J, Schluter C, Richter E, Noso N, et al. Human dermal fibroblasts express eotaxin: molecular cloning, mRNA expression, and identification of eotaxin sequence variants. *Biochem Biophys Res Commun* 225, 1996, 1045-1051.

27) Mochizuki M, Bartels J, Mallet AI, Christophers E, et al. IL-4 induces eotaxin: a possible mechanism of selective eosinophil recruitment in helminth infection and atopy. *J Immunol* 160, 1998, 60-68.

※本稿は月刊 CAP 2006 年 12 月号 前田貞俊先生の原稿を元に増田健一が加除・修正した。

（増田健一）
（画像提供：前田貞俊）

Chapter I 基礎編
—総論—

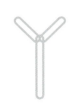

7 アレルゲンの生物学

　生物にとって毒性のないタンパク質がアレルゲンとして突如アレルギーを惹起してしまうことは，ヒトのみならず小動物においても同様である。アレルギー性疾患における感作アレルゲンの同定は，アレルゲンを回避するためだけではなく，アレルゲンを用いた治療を行う上で重要と考えられる。古典的な減感作療法がなぜ有効なのかとの疑問に答えるべく，基礎免疫学での知見や分子生物学的手法が適用され，徐々にその姿が明らかにされつつある。本稿では，アレルゲンに関する詳細とアレルギーネットワークにおける実体の理解に関して述べてみたい。

1. アレルギー反応における IgE とアレルゲン

　1回または2回以上の刺激を受けると，その後に生物が反応方法を変える原因となる物質を，ピルケ（Pirquet）は1906年にアレルゲンと命名した。この反応性の変化は，生体の免疫現象の変化に起因していると考えられる。環境アレルゲンの場合は，この反応に関与する物質を生体内物質と生体外物質で2つに分けて，それぞれをレアギン（reagin）およびアレルゲン（allergen）と呼ぶようになった。

1-1. IgE
　石坂らは，ブタクサ花粉症患者の血清よりレアギンを精製し，ウサギに免疫することによってレアギンに対する特異抗体の作製に初めて成功した。抗レアギン抗体はレアギンのみと反応し，レアギン活性を完全に吸収することが明らかとなった（1966年）。これはレアギンが既知の抗体とは異なるもので，新しいクラスの免疫グロブリンであることの決定的な証拠であった。レアギン活性を示す抗体は γE と名付けられたが，1972年に WHO は γE を免疫グロブリンの新しいサブクラス IgE と認めた。
　IgE の発見後，IgE の標的細胞が肥満細胞，好塩基球であること，IgE が肥満細胞上の IgE 受容体（FcεR）に結合すること，そこにアレルゲンが結合して受容体を架橋すると肥満細胞は脱顆粒することなどが明らかとなった。

1-2. アレルゲン
　抗原（antigen）とは，生物を刺激し抗体を産生させる物質と定義される。そしてアレルゲンとはある種の抗原であり，生物に刺激を与え，IgE を産生させる物質と定義されている。
　アレルゲンは大きく「環境アレルゲン」と「食物アレルゲン」に分けられる。
　「環境アレルゲン」は，文字通り環境の中のアレルギーを誘発する因子と考えられる。代表的な

ものとしてハウスダストマイトが挙げられる。この誰もが耳にしたことがある「ダニ」はヒトの暮らす場所ならどのような環境でも存在し、ヒトや動物のフケやアカを餌に繁殖する。すなわち、どのような家庭においても存在すると考えてよい。

「食物アレルゲン」は、食物アレルギーを誘発する因子である。基本的にすべての食物は生体にとって非自己抗原であり、アレルゲンとなってアレルギーを起こし得るが、実際はほとんどの動物がアレルギーを起こすことなく食物を摂取できる。これは、消化管にアレルギーの発症を防ぐ構造的なバリアが存在することや、消化管を介して体内に入った食物抗原に対して免疫応答を起こさないようにする（免疫寛容）機構が存在するためである。これらに不具合が生じることにより、ある程度以上の分子量を有するタンパク質がアレルゲン性をもつようになったものと考えられる。

1-2-1. アレルゲンの構造的特徴

アレルゲンの構造的特徴として、①熱や酵素処理に対して耐性がある、②感作される動物由来のタンパク質成分に対して異種性が高い、③分子内に繰り返し構造をもつ、④経口免疫寛容を誘導しにくい、⑤IgEやTh2細胞を誘導しやすい、⑥IgEの認識部位があり架橋構造をつくりやすいなどが挙げられる。

現在までのところ、解析技術の進歩とともに多くのアレルゲンが明らかになる一方、未だ構造解析の分析より得られる情報から、あるタンパク質がアレルゲンとなる可能性を予測することはできない。

2. アレルゲンの種類とそのアレルゲン

国際命名法では、アレルゲン名を基本的にその由来の学名（属名3文字と種小名1文字）と番号で表す。番号は原則として報告された順に付けるが、近縁種間の同族のタンパク質には同じ番号が割り当てられる。アレルゲンは、存在が確実に同定され、国際的に認知されるとWHOのAller-gen Nomenclature Systemに登録される。

2-1. 環境アレルゲン
2-1-1. 通年性のアレルゲン
ハウスダストマイト（表1）

我々の住居内には多種類のダニが生息しているが、最も数多く見いだされるダニはチリダニ科（*Pyroglyphidae*）に属するダニである。このチリダニ科のダニは通常、室内塵中の総ダニ数の50〜90％を占めており、ハウスダストマイト（室内塵ダニ）といわれている。

ヒョウヒダニ属（*Dermatophagoides*）の2種類のダニであるコナヒョウヒダニ（*Dermatophagoi-des farinae*）とヤケヒョウヒダニ（*Dermatopha-goides pteronyssinus*）はチリダニ科の大半を占めている。したがって、ハウスダストマイトのアレルゲンとしてはこの2種類のヒョウヒダニのことだけを考えてまず問題ないといわれている。

ダニの虫体の破片や排泄物がアレルゲンとなるが、その中には数多くの種類のアレルゲンが含まれており、主に24のグループのアレルゲンがある（表1）。

イヌのアレルギー性疾患における感作アレルゲンとして最も反応頻度が高いのがハウスダストマイトである。アトピー性皮膚炎のイヌに対するハウスダストマイトアレルゲンの皮内反応およびIgE反応において、それぞれ64.3％および54.4％と高い反応性が示されている（図1）[1]。ハウスダストマイト主要感作アレルゲンに関する研究は、免疫化学的および分子生物学的手法を用いて解明されつつある。

[グループ1]

グループ1アレルゲンはシステインプロテアーゼであり、パパインやアクチニジンと同じファミリーに属する。ダニの排泄物中に多く存在し、加熱処理によってIgE結合性を失う[2]。Der 1量（コナヒョウヒダニアレルゲンDer f 1とヤケヒョウヒダニアレルゲンDer p 1を合計した量）は、室内環境がダニにどのくらい汚染されているかを表

Chapter I
基礎編−総論−

表1 マイトグループアレルゲンとその生化学的特性

グループ名	アレルゲン名	分子量（kDa）	生化学的特性
Group 1	Der f 1, Der p 1, Aca s 1, Tyr p 1, Blo t 1	25	システインプロテアーゼ
Group 2	Der f 2, Der p 2, Aca s 2, Tyr p 2, Lep d 2, Blo t 2	14	MD-2様タンパク質
Group 3	Der f 3, Der p 3, Aca s 3, Tyr p 3, Blo t 3	25	トリプシン
Group 4	Der f 4, Der p 4, Aca s 4, Tyr p 4, Blo t 4	60	アミラーゼ
Group 5	Der f 5, Der p 5, Tyr p 5, Lep d 5, Blo t 5	14	機能不明
Group 6	Der f 6, Der p 6, Blo t 6	25	キモトリプシン
Group 7	Der f 7, Der p 7, Aca s 7, Tyr p 7, Lep d 7, Blo t 7	22	脂質結合タンパク質
Group 8	Der f 8, Der p 8, Aca s 8, Lep d 8, Blo t 8	26	グルタチオントランスフェラーゼ
Group 9	Der f 9, Der p 9, Blo t 9	30	セリンプロテアーゼ（コラゲナーゼ活性）
Group 10	Der f 10, Der p 10, Aca s 10, Tyr p 10, Lep d 10, Blo t 10	36	トロポミオシン
Group 11	Der f 11, Der p 11, Blo t 11	98	パラミオシン
Group 12	Blo t 12	14	機能不明
Group 13	Der f 13, Der p 13, Aca s 13, Tyr p 13, Lep d 13, Blo t 13	15	脂肪酸結合タンパク質
Group 14	Der f 14, Der p 14, Blo t 14	190	アポリポフォリン
Group 15	Der f 15, Der p 15, Blo t 15	98	キチナーゼ（98/109kDa）
Group 16	Der f 16, Der p 16	53	ゲルソリン
Group 17	Der f 17	53	EF-ハンドカルシウム結合タンパク質
Group 18	Der f 18, Der p 18	60	キチナーゼ（60kDa）
Group 19	Blo t 19	7.2	抗菌ペプチドホモログ
Group 20	Der p 20, Der f 20	40	アルギニンカイネース
Group 21	Der p 21, Blo t 21	13.2	機能不明
Group 22	Der f 22, Der p 22, Aca s 22, Tyr p 22	14	機能不明
Group 23	Der p 23	14	ペリトロフィンAドメイン相同タンパク質
Group 24	Tyr p 24	18	トロポニンC

アレルゲンの生物学

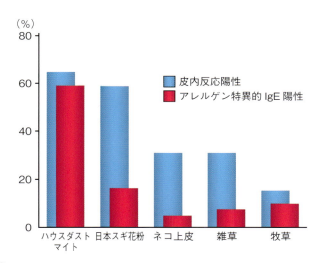

図1 イヌのアトピー性皮膚炎における感作アレルゲン
アトピー性皮膚炎のイヌにおける各アレルゲン（ハウスダストマイト，日本スギ花粉，ネコ上皮，雑草花粉，牧草花粉）の感作の解析を，皮内反応試験およびアレルゲン特異的IgE測定にて実施した[1]。

す指標として用いられ，世界的基準となっている。ヒトにおいては，室内塵中1gあたり2μg（ダニ100匹相当）以上で気管支喘息に感作する危険性があり，100μg（ダニ5,000匹相当）を超えると喘息発作を誘発する危険性があるとされている。また，室内塵中には100〜10,000 ngのグループ1アレルゲンが存在している。グループ1アレルゲンのプロテアーゼ活性は，アレルギーの発症と関連性があるのではないかと注目されている[3]。その他のシステインプロテアーゼアレルゲンには，オオアワガエリアレルゲン Phl p 1 やキウイアレルゲン Act c 1 がある。

[グループ2]

グループ2アレルゲンは，MD-2様タンパク質で，ダニの消化管と排泄物中に局在する。グループ2アレルゲンのIgE結合能は，加熱処理によって失われない[2]。また，遺伝子工学的技術を用いて作製された組換えグループ2アレルゲンのIgE結合性は，天然型のものと同等であることが判明している。

[イヌにおける主要アレルゲン]

イヌのアトピー性皮膚炎においては，皮内反応試験およびIgE反応解析により，ダニ抽出物に対して陽性と確認されたイヌのグループ1およびグループ2アレルゲンのIgEの反応性は，それぞれ37.5％と43.8％と低率であることから[4]，イヌにおけるその他の主要ヒョウヒダニアレルゲンの存在が示唆されるようになった。アトピー性皮膚炎を有するイヌの血清を用いた詳細な解析により，グループ15アレルゲン（98/109 kDa キチナーゼ）[5]と，グループ18アレルゲン（60 kDa キチナーゼ）[6]などが発見されている。今後詳細な解析を検討していくことで，イヌにおけるコナヒョウヒダニ主要アレルゲンが同定されることに期待したい。

ストレージマイト

コナダニ類（*Acaridina*）を総称してストレージマイト（貯蔵ダニ）と呼ぶ。チリダニ類と同様に室内塵にも見いだされる微小な仲間であるが，貯蔵食品や医薬品類に過剰に増殖した場合には肉眼的にも認められるので，食品衛生上あるいは不快

害虫のひとつとして問題となる。コナダニ類は虫体が微小であって，属・種の数はチリダニ類より多いために分類は難しいとされる。

[アシブトコナダニ]

アシブトコナダニ（*Acarus siro*）は，穀物・チーズ・粉食品，また，乾草や動物の巣に生息し，欧米においては最も重要なストレージマイトアレルゲンと考えられている。マイトアレルゲングループ1のAca s 1およびグループ2のAca s 2をはじめ，グループ3，4，7，8，10，13，22の遺伝子が同定されている（**表1**）。

[ケナガコナダニ]

ケナガコナダニ（*Tyrophagus putrescentiae*）は，多くの食品や畳などの屋内中心（室内塵での出現率は90％）に我が国で最も普通にみられるが，ビニールハウス・温室にも見いだされるなど世界共通種である。マイトアレルゲングループ1のTyr p 1およびグループ2のTyr p 2をはじめ，グループ3，4，5，7，10，13，22，24の遺伝子が同定されている（**表1**）。

[サヤアシニクダニ]

サヤアシニクダニ（*Lepidoglyphus destructor*）は，貯蔵穀物・干物・チーズ・飼料，また，ワラや動物の巣などに共通に生息し，室内塵での出現頻度も50％強と世界共通種である。マイトアレルゲングループ2のLep d 2をはじめ，グループ5，7，8，10，13の遺伝子が同定されている（**表1**）。

[タマニクダニ]

タマニクダニ（*Blomia tropicalis*）は，室内塵中に認められるが，出現頻度は数％である。アジア各地に分布する。マイトアレルゲングループ1のBlo t 1およびグループ2のBlo t 2をはじめ，グループ3，4，5，6，7，8，9，10，11，12，13，14，15，19，21の遺伝子が同定されている（**表1**）。

上記のことから明らかなように，ハウスダストマイトとストレージマイトにおいて，アレルゲンが相同することから，アレルギーのIgE検査における交差反応が多いことも理解できるが，詳細については今後の研究に期待される。

昆虫（表2）

チリダニ類が屋内に常在するがゆえにアレルゲンとして重要視されるのと同様に，屋内に多くみられる昆虫や周辺環境から多量発生する昆虫は，チリダニ類と同様にその糞や死骸の粉砕物が多量に生活空間に存在することになるため，アレルゲンとなる可能性が高い。

[ゴキブリ属]

ゴキブリ属（*Blattella*）は家庭内に普遍的にみられる衛生動物である。海外ではヒトのアレルギー患者のゴキブリ感作率は50％以上であるとの報告もある[7]。日本に生息するゴキブリ種は諸外国と一部異なり，気候などの生息環境も異なっているため，ゴキブリ喘息は諸外国と同様とは考えられない。日本でのヒト喘息児171名のクロゴキブリとチャバネゴキブリの感作の割合はそれぞれ16％と9.9％であると報告されている[8]。アレルゲンとして，Bla g 1からBla g 8が同定されている。

[ユスリカ属]

ユスリカ属（*Chironomus*）とは双翅（ハエ）目，ユスリカ科に属する昆虫の総称で，蚊に似るが吸血することはない。近年アレルゲン性が明らかとなって，アレルゲン害虫としての重要性が指摘されている。ユスリカに属する昆虫は非常に多く，主要アレルゲンも多様性に富んでいる可能性がある。トロポミオシンなどのハウスダストマイトアレルゲンとの交差反応の報告もあり[9]，今後解明が期待される。アレルゲンとしてChi t 1からChi k 10が同定されている。

アレルゲンの生物学　7

表2 主な通年性環境アレルゲンとその生化学的特性

生物種		アレルゲン名（生化学的特性）
昆虫	ゴキブリ属 （*Blattella*）	Bla g 1（Midgut microvilli protein-homolog）， Bla g 2（アスパラギン酸プロテアーゼ），Bla g 4（calycin）， Bla g 5（グルタチオントランスフェラーゼ），Bla g 6（トロポミン C）， Bla g 7（トロポミオシン），Bla g 8（ミオシン）
	ユスリカ属 （*Chironomus*）	Chi t 1（ヘモグロビン），Chi t 2（虫体成分），Chi t 3（虫体成分）， Chi t 4（虫体成分），Chi t 5（虫体成分）， Chi t 6（虫体成分），Chi t 7（虫体成分），Chi t 8（虫体成分）， Chi t 9（虫体成分），Chi k 10（トロポミオシン）
動物	ネコ属 （*Felis*）	Fel d 1（皮脂腺分泌タンパク質），Fel d 2（アルブミン）， Fel d 3（システイン），Fel d 4（脂肪性タンパク質）， Fel d 5（免疫グロブリン A），Fel d 6（免疫グロブリン M）， Fel d 7（免疫グロブリン G）
	イヌ属 （*Canis*）	Can f 1（機能不明），Can f 2（機能不明），Can f 3（アルブミン）， Can f 4（機能不明）
真菌	カンジタ属 （*Candida*）	Cand a 1（機能不明），Cand b 2（機能不明）， Cand a 3（ペルオキシソマルタンパク質）
	コウジカビ属 （*Aspergillus*）	Asp f 1（機能不明），Asp f 2（機能不明）， Asp f 3（ペルオキシソマルタンパク質），Asp f 4（機能不明）， Asp f 5（金属プロテアーゼ），Asp f 6（Mn 超酸化物），Asp f 7（機能不明）， Asp f 8（リポソームタンパク質），Asp f 9（機能不明）， Asp f 10（アスパラギンプロテアーゼ），Asp f 11（機能不明）， Asp f 12（ヒートショックタンパク質）， Asp f 13（アルカリセリンプロテアーゼ），Asp f 14（β キシロシダーゼ）， Asp f 15（機能不明），Asp f 16（機能不明），Asp f 17（機能不明）， Asp f 18（空胞セリンプロテアーゼ）， Asp f 22（エノラーゼ），Asp f 23（L3 リボソームタンパク質）， Asp f 25（フィターゼ），Asp f 27（cyclophilin）， Asp f 28（チオレドキシン），Asp f 29（チオレドキシン）
	ススカビ属 （*Alternaria*）	Alt a 1（機能不明），Alt a 3（ヒートショックタンパク質）， Alt a 4（機能不明），Alt a 5（リボソームタンパク質）， Alt a 6（エノレーゼ），Alt a 7（YCP4 タンパク質）， Alt a 8（デヒドロゲナーゼ），Alt a 10（デヒドロゲナーゼ）， Alt a 12（リボソームタンパク質）， Alt a 13（グルタチオン S トランスフェラーゼ）
	クロカビ属 （*Cladosporium*）	Cla h 2（Ag54），Cla h 5（リボソームタンパク質），Cla h 6（エノレーゼ）， Cla h 7（YCP4 タンパク質），Cla h 8（デヒドロゲナーゼ）， Cla h 9（セリンプロテアーゼ），Cla h 10（デヒドロゲナーゼ）， Cla h 12（リボソームタンパク質）
	アオカビ属 （*Penicillium*）	Pen o 3（ペルオキシソマルタンパク質）， Pen o 13（アルカリセリンプロテアーゼ）， Pen b 13（アルカリセリンプロテアーゼ）， Pen ch 13（アルカリセリンプロテアーゼ）， Pen ch 18（セリンプロテアーゼ），Pen c 19（ヒートショックタンパク質）， Pen ch 20（N アセチルグルコサミン）

飼育動物（表2）

イヌのアレルギー性疾患におけるネコアレルゲンの感作やネコのアレルギー性疾患におけるイヌアレルゲンの感作は，珍しいことではない。イヌとネコを一緒に飼育している場合，互いが感作アレルゲンとなり得る。イヌ・ネコのアレルゲンはチリダニ科のものにくらべ，より小さな浮遊粒子として検出される[10] ことから，実際に空気中から捕捉されるアレルゲン量はチリダニ科のものより多いとされる[11]。

[ネコ属]

ネコ属（*Felis*）においては，主要アレルゲンFel d 1が重要とされ，これに感作されているイヌの割合は多い（**図1**）。Fel d 1は，ネコの皮脂腺にて分泌され，皮膚の保護作用として機能する。ネコを飼育している家庭では当然高濃度で検出され，92.3〜948 μg/g dust に上る[11]。現在のところ，ヒトの感作と気管支喘息発作発現の閾値は8 μg/g dust である。1 μg/g dust 未満は感作，症状に無関係な量と暫定的に考えられている[12] が，1 μg/g dust 以下で生活している幼児でも感作されることが示されており[13]，感作・症状発現に必要なアレルゲン量については今後詳細な検討が必要である。アレルゲンとして，Fel d 1からFel d 7が同定されている。

[イヌ属]

イヌ属（*Canis*）アレルゲンに関しては，ネコにくらべて重要視されていない。理由として，調査時点ではイヌ飼育家庭においては室内飼育割合が低かったことが挙げられる。今後，室内飼育頭数の割合がさらに増加すれば，感作アレルゲンとして問題となる可能性は高い。アレルゲンとして，Can f 1からCan f 4が同定されている。

真菌（表2）

主要真菌アレルゲンとして，カンジダ（*Candida*），コウジカビ（*Aspergillus*），ススカビ（*Alternaria*），クロカビ（*Cladosporium*），アオカビ（*Penicillium*）属が挙げられる。しかし，真菌は環境条件により増殖の程度が左右されるため，環境中における真菌の実態把握はきわめて困難である。また，現在広く行われている形態に基づく真菌の分類，同定法には一致した結論が得られていない。よって，アレルギー性疾患における真菌アレルゲンの解析は遅れているのが現状である。

[カンジダ属]

カンジダ属（*Candida*）は体内にも常在する真菌である。腸管内でカンジダが増えすぎると腸管粘膜に障害が生じ，アレルゲンタンパク質が腸管から取り込まれやすくなるとともに，最近ではカンジダ自体のアレルゲン性も確認されている。アレルゲンとして，Cand a 1からCand a 3までが同定されている。

[コウジカビ属]

コウジカビ属（*Aspergillus*）は，乾燥傾向にある住環境で長期間生息することができ，やや湿度が高くなり始めると発育を始める。住環境の劣化，中毒，感染症などの有害性を示し，Asp f 1をはじめ，29のアレルゲンが同定されている。

[ススカビ属]

ススカビ属（*Alternaria*）は，浴室，台所，結露壁等の湿性環境を好み，発生すると黒褐色から黒色（スス）を呈する。乾燥には弱いが，薬剤，紫外線，オゾンに対し抵抗性を示す。このカビの胞子は20〜40 μm と大きく，空中から吸入されても呼吸器系の入り口あたりに付着し，発芽時間が短く，35〜37℃でも十分発芽することから，鼻炎などのアレルギー性疾患にかかわるとされている。Alt a 1からAlt a 13までのアレルゲンが同定されている。

[クロカビ属]

クロカビ属（*Cladosporium*）は，特に空中に多く，総カビ数の20〜50％を占める。住環境では，浴室，洗面所，トイレ，台所，押入れなどの

アレルゲンの生物学　**7**

表3 主な季節性アレルゲンとその生化学的特性

生物種		アレルゲン名（生化学的特性）
花粉	日本スギ （*Cryptomeria japonica*）	Cry j 1（花粉外壁およびオービクル局在タンパク質）， Cry j 2（花粉内膜および澱粉粒局在タンパク質）
	ヒノキ （*Chamaecyparis obtusa*）	Cha o 1（花粉外壁およびオービクル局在タンパク質）， Cha o 2（花粉内膜および澱粉粒局在タンパク質）
	シラカバ （*Betula verrucosa*）	Bet v 1（機能不明），Bet v 2（機能不明），Bet v 3（アルブミン）， Bet v 4（機能不明），Bet v 6（イソフラボンリダクターゼ） Bet v 7（シクロフィリン）
	カモガヤ （*Dactylis glomerata*）	Dac g 1（機能不明），Dac g 2（機能不明），Dac g 3（機能不明）， Dac g 5（機能不明）
	ブタクサ （*Ambrosia*）	Amb a 1（抗原E），Amb a 2（抗原K），Amb a 3（Ra3）， Amb a 5（Ra5），Amb a 6（Ra6），Amb a 7（Ra7）， Amb a 8（プロフィリン），Amb a 9（polcalcin），Amb a 10（polcalcin）

湿性かやや湿性の場所を好む。中湿性で20〜30℃を至適とし，温度に対し敏感で，30℃を超えると衰え始め，35℃以上では死滅する。住環境で黒く汚れている場合の多くは，クロカビが原因であり，汚染指標のカビとなっている。ヒトに対するアレルゲン性が特に重視され，小児喘息，アトピー性皮膚炎との関連性が指摘されている。アレルゲンとして，Cla h 2からCla h 12までが同定されている。

[アオカビ属]

アオカビ属（*Penicillium*）は，乾燥に強く，中湿性で20〜30℃を至適とする。住環境のあらゆる場所や空中で認める。住環境の劣化，中毒などの有害性を呈し，代表的なアレルゲンとして，アルカリセリンプロテアーゼ（Pen o 13，Pen b 13，Pen ch 13）が同定されている。

2-1-2. 季節性のアレルゲン
花粉

いわゆる「花粉症」を引き起こす植物花粉内に含まれるアレルゲンで，原因となる花粉としては，スギ，ヒノキ，カモガヤ，ブタクサなど約60種類が報告されている（**表3**）。

[日本スギ]

日本スギ（*Cryptomeria japonica*）花粉症は，ヒトの花粉症の80％を占めるといわれ，日本におけるヒトの15〜30％が感作されている。イヌのアトピー性皮膚炎においても，ハウスダストマイトに次いで2番目に頻繁な感作が認められる（**図1**）[1]。スギ花粉の飛散時期は2〜4月である。主要アレルゲンとしてCry j 1，Cry j 2が同定されている。スギ花粉に対してIgEを保有するイヌのCry j 1およびCry j 2反応割合はそれぞれ100％，37％との報告があることから[14]，イヌのアレルギー性疾患における主要アレルゲンはCry j 1であると考えられる。

Cry j 1は1983年に発見されたアレルゲンで，ヒトのスギ花粉症患者の95％以上と高い反応性を示す[15]。花粉外層に存在し，塩基性糖タンパク質で，ヒノキ花粉アレルゲン（Cha o 1），ブタクサ花粉アレルゲン（Amb a 1），イトスギ花粉アレルゲン（Cup a 1），トマト花粉タンパク質などと高い相同性を示す。イヌにおいても，T細胞エピトープ（T細胞に抗原提示される部位）が同定され，今後の治療薬としての応用が期待される[16]。

71

Chapter I
基礎編−総論−

[ヒノキ]

ヒノキ（*Chamaecyparis obtusa*）花粉症は，近年注目されている。スギ花粉の飛散時期（2〜4月）を過ぎても症状が軽快しないばかりか，さらに悪化したり，新たに発症するような場合は，ヒノキ花粉症の疑いがある。ヒノキ花粉の飛散時期は3月下旬から始まり5月上旬に終わることから，スギ花粉の飛散時期と約1カ月の差がある。アレルゲンに関しては，主要アレルゲン Cha o 1 の N 末端がスギの Cry j 1 と相同しており，それが共通抗原性を示すと考えられる[17]。

[シラカバ]

シラカバ（*Betula verrucosa*）による花粉症は近年増加傾向にあり，特に北海道では花粉症全体に占める割合の増加が著しい。本州においては主に中部以北に自生するが，平地の都市部周辺にはほとんどないため，都市部での花粉症は少ないと考えられる。しかしながら，シラカバの花粉はスギ花粉と同様に広範に飛散することから，気候条件があえば都市化の影響を受けることなく，周辺の山林から花粉が多数飛散する。シラカバの花粉の飛散時期は4〜6月とされる。大きな特徴として，ヒトにおける果物過敏症（fruits allergy, oral allergy syndrome）を誘発することが挙げられる。これは，リンゴやモモなどのバラ科の果物を食べた後に，口腔や咽頭の痒み，口唇の膨張が起きることで，シラカバ花粉関連食物過敏症と呼ばれる。アレルゲンとして，Bet v 1 から Bet v 7 が同定されている。

[カモガヤ]

カモガヤ（*Dactylis glomerata*）はイネ科の一種で，ヨーロッパ原産であるが世界中に植生している。日本には明治維新後，牧草として渡来した。世界で初めて報告された花粉症も，実はイネ科植物によるもので，イギリス人医師ブラックレーによって 1873 年に発見され，これは枯草熱（hay fever）と呼ばれるようになった。カモガヤの花粉の飛散時期は，本州で5〜6月，山岳地および北海道では7月となる。花粉の飛散が朝に多いのも特徴であり，初夏型イネ科花粉症と呼ばれる。カモガヤの花粉は比較的軽く飛散面積も広いが，スギ花粉ほど広範囲にわたり飛散するわけでもないので，症状は地域内のカモガヤの繁殖状態を反映する。ゆえに，罹患動物の住む地域の道端のカモガヤの育成状態を観察することは診断および予防に役立つとされる。アレルゲンとして，Dac g 1 から Dac g 5 が同定されている。

[ブタクサ]

ブタクサ（*Ambrosia*）はキク科の帰化植物で，キク科ブタクサ属と分類され，世界で 15 種ある。日本に帰化したものはブタクサ，オオブタクサ（クワモドキ），ブタクサモドキの3種である。草丈は1 m 前後で8〜10 月まで開花するが，花粉飛散の最盛期は9月である。ブタクサ花粉症のアレルギー疾患に果たした役割は大きく，最大の歴史的意義は，1966 年石坂によるブタクサ花粉症患者からの IgE の発見である。主要アレルゲンとして Amb a 1 と Amb a 2 があり，他に Amb a 10 までが同定されている。

2-2. 食物アレルゲン
肉類

肉類を摂食する割合の多いイヌおよびネコにとっては，ヒト以上に重要なアレルゲンとなりやすい。

[牛肉]

牛肉に関しては，牛血清アルブミン（BSA：Bos d 6）や牛免疫グロブリン（Bos d 7）が牛肉アレルギーの主要アレルゲンであると考えられている（**表4**）。また，牛肉中に含まれるゼラチンもアレルゲンとなり得る。ほかの肉類にも同様なタンパク質が含まれていることから，羊肉や鶏肉などの肉を代用としてもアレルギーを発症する確率は高い。アレルゲンとして Bos d 8（αs1-カゼイン）までが同定されている。

アレルゲンの生物学　7

表4 主な食物アレルゲンとその生化学的特性

生物種		アレルゲン名（生化学的特性）
肉類	牛肉 (*Bos domesticus*)	Bos d 2（リポカリン），Bos d 3（Ca 結合タンパク質）， Bos d 6（牛血清アルブミン），Bos d 7（牛免疫グロブリン）， Bos d 8（αs1-カゼイン）
	鶏肉 (*Gallus domesticus*)	Gal d 5（血清アルブミン）
	牛乳 (*Bos domesticus*)	Bos d 4（α-ラクトグロブリン），Bos d 5（β-ラクトグロブリン）， Bos d 8（αs1-カゼイン）
	卵 (*Gallus domesticus*)	Gal d 1（オボムコイド），Gal d 2（オバルアルブミン）， Gal d 3（オボトランスフェリン），Gal d 4（リゾチーム）
穀物類	大豆 (*Glycine max*)	Gly m Bd 60K（β-コングリシン α-サブユニット）， Gly m Bd 30K（機能不明），Gly m Bd 28K（機能不明）
	小麦 (*Triticum aestivum*)	Tri a 18（凝集素），Tri a 19（グリアジン）， Tri a 25（チオレドキシン），Tri a 26（グルテニン）
魚介類	白身魚（タラ） (*Gadus callarias*)	Gad c 1（パルブアルブミン）
	エビ (*Penaeus indicus*)	Pen a 1（トロポミオシン）

[加工肉]

　加工肉に対するアレルギーも重要である。食肉加工品には「つなぎ」が使用されることが多く，「つなぎ」に利用される牛乳，卵，大豆，魚肉などがアレルゲンとなるケースが多い。

[ゼラチン]

　特殊な食品アレルギーとしてゼラチンアレルギーがある。ゼラチン含有ワクチンの接種による副反応として感作が成立する。その IgE の認識部位は，ウシのⅠ型コラーゲンのα鎖-2に反応することが知られている。ゼラチンは，食品だけでなく薬のコーティングにも使用されており，発症機構は他の食物アレルギーの場合と異なるものの，アレルゲン解析が進むことで，安全なゼラチンが開発されることが望まれる。

[牛乳]

　牛乳中には様々なタンパク質が含まれている

が，主に pH 4.6 で沈殿するタンパク質画分であるカゼインと，その上清中の画分であるホエー（乳性タンパク質）に分けられる。カゼイン中のαs1-カゼイン（Bos d 8）やホエー中のβ-ラクトグロブリン（Bos d 5）のアレルゲン性は高く，その理由として異種性が高いことや，β-ラクトグロブリン（Bos d 5）については牛乳の殺菌処理過程によるタンパク質の変性でアレルゲン性が高まること，また消化により新たなアレルゲン性が生じることが考えられる（**表4**）。

[卵]

　卵のアレルゲンの主なものは，卵の全重量の60％以上を占める卵白に存在する。卵白には20種類以上のタンパク質があり，代表的なアレルゲンとして，オボムコイド（Gal d 1），オバルアルブミン（Gal d 2），オボトランスフェリン（Gal d 3），リゾチーム（Gal d 4）などがある（**表4**）。卵白タンパク質中での存在比は，オバルアルブミン

（Gal d 2）が60％，オボトランスフェリン（Gal d 3）が12％，オボムコイド（Gal d 1）が11％である。

穀物類

［大豆］

　大豆の主要アレルゲンはGly m Bd 60K，Gly m Bd 30KおよびGly m Bd 28Kである。Gly m Bd 60Kは，β-コングリシンα-サブユニットで，大豆の貯蔵タンパク質である。Gly m Bd 30Kは，分子量34 kDaのパパインファミリーの糖タンパク質で，ハウスダストマイトアレルゲングループ1のホモログである。Gly m Bd 28Kは，カボチャ種子中のMP27/MP32およびニンジンのグロブリン様タンパク質と高い相同性を示す。

［小麦］

　小麦中のタンパク質は，塩溶性タンパク質画分，グルテニン画分，グリアジン画分に分けられる。これらはアレルゲン性の強い順に，グルテニン，グリアジン，塩溶性タンパク質画分である。グルテニン（Tri a 26）は，詳細な解析の結果，IgEに反応するタンパク質として同定され，グリシン-グリシン-グリシン-プロリン-プロリンのモチーフを多く含むアレルゲン性の高いタンパク質である。グリアジン（Tri a 19）は，アトピー性皮膚炎と運動誘発性の食品アレルギーの原因アレルゲンとして注目されている。また，グリアジンは，セリアック病[*1]の原因アレルゲンとして有名である。

魚介類

［魚類］

　魚類の中ではタラ類（Gadus callarias）のアレルギーが古くから注目され，主要アレルゲンとして Gad c 1が同定されている。Gad c 1は113個のアミノ酸からなるパルブアルブミンで，最近の分子レベルの研究でも，ウナギ，コイ，サケ，マアジ，サバ類およびメバチの主要アレルゲンはいずれもパルブアルブミンであることが証明され，さらに各種魚類のパルブアルブミンはお互いに交差反応を示すことが確認されている。パルブアルブミン以外の魚類アレルゲンとしてコラーゲンも同定されている[18]。

［甲殻類］

　甲殻類のアレルゲンとしては，エビ（Penaeus indicus）の主要アレルゲンとしてトロポミオシンが同定された[20]。その後，ほかの甲殻類のアレルギーの主要アレルゲンもトロポミオシンであると確認された。各甲殻類のトロポミオシンはお互いに交差性を有し，アミノ酸配列の相同性も非常に高い。トロポミオシンのほかには，ウシエビの新規アレルゲンとしてアルギニンキナーゼが同定された[21]。各種甲殻類の間でのアルギニンキナーゼの交差性も確認されている。

［両生類］

　両生類に対するアレルギーでは，カエル摂取によるアレルギー発症の報告があり，アレルゲンはパルブアルブミンであるとされている[19]。

3. アレルギー反応における　　アレルゲンの関与

　CoombsとGellは，1963年に免疫学的組織障害を起こす機序の分類として，アレルギー反応を4つの基本型に分類した。免疫グロブリンによるⅠ～Ⅲ型と，主としてT細胞によるⅣ型であるが，一般にアレルギーという場合，この中でもIgEによって惹起されるⅠ型過敏症を意味することが多い。実際の病態としては，ひとつの型が単独で純粋に発現することはほとんどなく，複数の型が経時的に推移したり，あるいは同時に混合し

＊1　セリアック病
グルテンを含有する食物を摂取すると，自己の免疫系が小腸内膜部を攻撃して絨毛などを損傷してしまい，小腸からの栄養吸収ができなくなり，栄養失調になる病気。

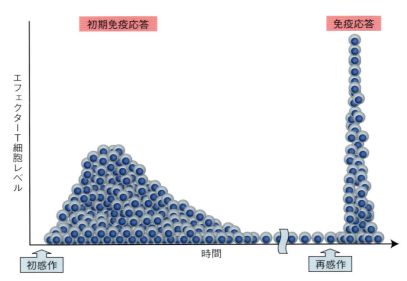

図2 アレルゲンの感作における抗原特異的T細胞の免疫記憶機構

外来抗原（アレルゲン）の感作により抗原提示されたT細胞は、活性化されエフェクターT細胞へと分化し、クローン増殖する。これら細胞の寿命は短く、そのほとんどが特異的抗原刺激を受けないでいるとアポトーシスを起こし減少する。しかし、その中のごく一部がメモリーT細胞として長期間生き残り、再び同様な外来抗原（アレルゲン）の再感作に対して速やかに爆発的なクローン増殖を果たし、抗原排除としてはたらく。

て発現することが多い。

Ⅰ型過敏症の根本的な謎として、免疫的に変調のない健康な生物であってもアレルギー症状を発症してしまうことや、いったん発症してしまうとアレルゲンの存在下において症状に苦しめられ、さらに根治するのが困難であることが挙げられる。なぜ、体内で増えもせず直接的な臓器障害をほとんど及ぼすことがないアレルゲンを、生物はこのように激しく排除するのであろうか？

このメカニズムは、免疫記憶機構に起因すると考えられる。Ⅰ型過敏症に関しては、肥満細胞上のIgE受容体（FcεR）に結合したIgEが外来抗原（アレルゲン）と再び架橋することで、肥満細胞からヒスタミンをはじめとした各種メディエーターが放出され、抗原特異的なアレルギー炎症が起きる。しかし、肥満細胞上のIgE受容体にIgEが結合した状態になるずっと以前に、アレルゲンを認識する免疫記憶細胞が生まれているのである。アレルゲン記憶イベントの上流にはアレルゲン特異的IgE産生細胞（B細胞）が存在し、さらに上流にはIgE抗体へとクラススイッチを起こすためのアレルゲン特異的なT細胞の出現が必要である。

このように、T細胞は免疫記憶機構の中心的な細胞であると考えられているが、免疫記憶の成立の詳細や、なぜ記憶が維持されるのかという詳細など、まだ分かっていないことが多い。

3-1. メモリーT細胞

T細胞には抗原を認識する受容体があり、個々のリンパ球はひとつの特異性しかもたない。しかし、リンパ球が骨髄や胸腺で発生する過程で受容体分子をコードしている遺伝子の変異体が多数産生されるために、リンパ球全体としてみると体内に何百万という抗原特異的受容体の多様性をもつリンパ球が存在することになる。これがたまたま外来抗原と特異的に結合すると、そのたまたま結合できたT細胞のみが活性化されエフェクターT細胞へと分化増殖する（**図2**）。T細胞はT細胞受容体上でT細胞エピトープ（15残基前

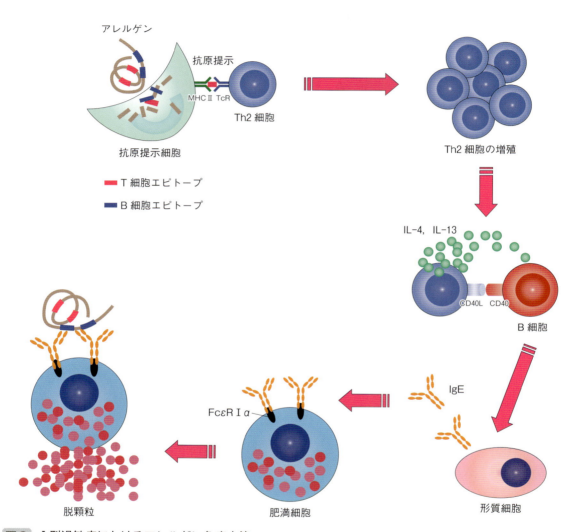

図3 I型過敏症におけるアレルゲン免疫応答

アレルゲンは生体内に入ると，抗原提示細胞により細胞内に取り込まれ，T細胞エピトープ部位が抗原提示される。これをTh2細胞が認識し，細胞増殖した後，B細胞へと刺激を与える。刺激を受けたB細胞は活性化し，形質細胞へと分化し，IgEを産生する。産生されたIgEは肥満細胞上のFcεRIαに結合する。これに，アレルゲンのB細胞エピトープが結合し架橋することで，肥満細胞からヒスタミンをはじめ各種メディエーターが放出され，抗原特異的なアレルギー炎症が起きる。

後のアミノ酸配列）を認識するので，クローン増殖したT細胞は全く同じT細胞受容体をもち，全く同じT細胞エピトープを認識する。

このようなエフェクターT細胞の寿命は短く，そのほとんどが特異的抗原刺激を受けないでいるとアポトーシスを起こして細胞死に至る。しかし，その中のほんの一部がメモリーT細胞として生き残り，再び同様な抗原の進入に対して備えていると考えられる。長期間を隔てても同じ抗原がやってきた場合には速やかに爆発的なクローン増殖を果たし，抗原排除へとはたらく（**図2**）。

いったんメモリーT細胞が形成されると，新たにナイーブT細胞[*2]からメモリーT細胞が形成されることはほとんどなく，もっぱらメモリーT細胞からエフェクターT細胞が動員される[22]。ヘルパーT細胞においても同様で，メモリーヘルパーT細胞は初回感作後のエフェクターT細胞のごく少数から形成され長期間生き残るか，あるいはクローン継代されると考えられている。

よって，適応免疫応答にはメモリーT細胞の形成と維持が重要で，特性をもった反応が時間を隔てても起こるという謎の本体であるといえる。ただ，この免疫記憶の維持が長命のメモリーT細胞によって維持されるのか，あるいはメモリーT細胞の形質が転写によって親細胞から子細胞へと同じく維持されるのかは不明である。

3-2. アレルギー発症機序における アレルゲンの関与

アレルゲンは生体内に入ると，樹状細胞・ランゲルハンス細胞・マクロファージなどの抗原提示細胞により細胞内に取り込まれ，細胞内プロセシングを受け，15残基前後のペプチド断片としてMHCクラスⅡ分子の抗原収容溝内に結合し，T細胞へ抗原提示される。この抗原提示された15残基前後のペプチド断片をT細胞エピトープと

呼ぶ。T細胞エピトープとMHCクラスⅡ分子の複合体を，ヘルパーT細胞上のT細胞受容体が認識する。アレルギー性疾患においては，このヘルパーT細胞はTh2型である。続いて，このTh2細胞上のCD40リガンド（CD40L）とB細胞上のCD40との結合が起こり，Th2細胞からB細胞へと直接的な刺激を与え，B細胞からのIgE産生を誘導させる。また，それと同時にTh2細胞からはIL-4，IL-13などのサイトカインも産生され，活性化されたB細胞におけるIgEへのクラススイッチおよびIgE産生細胞（形質細胞）への分化・増殖が誘導される。さらに，このTh2細胞からはIL-5も産生され，IL-5は好酸球を活性化させ，活性化された好酸球はアレルギーの好酸球性炎症を惹起する。

B細胞より産生されたIgEは，肥満細胞上のIgE受容体α鎖（FcεRⅠα）に結合する。肥満細胞上のIgE受容体に結合したIgEとアレルゲンのB細胞エピトープが結合し架橋することで，肥満細胞からヒスタミンをはじめ各種メディエーターが放出され，抗原特異的なアレルギー炎症が起きる（**図3**）。

B細胞エピトープは可溶性抗体と直接結合するため，水（極性溶媒）と接するタンパク質表面に存在することになる。これは，化学的にいえば，親水基残基の占める割合が多い部分にあたる。加えて，抗体は抗原側の一次構造のみならず，高次構造をとったときのみ形成されるような構造，糖鎖，リン酸化部分などを認識できることが特徴となる。これに対してT細胞エピトープは断片化されてMHCの抗原ペプチド収容溝に入ることから，必ずしも水分子と接する部分に存在する必要はない。よって，B細胞エピトープとT細胞エピトープのアミノ酸配列は多くの場合異なっている。

[*2] ナイーブT細胞
胸腺で分化・成熟した，まだ抗原と遭遇したことのないT細胞。

Chapter I
基礎編−総論−

まとめ

　我々人間のみならず動物においても，日々種々のアレルゲンに感作されている。なぜ，アレルギー性疾患が発症してしまうのかは現在までのところ解明されていない。本稿にて述べた，①アレルゲンの構造的特徴，②アレルゲンの暴露量に加えて，③生体の遺伝的要因と，④生体の置かれた環境汚染状態などの様々な要因が重なって，あるものはアレルギーを発症しないが，他方は発症してしまうということが起こるものと考えられる。

　また，感作アレルゲンの同定およびアレルゲンの交差性を解明することは臨床的に重要である。対症療法が進んだ現在においても，アレルギー症状を誘発するアレルゲンからの回避は最も有効なアレルギー治療法である。また，根治療法であるアレルゲン特異的な免疫療法の確立も望まれている。新たな臨床検査方法の構築，減感作治療用ワクチンの開発などを目指す研究において，アレルゲンの分子種の構成と分子特性の解析は重要なステップであると考える。

　今後，小動物分野における新たなアレルゲンの発見と，その情報に基づく診断や治療への応用に加え，アレルゲンの本質に迫る情報が得られることが期待される。

［参考文献］

1) Masuda K, Sakaguchi M, Fujiwara S, Kurata K, et al. Positive reactions to common allergens in 42 atopic dogs in Japan. *Vet Immunol Immunopathol* 73, 2000, 193-204.

2) Lombardero M, Heymann PW, Platts-Mills TA, Fox JW, et al. Conformational stability of B cell epitopes on group I and group II Dermatophagoides spp. allergens. Effect of thermal and chemical denaturation on the binding of murine IgG and human IgE antibodies. *J Immunol* 144, 1990, 1353-1360.

3) Shakib F, Schulz O, Sewell H. A mite subversive: cleavage of CD23 and CD25 by Der p 1 enhances allergenicity. *Immunol Today* 19, 1998, 313-316.

4) Masuda K, Tsujimoto H, Fujiwara S, Kurata K, et al. IgE sensitivity and cross-reactivity to crude and purified mite allergens (Der f 1, Der f 2, Der p 1, Der p 2) in atopic dogs sensitive to Dermatophagoides mite allergens. *Vet Immunol Immunopathol* 72, 1999, 303-313.

5) McCall C, Hunter S, Stedman K, Weber E, et al. Characterization and cloning of a major high molecular weight house dust mite allergen (Der f 15) for dogs. *Vet Immunol Immunopathol* 78, 2001, 231-247.

6) Weber E, Hunter S, Stedman K, Dreitz S, et al. Identification, characterization, and cloning of a complementary DNA encoding a 60-kd house dust mite allergen (Der f 18) for human beings and dogs. *J Allergy Clin Immunol* 112, 2003, 79-86.

7) Menon P, Menon V, Hilman B, Stankus R, et al. Skin test reactivity to whole body and fecal extracts of American (Periplaneta americana) and German (Blatella germanica) cockroaches in atopic asthmatics. *Ann Allergy* 67, 1991, 573-577.

8) Sakaguchi M, Inouye S, Miyazawa H, Okabe T, et al. Sensitization to cockroach allergens of asthma patients in Japan. *Arerugi* 43, 1994, 1309-1315.

9) Leung PS, Chow WK, Duffey S, Kwan HS, et al. IgE reactivity against a cross-reactive allergen in crustacea and mollusca: evidence for tropomyosin as the common allergen. *J Allergy Clin Immunol* 98, 1996, 954-961.

10) Wood RA, Mudd KE, Eggleston PA. The distribution of cat and dust mite allergens on wall surfaces. *J Allergy Clin Immunol* 89, 1992, 126-130.

11) Sakaguchi M, Inouye S, Irie T, Miyazawa H, et al. Airborne cat (Fel d I), dog (Can f I), and mite (Der I and Der II) allergen levels in the homes of Japan. *J Allergy Clin Immunol* 92, 1993, 797-802.

12) Woodfolk JA, Luczynska CM, de Blay F, Chapman MD, et al. Cat allergy. *Ann Allergy* 69, 1992, 273-275.

13) Munir AK, Kjellman NI, Bjorksten B. Exposure to indoor allergens in early infancy and sensitization. *J Allergy Clin Immunol* 100, 1997, 177-181.

14) Masuda K, Tsujimoto H, Fujiwara S, Kurata K, et al. IgE-reactivity to major Japanese cedar (Cryptomeria japonica) pollen allergens (Cry j 1 and Cry j 2) by ELISA in dogs with atopic dermatitis. *Vet Immunol Immunopathol* 74, 2000, 263-270.

15) Yasueda H, Yui Y, Shimizu T, Shida T. Isolation and partial characterization of the major allergen from Japanese cedar (Cryptomeria japonica) pollen. *J Allergy Clin Immunol* 71, 1983, 77-86.

16) Masuda K, Sakaguchi M, Saito S, Yasueda H, et al. Identification of peptides containing T-cell epitopes of Japanese cedar (Cryptomeria japonica) pollen allergen (Cry j 1) in dogs. *Vet Immunol Immunopathol* 102, 2004, 45-52.

17) Sakaguchi M, Masuda K, Yasueda H, Saito S, et al. IgE reactivity and cross-reactivity to Japanese cedar (Cryptomeria japonica) and cypress (Chamaecyparis obtusa) pollen allergens in dogs with atopic dermatitis. *Vet Immunol Immunopathol* 83, 2001, 69-77.

18) Hamada Y, Nagashima Y, Shiomi K. Identification of collagen as a new fish allergen. *Biosci Biotechnol Biochem* 65, 2001, 285-291.

19) Hilger C, Grigioni F, Thill L, Mertens L, et al. Severe IgE-mediated anaphylaxis following consumption of fried frog

legs: definition of alpha-parvalbumin as the allergen in cause. *Allergy* 57, 2002, 1053-1058.

20) Shanti KN, Martin BM, Nagpal S, Metcalfe DD, et al. Identification of tropomyosin as the major shrimp allergen and characterization of its IgE-binding epitopes. *J Immunol* 151, 1993, 5354-5363.

21) Yu CJ, Lin YF, Chiang BL, Chow LP. Proteomics and immunological analysis of a novel shrimp allergen, Pen m 2. *J Immunol* 170, 2003, 445-453.

22) McMichael AJ. The original sin of killer T cells. *Nature* 394, 1998, 421-422.

（津久井利広）

Chapter I 基礎編
―総論―

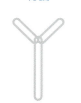

8 アレルゲンの解析とその臨床応用

　小動物におけるⅠ型過敏症の原因抗原（アレルゲン）はハウスダストマイト，花粉，食物などであり，その詳細は「Chapter Ⅰ-7 アレルゲンの生物学」で概説したとおりである．感作されているアレルゲンは個体ごとに異なり，それぞれの個体の血中にはアレルゲンを特異的に認識するIgEが存在する．したがって，アレルゲン特異的IgEを検出することによって感作アレルゲンを同定することが可能となり，このことによって感作アレルゲンの回避およびアレルゲン特異的免疫療法（減感作療法）などの具体的な治療戦略を計画することができる．減感作療法は最も効果的な治療法とされているが，使用するアレルゲンエキスの品質およびその投与量などで様々な制約を受けることが多かった．しかしながら，近年の遺伝子工学技術および免疫学の進歩により，免疫療法の安全性および有効性は飛躍的に向上している．

　本稿においては，アレルゲン特異的IgE検出法の原理と感作アレルゲンの同定，そして減感作療法の将来展望について述べてみたい．

1. IgEおよびIgE受容体の構造

1-1. IgE

　1966年に石坂らによりIgEが発見されて以来，それまで混沌としていたアレルギーの研究が飛躍的に進展した．IgEはIgGと同様に2本の重鎖（heavy chain, HC）と2本の軽鎖（light chain, LC）からなる．しかし，IgGの定常領域（constant domain）が3領域存在するのに対し，IgEの場合は4領域からなるなど細かい違いがある．このような構造上の違いから，IgEの分子量は約190 kDaとIgG（約150 kDa）のものより大きくなっている（図1）．

　IgE受容体（FcεR）は，IgEとの親和性によって高親和性であるFcεRⅠと低親和性のFcεRⅡに分類できるが，いずれの受容体に対しても3番目の定常領域であるCε3が結合する．IgEは肥満細胞および好塩基球上に発現している高親和性IgE受容体（FcεRⅠ）に結合後，該当する抗原1分子にIgE 2分子が結合すると（架橋），これら細胞を脱顆粒させて化学伝達物質の放出およびサイトカインの産生を起こす．これによってⅠ型過敏症を惹起する．

1-2. 高親和性IgE受容体（FcεRⅠ）

　FcεRⅠはα鎖およびβ鎖，さらにジスルフィド結合によってホモダイマーを形成したγ鎖の3

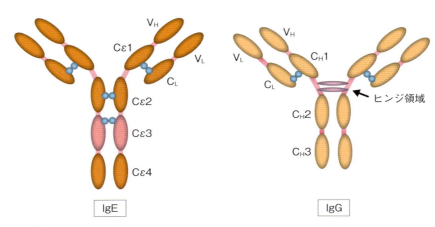

図1 IgE の構造
免疫グロブリンの N 末端部分はアミノ酸配列の変異に富む (variable：V) 部分で，それぞれ，VH 領域および VL 領域と呼ばれている．残りの部分は比較的変異の少ない定常 (constant：C) な構造をとっており，L 鎖の定常部分を CL 領域と呼ぶ．H 鎖の定常部分はさらに独立した領域に分けられ，IgE については，H 鎖に Cε1～4 まで4つの領域が存在するため，IgG などのほかの免疫グロブリンよりも分子量が大きくなる．IgE 受容体は赤で示した Cε3 領域と結合する．また，IgE にはヒンジ領域がないことも特徴である．

種類の分子からなる4量体として構成されており，これら分子は細胞膜上で非共有結合によってゆるく会合している（**図2**）．β鎖とγ鎖のそれぞれ C 末端に immunoreceptor tyrosine-based activation motif (ITAM) と呼ばれるコンセンサス配列が存在し，配列内のチロシン残基がリン酸化されることによってシグナルが伝達される．γ鎖の ITAM には Syk と呼ばれるチロシンキナーゼが結合して活性化が起こり，それによってその下流のシグナル伝達物質やアダプター分子がチロシンリン酸化されて活性化し，最終的にはアレルギー反応を惹起するメディエーターの遊離や合成が起こる．

このような αβγ2 の基本構造をとる FcεR I は，肥満細胞および好塩基球などに発現している（ヒトの場合，β鎖がみられない αγ2 型の FcεR I がみられる細胞がある）．

α鎖／β鎖／γ鎖

α鎖はそのほとんどが細胞外に存在し，IgE の Cε3 領域が結合する分子である．その N 末端側が存在する細胞外領域に続いて膜貫通領域と細胞内領域の3つに分けられる．また，β鎖は N 末端，C 末端がともに細胞内に存在し，細胞膜を4回貫通する疎水性の高い分子である．細胞内情報伝達に必須の分子であるγ鎖はα鎖と対照的にそのほとんどが細胞質内に存在し，N 末端側の短い細胞膜貫通領域中にあるシステイン残基間のジスルフィド結合によりホモダイマーを形成している．

2. IgE 測定系

アレルギー性疾患を有する個体においては，アレルゲン特異的 IgE とともに IgG などもその体内で産生されている．また，アレルゲンに感作されていない健常個体においてもアレルゲンと交差反応を示す IgG が存在している場合もあることから，アレルゲン同定においては血中のアレルゲン特異的 IgE のみを検出し，IgG を誤って検出しないことが非常に重要となる．そのため，我々が日常的に用いている血清中の抗原特異的 IgE を測定する場合も，その検査系が正確なものであるかを検討する必要がある．

アレルゲン特異的 IgE を検出するには，① IgE

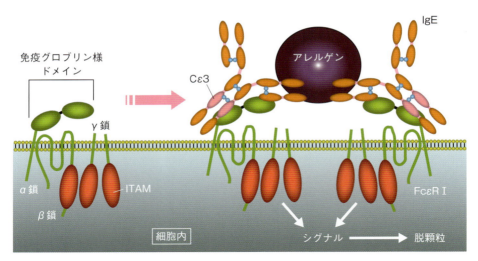

図2　高親和性 IgE 受容体（FcεRⅠ）の構造とその活性化
FcεRⅠは α 鎖，β 鎖およびジスルフィド結合によってホモダイマーを形成した 2 分子の γ 鎖の 3 種類の分子が，細胞膜上で非共有結合によってゆるく会合した 4 量体を形成している。α 鎖の細胞外領域に存在する免疫グロブリン様ドメインに IgE の Cε3 が結合し，さらに IgE にアレルゲンが結合し架橋することにより，β 鎖と γ 鎖のそれぞれ C 末端に存在する immunoreceptor tyrosine-based activation motif（ITAM）内のチロシン残基がリン酸化され，アレルギー反応を惹起するメディエーターの遊離や合成を引き起こす。

にのみ反応する（IgG と反応しない）抗 IgE 抗体を用いる方法と，② IgE 受容体（高親和性 IgE 受容体：FcεRⅠα）を用いる方法がある。

2-1. 抗 IgE 抗体を用いた　アレルゲン特異的 IgE 検出法

抗 IgE 抗体を用いたアレルゲン特異的 IgE 検出法は非常に有用な手段であるが，用いる抗体が IgG など IgE 以外のクラスの免疫グロブリンと反応しないことを適切に判断しておく必要がある。

図3に，抗イヌ IgE モノクローナル抗体のイヌ IgE および IgG に対する反応性を評価した結果を示す。使用した抗イヌ IgE モノクローナル抗体は，イヌ IgE 遺伝子のうち Cε3 領域のみを大腸菌によって発現させた後，マウスを免疫することによって得られたクローンである。得られたモノクローナル抗体は，イヌ IgE にのみ特異的に反応し，IgG と交差していないことから，イヌ

のアレルギー性疾患における感作アレルゲンの解析に使用可能であることが判明した。

2-2. 組換え FcεRⅠα を用いた　アレルゲン特異的 IgE 検出法

高親和性 IgE 受容体の α 鎖（FcεRⅠα）は，細胞外に 2 つの免疫グロブリン様ドメインを有する。これらのうち，C 末端側のドメインが IgE の Cε3 領域との結合に重要な役割をしているものと考えられている（図2）。

図4に，イヌ FcεRⅠα 鎖組換え体を作製し，そのイヌ IgE および IgG に対する反応性を評価した結果を示した。使用した組換えイヌ FcεRⅠα 鎖は，α 鎖の細胞外領域のみを大腸菌発現系によって作製したものである。この組換え FcεRⅠα 鎖もイヌ IgE と特異的に反応し，イヌ IgG と交差しないことが分かる。そのため組換えイヌ FcεRⅠα 鎖も，抗イヌ IgE モノクローナル抗体

アレルゲンの解析とその臨床応用

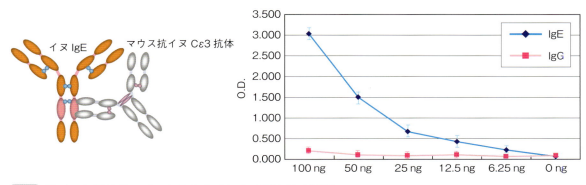

図3 抗イヌIgE抗体のイヌIgEおよびIgGの反応性の解析
イヌIgEのCε3領域に特異的に反応する抗イヌIgEモノクローナル抗体を作製し，その反応性を解析した．イヌIgEとイヌIgGをそれぞれ100 ng，50 ng，25 ng，12.5 ng，6.25 ngイムノプレートに固相化し，作製した抗イヌIgEモノクローナル抗体を反応させたところ，イヌIgEのみに反応し，イヌIgGと交差しないことを確認した．

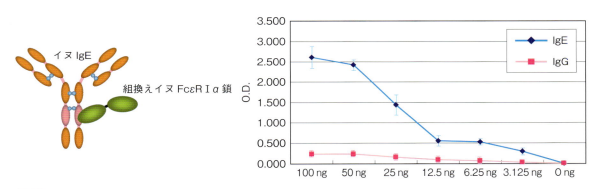

図4 組換えイヌFcεRIα鎖のイヌIgEおよびIgGの反応性の解析
イヌFcεRIα鎖のうち細胞外領域タンパク質を大腸菌発現系で作製し，その反応性を解析した．イヌIgEとイヌIgGをそれぞれ100 ng，50 ng，25 ng，12.5 ng，6.25 ng，3.125 ngイムノプレートに固相化し，作製した組換えイヌFcεRIα鎖を反応させたところ，イヌIgEのみに反応し，イヌIgGと交差しないことを確認した．

と同様にIgEのみを検出する検査系として臨床応用可能である．

3. ハウスダストマイト主要アレルゲンの解析

本項においては，ウエスタンブロット法を用いたハウスダストマイト（コナヒョウヒダニ）の主要アレルゲンタンパク質の同定法について解説する．

ウエスタンブロット法とは，タンパク質をポリアクリルアミドゲルにて電気泳動（sodium dodecyl sulfate poly-acrylamide gel electrophoresis，SDS-PAGE）した後，メンブレンにタンパク質を電気的に移し取り（転写），目的タンパク質を適当な抗体などにより検出する手法である．

まず，ハウスダストマイト（コナヒョウヒダニ）抽出抗原を上記の手法により電気泳動し，メンブレンに転写後，症例血清を反応させる．続いて，血清中のIgEが結合したアレルゲンタンパク質を抗イヌIgEモノクローナル抗体または組換えイヌFcεRIα鎖により検出する（図5）．ハ

Chapter I
基礎編−総論−

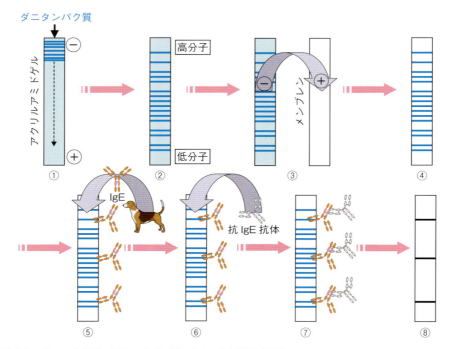

図5 ウエスタンブロット法によるアレルゲンタンパク質の解析
①タンパク質は負に帯電しており，陽極へと引き付けられる（電気泳動）．
②電気泳動の際に界面活性剤であるSDSを添加すると，高次構造が崩れ，一本鎖の状態となる．これをアクリルアミドゲルを用いて電気泳動すると，それぞれのタンパク質は分子量の違いによって分離される（電気泳動）．
③，④電気泳動にて分離したタンパク質を電気的にメンブレンに写し取る（転写）．
⑤アレルギー性疾患を有するイヌ血清（または血漿）を反応させると，血清中に存在するIgEがアレルゲンタンパク質と結合する．
⑥標識した抗イヌIgE抗体を加える．
⑦，⑧アレルゲンタンパク質と結合したIgEと反応する，標識した抗イヌIgE抗体を特殊試薬で検出することにより，IgE結合アレルゲンタンパク質が検出される．

ウスダストマイトの主要アレルゲンは症例によって異なることが分かり（図6），各症例に最適な減感作療法をテーラーメード医療として実践していく上では基礎的に必須の検査となる．

4．減感作療法
　（アレルゲン特異的免疫療法）

免疫療法（減感作療法）は，抗原（アレルゲン）に対して免疫寛容を獲得させる治療法である．19世紀末に発達したワクチン療法や抗毒素療法の考え方にヒントを得て，1900年米国のCurtisが花粉症の患者に花粉抽出液の注射を試みた．また，1903年ドイツのDunbarは，花粉症では花粉が感染症における細菌と同じような作用をしているものと考え，花粉をウマに注射することによって得られた血清をポラチンと名付け，治療に応用した．これらの影響を受け，1910年に米国のNoonは，多数の花粉症の患者に花粉の抽出液を少量から段階的に増量して注射する治療法を計画的に試み，好成績を挙げた．それ以来，この減感作療法は広く用いられるようになり，アレルギー性疾患に対する唯一のアレルゲン特異的療法となっている．

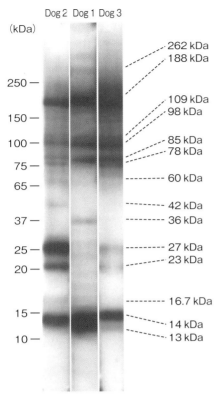

図6 ウエスタンブロット解析により検出された種々のアレルゲンタンパク質

ハウスダストマイト（コナヒョウヒダニ）アレルギーを有するイヌの血清を用いて，ウエスタンブロット法によるアレルゲン解析を実施した。図には，種々のアレルゲンに反応している3頭（Dog1，Dog2，Dog3）の反応パターンを示してある。ハウスダストマイトの主要アレルゲンは症例によって異なることが分かり，各症例に最適なテーラーメード医療を実践していく上では必須の検査となる。

4-1. アレルゲンエキスを用いた減感作療法

含有する抗原量が明確であり，ロット間のばらつきがない，安全性の高い標準化されたアレルゲンエキスを用いることが推奨される。

免疫方法としては，週3回程度の免疫を実施しながら，徐々に接種するエキスの量を増加していき，各エキスに設定されている目標維持量に達してからは，1回／2週，1回／3週と接種間隔を延長していく。最終的には1回／月の接種間隔で数年間持続接種することになる。

4-1-1. 免疫療法の問題点

免疫療法の問題点として，①アナフィラキシーショックなど副作用の危険性，②接種期間が不明確，③接種のために通院するのが大変，などが挙げられる。

副作用で最も問題なのは，致死的なアナフィラキシーショックである。米国においては，注射200万回に1回の割合で致死的な副作用が発生するとヒトで報告されている[1]。特に，ハウスダストがアレルゲンである場合，大掃除などの直後で大量の抗原を吸入した可能性があるときは実施しないなど，治療する前の飼い主との対話（問診）が重要とされている。また，ヒトにおいてはアナフィラキシーショックを抑制するために，投与経路として経口，局所，舌下などの方法が行われており[2]，特に最も効果および安全性の面で優れているのは舌下免疫療法とされている。

現在の免疫療法を安全かつ有効に行うための必要事項が，WHOの見解書に記載されている[3]。アナフィラキシーショック対策としては，① non-anaphylactic allergens, allergen fragments or peptides，② other routes of immunotherapy の2点に集約される。つまりアナフィラキシーショックを起こしにくいワクチンの開発と，アナフィラキシーショックを起こさない投与経路の選択および改良することが重要である。

このような観点から，現在の免疫療法の問題点を克服できる次世代の免疫療法について次に述べてみたい。

4-2. アレルゲンペプチドを用いた減感作療法

　アナフィラキシーショックを起こしにくいワクチンとしては，ペプチド療法が注目されている。ペプチドは，リンパ球が認識するタンパク質の一部で，T細胞が認識するT細胞エピトープと抗体が結合するB細胞エピトープがそれぞれ別々に存在する。免疫療法の効果を最大限に引き出すためにはT細胞エピトープを同定し，該当ペプチドを大量に投与することによってT細胞アナジー（無反応状態）を誘導する必要がある。一方，B細胞エピトープはIgEと結合する部位でもあり，アナフィラキシーショックを誘発する部分である。したがって，治療効果を出すにはT細胞エピトープだけを含み，B細胞エピトープを取り除いた物質を減感作ワクチンとして開発することが重要である。

　図7に，イヌにおけるスギ花粉アレルゲンCry j 1に対するT細胞エピトープの解析結果を示す。本実験では，Cry j 1タンパク質のN末端からC末端のすべてをカバーするように20残基のペプチドを35種類作製した。このアミノ酸20残基からなるペプチドをオーバーラッピングペプチドと呼び，それぞれのペプチドにおいて前後10残基のアミノ酸配列がオーバーラップするように合成してある。つまり，N末端のアミノ酸から20残基ずつのペプチド（1～20番目）を合成したら，次番号のペプチドは11～30番目までのアミノ酸配列を含むようにデザインし，C末端までをすべて網羅できるように数10種類のオーバーラッピングペプチドを合成する。Cry j 1に人工的に感作させた22頭のイヌ（E1～22）から採取したリンパ球の，各ペプチドに対する反応性（増殖率）を数値で示してある（右端）。ペプチド番号8（40.9％），ペプチド番号10（50％）そしてペプ

チド番号11（40.9％）が高い反応性を示したことから，これらがT細胞エピトープである可能性が高いと考えられる。

4-3. 組換えアレルゲンタンパク質を用いた減感作療法

　減感作療法における診断と治療には天然アレルゲンエキスがこれまで用いられてきた。しかし，使用するアレルゲンエキスは「標準化」されたロット間にばらつきがないものが必要とされ，当然ながら，天然アレルゲンからの「標準化」エキスの精製は容易ではない。特に，通年性抗原として最も重要とされるダニ（ハウスダストマイト）については，その抗原量のばらつきも否定できず，標準化されたダニ治療エキスの開発が望まれている。

　一方，遺伝子工学技術の進歩とともに，様々なアレルゲン遺伝子がクローニングされ，高純度かつ大量の組換えタンパク質の供給が可能となりつつある[4]。アナフィラキシーの問題を解決するために，B細胞エピトープを欠損させた改変組換えアレルゲンタンパク質[5]や，欠失変異によりアレルゲン活性を失わせた組換えアレルゲン断片[6]などが検討されている。

4-3-1. イヌのアトピー性皮膚炎治療を目的とした減感作療法薬

　2014年に，イヌのアトピー性皮膚炎治療を目的として，組換えアレルゲンタンパク質を用いたアレルゲン特異的療法薬（アレルミューン®HDM）が承認された。これは，遺伝子組換え技術を用いて作製されたDer f 2に多糖類のプルランをアジュバントとして結合させたものである。

4-4. 自然免疫機構を利用した減感作療法

　哺乳動物は，細菌やウイルスの感染を受けると，マクロファージ，樹状細胞，単球，好中球などがそれら微生物の貪食を行う。これは感染から最初に身を守るための生体防御反応で，自然免疫と呼ばれる。この自然免疫は，貪食細胞の細胞膜

アレルゲンの解析とその臨床応用

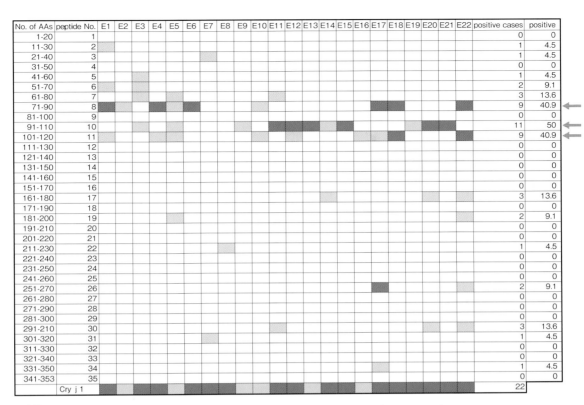

図7 スギ花粉主要アレルゲン（Cry j 1）のオーバーラッピングペプチドおよび精製 Cry j 1 に対するリンパ球の芽球化反応

Cry j 1 タンパク質の N 末端から C 末端のすべてをカバーするように 20 残基のペプチドを 35 種類作製し，縦軸にはペプチド番号を示した。このペプチドはオーバーラッピングペプチドと呼ばれ，あるペプチドの前後の番号のペプチドは 10 残基のアミノ酸配列が同じになるように合成している。図の横軸は Cry j 1 に人工的に感作した 22 頭のイヌ（E1～22）のリンパ球の各エピトープペプチドに対する細胞活性化の指標としてのチミジンの取り込みを測定したものである。一番下に，精製 Cry j 1 に対する反応性を示した。黒のボックスは反応性が最も強いことを表し，グレーのボックスは中程度の反応を表す。矢印で示したペプチド番号 8（40.9％），ペプチド番号 10（50％）そしてペプチド番号 11（40.9％）に高い反応性を示しており，イヌにおける T 細胞エピトープである可能性が高いことがうかがえる。

上に発現するトル様受容体（toll like receptor, TLR）による適確な微生物の認識により宿主自然免疫応答を惹起し，B 細胞が産生する抗体による適応免疫系を効果的に活性化する橋渡しの意味で，非常に重要な役割を果たす。

TLR は，ヒトでは TLR1～10，マウスでは TLR1～9，TLR11～13 が同定されてその機能がよく分かっており，それらリガンドが少なくともひとつは同定されている。TLR10 だけはそのリガンドもシグナル伝達も不明のままである。

TLR9 は，マウスにおいて主に形質細胞様樹状細胞（plasmacytoid dendritic cells, pDCs）や B 細胞などの抗原提示細胞の一部に発現し[7]，細菌もしくはウイルスの非メチル化した DNA を認識する。特に TLR9 のリガンドである CpG-DNA は，非メチル化の CG（シトシン・グアニン）を中心とした，その 5' 側と 3' 側の任意の 4 つの塩基からの任意の組み合わせをいう。現在のところ，5'-プリン-プリン（A もしくは G）-CpG-ピリミジン-ピリミジン（T もしくは C）-3' を含んだ配列が 24 塩基並んだ配列（**図8**）がヒトの TLR9 の刺激には優れているとの報告がある[8]。

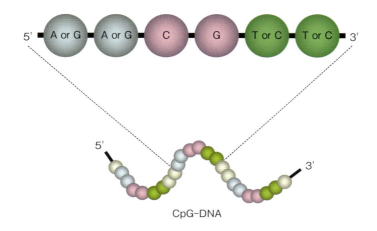

図8 CpG-DNAの構造図
CpG-DNAは非メチル化のCG（シトシン・グアニン）を中心とした，その5'側と3'側の任意の4つの塩基からの任意の組み合わせをいう。5'-プリン-プリン（AもしくはG）-CpG-ピリミジン-ピリミジン（TもしくはC）-3'を含んだ配列が24塩基並んだ配列が，ヒトのTLR9の刺激には優れているとの報告があり，このような配列がよく用いられる。

4-4-1. TLR9リガンド：CpG-DNA

　CpG-DNAはアレルギー性疾患に対する新しい療法の有力な候補として2000年前後から脚光を浴びだした。CpG-DNAによって活性化された形質細胞様樹状細胞は，IFN-αとTNF-αを産生する。IFN-αはナチュラルキラー（NK）細胞を活性化し，IFN-γを産生させ，ナイーブT細胞をTh1細胞へ分化させる。このとき，IL-12およびIL-18も産生されるが，IL-12はTh1細胞にはたらきIFN-γを産生させる。IL-18は，IL-12の存在下でT細胞，NK細胞，樹状細胞に作用してIFN-γの産生を強力に誘導する[7]。さらに，CpG-DNAにより，IL-10が産生され，これにより制御性T細胞が誘導されると，Th1細胞およびTh2細胞の両方が制御され，制御性T細胞自身もIL-10やTGF-βを産生することで免疫寛容を惹起し，アレルギーを抑制するとされる[9]。また，CpG-DNAはB細胞を活性化し，B細胞の増殖とIL-6およびIgMの産生を誘導させる[10]。それとともにCpG-DNAによってB細胞はIgEのクラススイッチを抑制する[11]。

4-4-2. CpG-DNA結合アレルゲンワクチン

　CpG-DNAとアレルゲンタンパク質を結合させたワクチンは，抗原特異的免疫療法に有効な手段と考えられる。CpG-DNA結合アレルゲンワクチンの作用機序としては，抗原提示細胞にCpG-DNA部分が接着すると，CpG-DNAと結合した抗原が抗原提示細胞に取り込まれやすくなると同時に，CpG-DNAもTLR9を介してこれを活性化し，IL-12の産生とCD40・CD86の補助刺激分子の発現を増強する。そしてナイーブT細胞をTh1細胞に分化させる[12]（**図9**）。

　CpG-DNA結合アレルゲンワクチンは，ブタクサ花粉アレルゲン（Amb a 1）ワクチンとして作製され，ヒトでの臨床試験が実施された。これによると，ワクチン接種により患者の末梢血単核球におけるIFN-γ産生が亢進し，IL-4やIL-5の産生が抑制され，さらには抗原特異的Th1細胞の増殖も亢進させた[13]。臨床試験の最終報告書によると，ワクチン接種後2年目の花粉ピーク時の鼻症状と喘息症状を抑えたとの結果が得られている[14]。

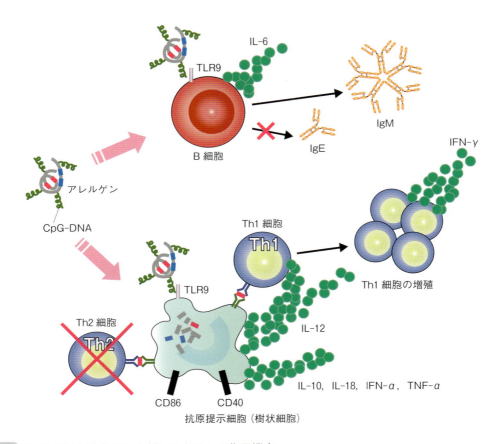

図9 CpG-DNA 結合アレルゲンワクチンの作用機序
・B 細胞上の TLR9 に CpG-DNA が結合すると，B 細胞が活性化され，細胞増殖と IL-6 および IgM の産生が誘導される。
・抗原提示細胞（樹状細胞）上の TLR9 に CpG-DNA が結合すると，CpG-DNA と結合したアレルゲンが抗原提示細胞に取り込まれやすくなると同時に，IL-12，IL-10，IL-18，IFN-α および TNF-α の産生と CD40・CD86 の補助刺激分子の発現を増強する。その結果，ナイーブ T 細胞を Th1 細胞に分化させると同時に抗原特異的 Th1 細胞の増殖を誘導させる。

4-5. DNA ワクチンを用いた減感作療法

抗原遺伝子を組み込んだプラスミド DNA（細菌由来の環状 DNA）を筋肉や皮膚に注射することにより，注射局所の細胞における抗原タンパク質の発現により免疫反応を誘導することを DNA ワクチン療法という。

DNA ワクチンにおいては，Th1 型の免疫が誘導されることから，過剰な Th2 型の免疫反応が関与するアレルギー性疾患に応用可能と考えられている[15]。DNA ワクチンによって Th1 型の免疫反応が誘導される根拠のひとつとして，プラスミド DNA 中には CpG が存在することが挙げられる。

DNA ワクチンでは，MHC クラス I 分子拘束性の細胞傷害性 T 細胞（CTL）および MHC クラス II 分子拘束性のヘルパー T 細胞が誘導されるが，DNA ワクチンにおける抗原提示細胞として骨髄由来の細胞が重要であることが証明されている[16]。この場合，プラスミドを取り込んだ筋細胞により産生された抗原が骨髄由来の抗原提示細胞

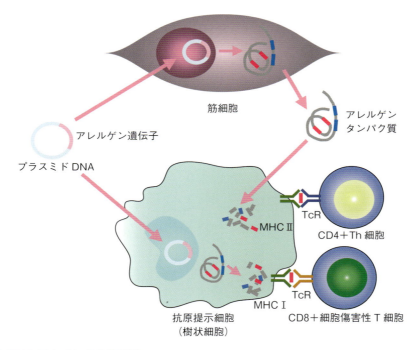

図10 DNAワクチンの作用機序

DNAワクチンが筋細胞内に取り込まれると，アレルゲンタンパク質が発現し，これが体内で分泌される。これを抗原提示細胞（樹状細胞）が取り込み，T細胞エピトープ部位をMHCクラスⅡ分子に提示し，CD4＋のヘルパーT細胞を活性化する。一方，直接抗原提示細胞に導入されたDNAワクチンは，抗原提示細胞内でアレルゲンタンパク質を発現し，これがMHCクラスⅠ分子に提示され，CD8＋の細胞傷害性T細胞を活性化する。このように抗原提示細胞においては，T細胞を活性化させる2種類の機序が同時進行していると考えられている。

に取り込まれ，T細胞を活性化する機序と，筋肉組織にわずかに存在する骨髄由来の抗原提示細胞が直接プラスミドを取り込んで抗原を提示する2つの機序が抗原提示細胞にて同時に行われていることが考えられている（図10）。

まとめ

IgE検出系を応用した感作アレルゲンタンパク質の解析は，新規のアレルゲンワクチン開発という大きな可能性を秘めている。また，従来のアレルゲンエキスを用いた減感作療法以外にも，次世代ワクチン（ペプチドワクチン，組換えアレルゲンタンパク質ワクチン，CpG-DNA結合アレルゲンワクチン）および次々世代ワクチン（DNAワクチン）に関する精力的な研究展開がアレルギー克服に向けた大きな一歩になると考えている。

［参考文献］

1） Kemp SF, Lockey RF. Anaphylaxis: a review of causes and mechanisms. *J Allergy Clin Immunol* 110, 2002, 341-348.

2） Canonica GW, Passalacqua G. Noninjection routes for immunotherapy. *J Allergy Clin Immunol* 111, 2003, 437-448.

3） Bousquet J, Lockey R, Malling HJ, Alvarez-Cuesta E, et al. Allergen immunotherapy: therapeutic vaccines for allergic diseases. World Health Organization. American academy of Allergy, Asthma and Immunology. *Ann Allergy Asthma Immunol* 81, 1998, 401-405.

4） Kraft D, Ferreira F, Ebner C, Valenta R, et al. Recombinant allergens: the future of the diagnosis and treatment of atopic allergy. *Allergy* 53, 1998, 62-66.

5） Takai T, Yokota T, Yasue M, Nishiyama C, et al. Engineering of the major house dust mite allergen Der f 2 for allergen-specific immunotherapy. *Nat Biotechnol* 15, 1997, 754-758.

6） Takai T, Mori A, Yuuki T, Okudaira H, et al. Non-anaphylactic combination of partially deleted fragments of the major house dust mite allergen Der f 2 for allergen-specific immunotherapy. *Mol Immunol* 36, 1999, 1055-1065.

7） Krieg AM. CpG motifs: the active ingredient in bacterial extracts? *Nat Med* 9, 2003, 831-835.

8） Hartmann G, Weeratna RD, Ballas ZK, Payette P, et al. Delineation of a CpG phosphorothioate oligodeoxynucleotide for activating primate immune responses in vitro and in vivo. *J Immunol* 164, 2000, 1617-1624.

9） Hussain I, Kline JN. CpG oligodeoxynucleotides: a novel therapeutic approach for atopic disorders. Curr Drug Tar-

gets *Inflamm Allergy* 2, 2003, 199-205.

10） Krieg AM, Yi AK, Matson S, Waldschmidt TJ, et al. CpG motifs in bacterial DNA trigger direct B-cell activation. *Nature* 374, 1995, 546-549.

11） Liu N, Ohnishi N, Ni L, Akira S, et al. CpG directly induces T-bet expression and inhibits IgG1 and IgE switching in B cells. *Nat Immunol* 4, 2003, 687-693.

12） Shirota H, Sano K, Hirasawa N, Terui T, et al. Novel roles of CpG oligodeoxynucleotides as a leader for the sampling and presentation of CpG-tagged antigen by dendritic cells. *J Immunol* 167, 2001, 66-74.

13） Marshall JD, Abtahi S, Eiden JJ, Tuck S, et al. Immunostimulatory sequence DNA linked to the Amb a 1allergen promotes T(H)1 cytokine expression while downregulating T(H)2cytokine expression in PBMCs from human patients with ragweed allergy. *J Allergy Clin Immunol* 108, 2001, 191-197.

14） Tulic MK, Fiset PO, Christodoulopoulos P, Vaillancourt P, et al. Amb a 1-immunostimulatory oligodeoxynucleotide conjugate immunotherapy decreases the nasal inflammatory response. *J Allergy Clin Immunol* 113, 2004, 235-241.

15） Raz E, Tighe H, Sato Y, Corr M, et al. Preferential induction of a Th1immune response and inhibition of specific IgE antibody formation by plasmid DNA immunization. *Proc Natl Acad Sci USA* 93, 1996, 5141-5145.

16） Corr M, Lee DJ, Carson DA, Tighe H. Gene vaccination with naked plasmid DNA: mechanism of CTL priming. *J Exp Med* 184, 1996, 1555-1560.

（津久井利広）

Chapter I 基礎編
－総論－

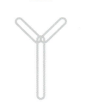

9
アレルギーと腸内細菌叢

　動物の腸内には様々な細菌が共生している。これらの細菌が宿主に及ぼす作用について近年，様々なことが明らかになってきた。腸内細菌のゲノム解析手法が進歩したことで，いくつかの疾患と腸内細菌との関連も分かっており，そのひとつとしてアレルギー性疾患がある。

　そこで本稿では，腸内細菌叢と免疫・アレルギーの関連について取り上げ，現在分かっていることを紹介したい。残念ながらイヌやネコの腸内細菌叢についての解析はあまり進んでおらず，詳細な報告がほとんどないため，主にヒトの報告を取り上げながらイヌやネコに外挿して解説する。

1．腸内細菌叢とは

　腸管は常に外部にさらされている器官であり，「内なる外」と呼ばれている。それゆえ，いわゆる外部環境である土壌や水中などと同様に様々な細菌が住み着いており，それらの集合体を常在細菌叢あるいは腸内細菌叢と呼ぶ。ヒトの腸管内に生息する細菌の種類は500〜1,000種，その数は100兆個といわれており，総重量は1.5 kgにもなることが知られている。腸内細菌の多くは酸素の存在下では増殖できない偏性嫌気性菌である。また，腸内細菌の数量は，上部消化管から下部消化管に進むにつれて増加する傾向がある。イヌの小腸では腸管内容物1 gあたり10^5〜10^7個，大腸ではさらに増えて10^9〜10^{11}個もの細菌が存在している[1]。

1-1．善玉菌と悪玉菌

　腸内に生息する細菌は，いわゆる善玉菌（宿主によい影響を与える菌）と悪玉菌（宿主に悪い影響を与える菌），そして日和見菌（善にも悪にもなる菌；善玉菌が優勢なときには一緒になって有用にはたらき，悪玉菌が優勢のときには一緒になって悪影響を及ぼす菌）の大きく3つに分類される。善玉菌には乳酸桿菌やビフィズス菌，悪玉菌にはブドウ球菌，ウェルシュ菌，大腸菌（強毒株）など，日和見菌にはバクテロイデス菌，腸球菌，大腸菌（無毒株）などがある。

2．腸内細菌叢の形成

　腸内細菌叢は胎児にはまだ存在せず，出生後に構築される。母親の子宮内は無菌状態であるため胎児の腸内も無菌であるが，出生時に産道を通ることで細菌が経口摂取され，生後数時間で最初の腸内細菌叢が形成される[2]。ヒトでは，最初に好気性菌である大腸菌やブドウ球菌が定着し，生後1週間頃からビフィズス菌，バクテロイデス菌，クロストリジウム菌が定着し始める[3]。乳児期の腸内細菌叢の形成に大きく影響する因子が母乳であり，乳児の腸内には母乳に含まれる細菌も生着

することが分かっている[4]。母乳で育った乳児は，粉ミルクで育つ乳児にくらべてビフィズス菌や乳酸菌といった善玉菌が優勢に検出される傾向がある[3]。それでも1歳齢未満の乳児はまだ腸内細菌叢が構築されていない。このことは，蜂蜜に残留するボツリヌス菌の芽胞を摂取することにより，腸内細菌叢が存在していれば増殖しないボツリヌス菌が腸内で発芽・増殖し，それらから産生された毒素によってボツリヌス菌症を発症することからも分かる。

3. 腸管免疫における腸内細菌叢の役割

腸管免疫系に対して腸内細菌叢がいくつかの有用な役割を果たしていることが分かっているが，その代表的な4つの作用について述べる。

①腸管免疫の発達促進

腸内細菌は腸管免疫に大きな影響を与えていることが，無菌マウスを用いた研究から明らかになっている。無菌マウスでは，通常の腸内細菌叢をもつマウスとくらべて，パイエル板，腸間膜リンパ節が非常に小さく，脾臓においてもB細胞領域およびT細胞領域の形成が不十分であるが，このマウスに腸内細菌叢を構築すると正常になることが分かっている[5]。また，腸内細菌は腸を通過してそのまま脾臓や肝臓などに運ばれること（生体内移行）も分かっており[6]，腸内細菌叢が構築されるにつれて全身免疫もその影響を受ける。このようなことから，腸内細菌が腸管免疫だけでなく全身免疫の発達にも深くかかわっていると考えられている。

②IgA産生形質細胞の分化促進

IgAは粘膜から分泌される抗体で，上皮細胞付近に留まり微生物の接着を阻害したり，毒素や酵素の中和を行っている。無菌マウスでは粘膜固有層のIgA産生形質細胞が健常マウスとくらべて顕著に減少していることから，腸内細菌叢がIgA産生に必要であることが分かる[5]。また，成人の糞便中の常在細菌の約30%はIgAによってコー

ティングされており[7]，この現象が糞便のみではなく，腸管全体で起こっていることが報告されている[8]。このことからIgAが常在細菌をコートすることで過剰な炎症を抑え，腸内環境の恒常性を維持している可能性が考えられる。

③Th17細胞の分化

消化管の粘膜固有層に多く存在するTh17細胞は，近年同定されたCD4陽性T細胞のサブセットである。この細胞は，インターロイキン（Interleukin, IL）-17, IL-22などのサイトカインを分泌して消化管粘膜の上皮細胞を活性化し，抗菌ペプチドの産生を促進して消化管粘膜のバリア機能を高める。また，Th17細胞は病原菌や真菌の感染防御に重要な役割を担っており，IL-17を欠損させたマウスでは，黄色ブドウ球菌の日和見感染を起こす[5]。Th17細胞は，生後間もないマウスにはほとんど存在しないが，生育するにつれて増加し，無菌マウスあるいは抗菌薬を投与したマウスでは，粘膜固有層におけるTh17細胞の数が減少することが報告されている[5]。また，腸の粘膜固有層に多く存在するセグメント細菌（分節構造を有した繊維状の形態をもつ腸内細菌）によってTh17細胞が特異的に誘導されることが示されている[9]。セグメント細菌は多くの哺乳類や鳥類，魚類の小腸で見つかっているが，ヒトの腸内細菌叢からは見つかっていないことから[10]，セグメント細菌以外にもTh17細胞を誘導する腸内細菌が存在すると推測されている。このように，Th17細胞の分化にはセグメント細菌などの腸内細菌叢がかかわっていると考えられ，粘膜免疫と腸内細菌叢の相互作用によって腸管免疫が維持されていることがうかがえる。

④制御性T細胞（Treg）の誘導

制御性T細胞（regulatory T cell, Treg）は，転写因子であるFoxp3の発現が特徴のCD4陽性T細胞であり，過剰な免疫反応や自己に対する免疫反応を抑制する重要な役割をもつ。Tregは全身に分布しており，CD4陽性T細胞のうち10%を占めるが，特に消化管の粘膜固有層におい

てはTregの割合が非常に高く，CD4陽性T細胞の30％以上に達する[5]。消化管におけるTregの割合が高い理由として，食事成分に対する免疫寛容や腸内細菌に対する免疫学的不応答などを制御するためと考えられている。ヒトにおいてFoxp3遺伝子に変異が起こると，全身性の自己免疫疾患で，I型糖尿病，甲状腺炎，炎症性腸疾患などを複合的に起こすIPEX症候群（immune dysregulation, polyendocrinopathy, enteropathy, X-linked syndrome，X染色体連鎖免疫制御異常多発性内分泌障害消化器病）を発症し，無治療の場合には2歳齢までに感染や栄養障害によって死亡することが知られている。

　様々な腸炎モデルマウスを用いた解析によると，腸内細菌に対する過剰な免疫応答の抑制にはTregが必須であることが分かってきた。さらに，無菌マウスの大腸では粘膜固有層のTreg数が減少していることから，大腸におけるTregの分化や増殖に腸内細菌が大きくかかわっていると考えられるようになった[11]。近年，主要なTreg誘導腸内細菌として*Clostridium*属の細菌が同定され，これらの腸内細菌が大腸上皮細胞からトランスフォーミング増殖因子（transforming growth factor，TGF)-βの産生を促し，Tregの分化・増殖が促進されることが分かってきた[12]。また，Tregを誘導する直接的な因子として，腸内細菌が生成する短鎖脂肪酸の一種の酪酸が重要であることが分かった。酪酸は，ナイーブT細胞の遺伝子に影響を与えることで，直接的にTregの誘導を促進している[13]。また，酪酸を生成する腸内細菌としても*Clostridium*属菌が知られている。これらのことから，*Clostridium*属菌が大腸上皮細胞を刺激して産生させるTGF-βや，*Clostridium*属菌自身が生成する酪酸が，腸内環境におけるTregの分化を誘導することが分かった（**図1**）。

4．腸内細菌叢によるアレルギーの抑制

　腸内細菌叢は，上述のように腸管免疫において重要なはたらきを担っていることから，免疫疾患であるアレルギーと腸内細菌叢には以下の3つの重要な関連性が報告されている。

① *Lactobacillus*属や*Bifidobacterium*属菌によるアレルギーの発症の防止

　健常者とアレルギー患者を比較した様々な報告により，アレルギー患者の腸内には*Lactobacillus*属菌や*Bifidobacterium*属菌が少ないことが分かっている。例えば，スウェーデンとエストニアの幼児における調査例では，アレルギーの頻度が低いエストニアの幼児では，*Lactobacillus*および*Eubacterium*属菌が多く，アレルギーの頻度が高いスウェーデンの幼児では*Clostridium*属菌が多かった[14]。また，どちらの国でもアレルギーを有する幼児の腸内細菌叢には，アレルギーをもたない幼児にくらべて*Lactobacillus*および*Bifidobacterium*属菌が少なく，Coliformsや*Staphylococcus aureus*が多く検出された[15]。アレルギー乳児の腸内細菌叢においては*Bifidobacterium adolescentis*が多く，健常乳児では*Bifidobacterium bifidum*が多いことが報告されている[16]。*B. bifidum*は*B. adolescentis*とくらべて腸粘膜への接着能が強く[16]，マウスのマクロファージ細胞株からの抑制性サイトカインであるIL-10誘導能が高く，炎症性サイトカインであるIL-12誘導能が低かった[17]。つまり，アレルギー乳児にくらべて健常乳児の腸管内には，腸管に留まりやすく炎症抑制能の高い*Bifidobacterium*属菌が多いといえる。さらに，1歳齢の時点で，後にアトピー疾患を発症する子供と発症しない子供では糞便中の微生物構成が異なり，後にアトピー疾患を発症する子供では*Enterococci*および*Bifidobacterium*属菌が少なく，*Clostridium*属菌や*S. aureus*が多く検出されたことが報告されている[18]。

　以上より，アレルギー性疾患を発症する子供では腸内の*Lactobacillus*属や*Bifidobacterium*属の

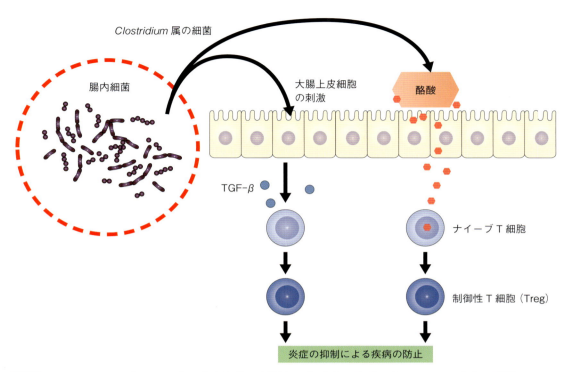

図1 *Clostridium* 属菌による大腸上皮細胞の刺激と、生成する酪酸による Treg の分化・誘導

細菌の数が少なく健常児では多いことから、これらの属の菌種がアレルギーの抑制に関連していると考えられている。

② セグメント細菌や *Clostridium* 属菌が IgA やムチンの産生を増加させて粘膜バリアを強化し、アレルゲン感作を防ぐ

マウスにおいて、小腸ではたらくセグメント細菌が IgA 産生細胞の数や腸管における IgA 濃度を強力に上昇させることが報告されており、実際に無菌マウスにセグメント細菌を単独で定着させると、小腸における IgA 濃度が上昇することが分かっている[19]。IgA は、腸管において分泌される粘液や抗菌ペプチドとともに物理的バリアを形成することから、マウス小腸ではセグメント細菌がアレルゲンの吸収を防ぐはたらきをすると考えられている。また、マウスにおいて *Clostridium* 属の細菌が IL-22 を誘導し、アレルゲンの取り込みを防ぐとの報告がある[20]。IL-22 は消化管において杯細胞の遺伝子発現を誘導し、粘液の成分であるムチンの産生を増加させると報告されている[21]ことから、*Clostridium* 属菌が腸管粘膜における物理的バリアの強化を補助し、食物アレルゲンの感作を防ぐはたらきをすると考えられる（**図2**）。全身の粘膜系はつながっており、腸粘膜で起こった変化は他の粘膜部位（鼻粘膜など）へも波及するため[22]、腸内細菌叢によって腸粘膜のバリア機能が向上すれば、鼻粘膜などその他の全身の粘膜のバリア機能も向上され、それらの部位に起こるアレルギー性疾患も抑えると考えられる。

③ *Clostridium* 属菌が過剰な免疫反応を抑制する Treg の分化・増殖を誘導する

前項で述べたように、*Clostridium* 属菌が過剰な免疫反応を抑制する Treg の分化・増殖を誘導することが分かっている。マウスの消化管から単離された 46 株の *Clostridium* 属菌を無菌マウスに経口投与したところ、きわめて強力な Treg の分化誘導が観察され、一方、*Lactobacillus* 属菌や *Bacteroides* 属菌などの投与では Treg の増加

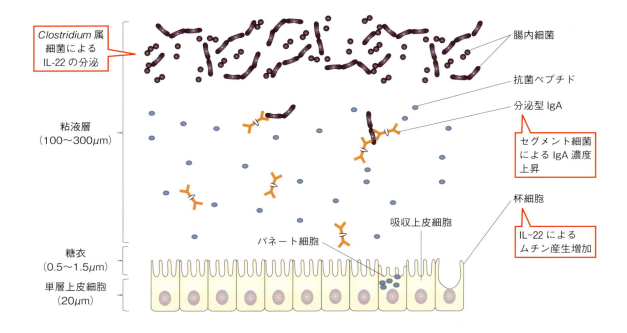

図2 セグメント細菌やClostridium属菌による腸管粘膜における物理的バリアの補助

は認められなかった[12]。そのため，腸内細菌叢の中でも特にClostridium属菌がTregの分化を誘導し，腸管内を通る食物などのタンパク質抗原に対する過剰な免疫応答を抑制する方向にはたらいていると考えられる。

　以上をまとめると，現在のところ，腸内細菌叢がアレルギーの抑制にかかわる機序として，①Bifidobacterium属の特定の菌種が腸管に留まり，炎症を抑制するサイトカインを分泌する，②セグメント細菌やClostridium属の特定の菌種がIgAやムチンの産生を増加して腸管粘膜の物理的バリアを強化し，粘膜全体を通じたアレルゲン感作を防ぐ，③Clostridium属の特定の菌種がTregの分化・増殖を誘導し，過剰な免疫反応を抑制する，という機序が知られている。

5. プロバイオティクス，プレバイオティクスのアレルギー抑制効果

　腸内細菌叢とアレルギーの関連が知られていることから，プロバイオティクス，プレバイオティクス投与によるアレルギー抑制効果についても注目されている。

5-1. プロバイオティクスとは

　プロバイオティクスとは，宿主の腸内細菌叢のバランスを改善することによって宿主に有益な作用をもたらすことを目的とした，微生物の摂取によりアレルギー反応を改善させることであり，Bifidobacterium属菌やLactobacillus属菌などがよく用いられ，最近ではClostridium属菌の効果についても研究されている。

5-2. プレバイオティクスとは

　プレバイオティクスとは，腸内の有用菌を腸管内で選択的に増殖させる難消化性食品成分を給与する方法のことで，オリゴ糖，食物繊維などを積極的に摂取することを指す。これらは *Bifidobacterium* 属などの善玉菌の栄養源として使われるため，腸内でこれら有用な菌の増殖を助けることにつながる。マウスにフラクトオリゴ糖を添加した食事を与えると IgA 産生量が増えることが報告されており[23]，粘膜全体のバリア機能が向上し，その結果としてアレルギー抑制効果が得られると推測されている。

5-3. プロバイオティクスの効果

　プロバイオティクスのアレルギーに対する臨床的な効果については，多数の報告がある。その効果には予防的なものと治療的なものがある。

アレルギー性疾患に対する予防的効果

　ヒトにおいては，母体および新生児に *Lactobacillus rhamnosus* GG（*L.* GG）[24]（20）や *Bifidobacterium longum* BB536 および *Bifidobacterium breve* M-16[25] を投与すると，アトピー性皮膚炎発症率が低下することが報告されている。世界アレルギー機構は「アレルギーを発症するリスクの高い子供を出産する可能性のある妊婦，アレルギーを発症する可能性の高い児およびその母親に対してプロバイオティクスを予防的に使用することを示唆する」というガイドラインを発表した[26]。一方，アレルギー発症のハイリスク児に生後6カ月間 *Lactobacillus acidophilus* を投与することでアトピー性皮膚炎発症の予防効果を検討した結果，予防効果はなかったという報告もある[27]。

アレルギー性疾患に対する治療的効果

　プロバイオティクスの一種として知られる *Clostridium* 属菌のアレルギー抑制効果について，マウスでの報告がある。*Clostridium butyricum* MIYAIRI 588 株を腸炎モデルマウスに投与したところ，大腸粘膜のマクロファージから抑制性サイトカインである IL-10 が誘導され，腸炎が

抑制された[28]。さらに，*C. butyricum* の細胞壁の成分であるペプチドグリカンが腸管の樹状細胞を刺激し，TGF-β を産生させることで Treg が誘導され，腸炎が抑制されることも分かった[29]。以上より，*C. butyricum* は Treg を誘導し，腸炎を抑制することから，炎症性腸疾患や食物アレルギーなどの治療法，予防法につながると考えられている。

　ヒトにおいては，アトピー性皮膚炎の患者に *Lactobacillus rhamnosus* と *Lactobacillus reuteri* を摂取させ二重盲検・交差試験を行った結果，客観的指標としての皮疹スコアは差異を認めなかったが，患者の主観的評価による臨床症状の改善度はプロバイオティクス服用時がプラセボ服用時と比較して有意に高かった[30]。生後1～12カ月齢の牛乳アレルギーが疑われた乳児に対し，*L. rhamnosus* GG の効果を二重盲検・交差試験によって調べた報告では，皮膚テストまたは血液検査で，食物あるいは吸入アレルゲンの IgE が陽性の乳児でのみ，プラセボにくらべて優位に皮疹スコアの減少が認められた[31]。スギ花粉症に対するプロバイオティクスの効果をランダム化二重盲検比較試験によって検証したいくつかの報告によると，*Lactobacillus* 属[32-34] および *Bifidobacterium* 属[35] の菌種を摂取した患者で何らかの症状軽減を認めてはいるが，その効果は強いものではなく花粉飛散ピーク時の効果は限定的なもののようである。一方，二重盲検法にて乳児のアトピー性皮膚炎に対する *L. rhamnosus* GG の効果を検討した報告では，これらのプロバイオティクスが無効であったとも述べられている[36]。

[イヌにおける報告]

　アトピー性皮膚炎の罹患犬にプロバイオティクスを投与し，その効果をみた報告がある。臨床的に犬アトピー性皮膚炎と診断されたイヌに *Lactobacillus sakei* Probio-65 を2カ月間投与したところ，プラセボ投与群にくらべて CADESI スコア* が改善した[37]。また，軽度～中等度の犬アトピー性皮膚炎の症例に *Lactobacillus paracasei* K71 を

投与したところ，コントロール群とくらべてわずかに CADESI スコア*が改善し，薬物スコアが明らかに改善したとの報告もある[38]。これらの報告から，犬アトピー性皮膚炎においてもプロバイオティクスの効果が期待できる。

このように，プロバイオティクスによるアレルギー治療効果は期待できるものの，使用する菌種，そしてその投与量と投与期間によって結果が大きく変動する。よって，即効性を期待することは難しく，数カ月～数年単位での改善効果を期待するのが現実的であろう。

5-4. プレバイオティクスの効果
アレルギー性疾患に対する予防的効果

卵白アルブミンを投与して即時型過敏症による気道炎症を誘発させたラットに，天然の難消化性オリゴ糖のラフィノースをエサに混ぜて給与すると，気管支肺胞洗浄液中の細胞浸潤を有意に減少させたものの，血清中の卵白アルブミン特異的IgE は影響を受けなかった。このことから，ラフィノースを用いたプレバイオティクスは，アレルギー獲得は抑制できないものの，炎症を予防する可能性があることが示唆された[39]。また同様の結果が，ガラクトオリゴ糖でも観察された[40]。妊娠・授乳期のアトピー性皮膚炎自然発症モデルマウスに，フラクトオリゴ糖添加飼料を与え，さらに生まれた仔マウスもフラクトオリゴ糖添加飼料で飼育したところ，対照群とくらべて皮膚炎発症が予防された[41]。アトピー性皮膚炎のリスクをもつ乳児を対象に，二重盲検比較試験によって難消化性オリゴ糖混合物の効果を調べた報告によると，生後 6 カ月の時点で，プラセボ群にくらべオリゴ糖投与群では発症率が有意に低かった[42]。これらのことから，難消化性オリゴ糖によるプレバイオティクスはアレルギー発症を予防できる可能性があると考えられている。

---

* CADESI スコア
犬アトピー性皮膚炎の病変重症度と，その分布の程度をスコア化したもの。

アレルギー性疾患に対する治療的効果

ヒトのアトピー性皮膚炎に対する効果を調べた報告では，50 名のアトピー性皮膚炎患者を対象にラフィノースを 6 週間経口投与したところ，22例で著効，16 例で有効，12 例で無効であった[43]。これらの報告から，アトピー性皮膚炎における皮膚炎の治療および予防に，難消化性オリゴ糖が効果的であると考えられる。ただし，給与するオリゴ糖の種類によってその効果が異なる可能性がある。

5-5. シンバイオティクスの効果（モデル動物）

プロバイオティクス，プレバイオティクスを同時に実施する方法をシンバイオティクスと呼ぶ。卵白アルブミンに感作させたマウスを 3 群に分け，オリゴ糖のみ，ビフィズス菌のみ，難消化性オリゴ糖とビフィズス菌の両方を添加した食事を与えて飼育した。20 日後に卵白アルブミンを注射し，耳の浮腫およびアナフィラキシー反応を調べたところ，難消化性オリゴ糖およびビフィズス菌の両方を添加した食事を与えたマウス群において（シンバイオティクス群），これらのアレルギー反応が抑制されたと報告されている[44]。シンバイオティクスはプロバイオティクス，プレバイオティクスの間で相乗効果を生むと考えられるため，どちらか単独よりもさらにアレルギー抑制効果が高まることが期待できる。

6. 糞便微生物移植法の効果

腸内細菌叢が乱れた患者が自力で正常化させることが困難な場合，健常者の糞便を移植する方法がとられることがある。ヒトの炎症性腸疾患患者に糞便微生物移植を実施したところ，潰瘍性大腸炎患者 79 名の臨床的寛解率は 22% であり有意な有効性は示されなかったが，クローン病患者 39名の臨床的寛解率は 60.5% であり，有効性が示された[45]。また，潰瘍性大腸炎に対する糞便微生物移植の有効性を検討したランダム化プラセボ対照

試験においては、潰瘍性大腸炎の患者に対し、週1回の糞便微生物移植を6回実施したところ、プラセボ群の寛解率は5％であったのに対し、糞便微生物移植群では24％と有意に高かった[46]。一方、潰瘍性大腸炎の患者に対し、健常人ドナーの糞便を移植する群と自己の糞便を移植する群を比較した報告では、2回の移植を行ったところ、寛解率は健常人ドナーの糞便を移植した群で30.4％、自己の糞便を移植した群で20％であり、2群間で有意差は認められなかったとされている[47]。

　以上のことから、糞便微生物移植法は、炎症性腸疾患の治療として効果的な可能性があるものの、現在のところ確立した治療法としては認められていない。将来的には、アトピー性皮膚炎など他の疾患での効果も期待されている。ただし、腸内細菌叢は個人差が大きく、他人の腸内細菌叢はなかなか生着しないとされている。そのため、ヒトでは遺伝的にも生活環境的にもよく似た家族間での実施が成功率を高めると考えられている。同様な方法をイヌにおいて実施することは難しく、そのためイヌにおいて有効な糞便微生物移植法は不可能であろう。

まとめ

　近年、腸内細菌叢の解析が進んだことによって、アレルギーの獲得やその発症が腸内細菌叢の乱れに由来すると考えられるようになった。そこで、腸内細菌叢を整えることでアレルギーを予防あるいは治療する試みが盛んになっている。腸内細菌叢は免疫系と局所的だけでなく全身的にも深くかかわっており、腸内細菌叢によってアレルギー反応をコントロールできる可能性は十分にある。プロバイオティクス、プレバイオティクス、シンバイオティクスは重篤な副作用も考えられないため、積極的に実施してよいと思われる。ただし、即効性は期待できないため、どの程度の期間継続すればよいのかは個々の症例に合わせて判断しなければならない。

[参考文献]

1）Hooda S, Minamoto Y, Suchodolski JS, et al. Current state of knowledge: the canine gastrointestinal microbiome. *Anim Health Res Rev* 13, 2012, 78-88.

2）松本健治．腸内細菌叢とアレルギー疾患．アレルギー・免疫 11, 2004, 46-54.

3）高橋恭子，上野川修一．アレルギーとプロバイオティクス．アレルギー・免疫 18, 2011, 142-149.

4）Fernández L, Langa S, Marín V, et al. The human milk microbiota: origin and potential roles in health and disease. *Pharmacol Res* 69, 2013, 1-10.

5）本田賢也．腸内細菌と腸管免疫．ライフサイエンス領域融合レビュー 2, 2013, e011.

6）Berg RD. Bacterial translocation from the gastrointestinal tract. *Adv Exp Med Biol* 473, 1999, 11-30.

7）van der Waaij LA, Limburg PC, Mesander G, et al. In vivo IgA coating of anaerobic bacteria in human faeces. *Gut* 38, 1996, 348-354.

8）Tsuruta T, Inoue R, Nojima I, Tsukahara T, et al. The amount of secreted IgA may not determine the secretory IgA coating ratio of gastrointestinal bacteria. *FEMS Immunol Med Microbiol* 56, 2009, 185-189.

9）Ivanov II, Atarashi K, Manel N, et al. Induction of intestinal Th17 cells by segmented filamentous bacteria. *Cell* 139, 2009, 485-498.

10）Prakash T, Oshima K, Morita H, et al. Complete genome sequences of rat and mouse segmented filamentous bacteria, a potent inducer of th17 cell differentiation. *Cell Host Microbe* 15, 2011, 273-284.

11）新幸二．腸内細菌による腸管T細胞の誘導機構の解明．腸内細菌学雑誌 29, 2015, 1-7.

12）Atarashi K, Tanoue T, Shima T, et al. Induction of colonic regulatory T cells by indigenous *Clostridium* species. *Science* 331, 2011, 337-341.

13）Furusawa Y, Obata Y, Fukuda S, et al. Commensal microbe-derived butyrate induces the differentiation of colonic regulatory T cells. *Nature* 504, 2013, 446-450.

14）Sepp E, Julge K, Vasar M, et al. Intestinal microflora of Estonian and Swedish infants. *Acta Paediatr* 86, 1997, 956-961.

15）Björkstén B, Naaber P, Sepp E, et al. The intestinal microflora in allergic Estonian and Swedish 2-year-old children. *Clin Exp Allergy* 29, 1999, 342-346.

16）He F, Ouwehand AC, Isolauri E, et al. Comparison of mucosal adhesion and species identification of bifidobacteria isolated from healthy and allergic infants. *FEMS Immunol Med Microbiol* 30, 2001, 43-47.

17) He F, Morita H, Ouwehand AC, et al. Stimulation of the secretion of pro-inflammatory cytokines by Bifidobacterium strains. *Microbiol Immunol* 46, 781-785.

18) Björkstén B, Sepp E, Julge K, et al. Allergy development and the intestinal microflora during the first year of life. *J Allergy Clin Immunol* 108, 2001, 516-520.

19) Umesaki Y, Setoyama H, Matsumoto S, et al. Differential roles of segmented filamentous bacteria and clostridia in development of the intestinal immune system. *Infect Immun* 67, 1999, 3504-3511.

20) Stefka AT, Feehley T, Tripathi P, et al. Commensal bacteria protect against food allergen sensitization. *Proc Natl Acad Sci USA* 111, 2014, 13145-13150.

21) Sugimoto K, Ogawa A, Mizoguchi E, et al. IL-22 ameliorates intestinal inflammation in a mouse model of ulcerative colitis. *J Clin Invest* 118, 2008, 534-544.

22) Bergmeier LA, et al. Induction of IgA and IgG antibodies in vaginal fluid, serum and saliva following immunization of genital and gut associated lymphoid tissue. *Adv Exp Med Biol* 371B, 1995, 1567-1573.

23) Hosono A, Ozawa A, Kato R, et al. Dietary fructooligosaccharides induce immunoregulation of intestinal IgA secretion by murine Peyer's patch cells. *Biosci Biotechnol Biochem* 67, 2003, 758-764.

24) Kalliomäki M, Salminen S, Poussa T, et al. Probiotics during the first 7 years of life: a cumulative risk reduction of eczema in a randomized, placebo-controlled trial. *J Allergy Clin Immunol* 119, 2007, 1019-1021.

25) 榎本雅夫，清水金忠．ビフィズス菌によるアレルギーの抑制．耳鼻免疫アレルギー 33，2015，231-234.

26) Fiocchi A, Pawankar R, Cuello-Garcia C, et al. World Allergy Organization-McMaster University Guidelines for Allergic Disease Prevention (GLAD-P): Probiotics. *World Allergy Organ J* 8, 2015, 4.

27) Taylor AL, Dunstan JA, Prescott SL. Probiotic supplementation for the first 6 months of life fails to reduce the risk of atopic dermatitis and increases the risk of allergen sensitization in high-risk children: a randomized controlled trial. *J Allergy Clin Immunol* 119, 2007, 184-191.

28) Hayashi A, Sato T, Kamada N, et al. A single strain of *Clostridium butyricum* induces intestinal IL-10-producing macrophages to suppress acute experimental colitis in mice. *Cell Host Microbe* 13, 2013, 711-722.

29) Kashiwagi I, Morita R, Schichita T, et al. Smad2 and Smad3 Inversely Regulate TGF-β Autoinduction in *Clostridium butyricum*-Activated Dendritic Cells. *Immunity* 43, 2015, 65-79.

30) Rosenfeldt V, Benfeldt E, Nielsen SD, et al. Effect of probiotic *Lactobacillus* strains in children with atopic dermatitis. *J Allergy Clin Immunol* 111, 2003, 389-395.

31) Pohjavuori E, Viljanen M, Korpela R, et al. *Lactobacillus* GG effect in increasing IFN-gamma production in infants with cow's milk allergy. *J Allergy Clin Immunol* 114, 2004, 131-136.

32) Kawase M, He F, Kubota A, et al. Effect of fermented milk prepared with two probiotic strains on Japanese cedar pollinosis in a double-blind placebo-controlled clinical study. Int *J Food Microbiol* 15, 2009, 429-434.

33) Yonekura S, Okamoto Y, Okawa T, et al. Effects of daily intake of *Lactobacillus paracasei* strain KW3110 on Japanese cedar pollinosis. *Allergy Asthma Proc* 30, 2009, 397-405.

34) Nagata Y, Yoshida M, Kitazawa H, et al. Improvements in seasonal allergic disease with *Lactobacillus plantarum* No. 14. *Biosci Biotechnol Biochem* 74, 2010, 1869-1877.

35) Xiao JZ, Kondo S, Yanagisawa N, et al. Probiotics in the treatment of Japanese cedar pollinosis: a double-blind placebo-controlled trial. *Clin Exp Allergy* 36, 2006, 1425-1435.

36) Brouwer ML, Wolt-Plompen SA, Dubois AE, et al. No effects of probiotics on atopic dermatitis in infancy: a randomized placebo-controlled trial. *Clin Exp Allergy* 36, 2006, 899-906.

37) Kim H, Rather IA, Kim H, et al. A Double-Blind, Placebo Controlled-Trial of a Probiotic Strain *Lactobacillus sakei* Probio-65 for the Prevention of Canine Atopic Dermatitis. *J Microbiol Biotechnol* 25, 2015, 1966-1669.

38) Ohshima-Terada Y, Higuchi Y, Kumagai T, et al. Complementary effect of oral administration of *Lactobacillus paracasei* K71 on canine atopic dermatitis. *Vet Dermatol* 26, 2015, 350-353.

39) Watanabe H, Sonoyama K, Watanabe J, et al. Reduction of allergic airway eosinophilia by dietary raffinose in Brown Norway rats. *Br J Nutr* 92, 2004, 247-255.

40) Sonoyama K, Watanabe H, Watanabe J, et al. Allergic airway eosinophilia is suppressed in ovalbumin-sensitized Brown Norway rats fed raffinose and alpha-linked galactooligosaccharide. *J Nutr* 135, 2005, 538-543.

41) Fujiwara R, Takemura N, Watanabe J, et al. Maternal consumption of fructo-oligosaccharide diminishes the severity of skin inflammation in offspring of NC/Nga mice. *Br J Nutr* 103, 2010, 530-538.

42) Moro G, Arslanoglu S, Stahl B, et al. A mixture of prebiotic oligosaccharides reduces the incidence of atopic dermatitis during the first six months of age. *Arch Dis Child* 91, 2006, 814-819.

43) 松田三千雄，竹内せち子，名倉泰三．ラフィノースのアトピー性皮膚炎に与える影響．アレルギーの臨床 18，1998，1092-1095.

44) van Esch BC, Abbring S, Diks MA, et al. Post-sensitization administration of non-digestible oligosaccharides and Bifidobacterium breve M-16V reduces allergic symptoms in mice. *Immun Inflamm Dis* 4, 2016, 155-165.

45) Colman RJ, Rubin DT. Fecal microbiota transplantation as therapy for inflammatory bowel disease: a systematic review and meta-analysis. *J Crohns Colitis* 8, 2014, 1569-1581.

46) Moayyedi P, Surette MG, Kim PT, et al. Fecal Microbiota Transplantation Induces Remission in Patients With Active Ulcerative Colitis in a Randomized Controlled Trial. *Gastroenterology* 149, 2015, 102-109 e6.

47) Rossen NG, Fuentes S, van der Spek MJ, et al. Findings From a Randomized Controlled Trial of Fecal Transplantation for Patients With Ulcerative Colitis. *Gastroenterology* 149, 2015, 110-118 e4.

（増田健一，鈴木温菜）

凸方山話

その1…
縁をつなぐこと

出会いのきっかけ

　東京大学の助手だったころの私はアレルギーの研究を開始したばかりで，何の実績もなく，アレルギー学の分野ではどこの馬の骨かも分からないような人間だった。そこで，まずは最新のアレルギー情報を常にアップデートしておくことが大切と思い，毎年，アメリカのアレルギー学会に参加していた。それはヒトの医学の学会で，かつアレルギーの学会であるのと，当時はバブリーな時代であったことも追い風となり，非常に大きな学会であった。学会会場では各企業から多額の寄付金が寄せられていることが掲示されており，その総額には目を見張ったものである。参加者数も，毎年何千人がこの会場に来るのか，と思わせるくらいであった。

　この学会では毎年，いくつかの大きなシンポジウムが組まれていて，有名なスピーカーを招聘していた。そのスピーカーの中にDr. Dale Umetsu（ハーバード大学教授）がいた。名前から分かるように，彼は日系2世だか3世だが，完全なアメリカ人で日本語など話せない。彼は当時，スタンフォード大学の教授だった。彼のシンポジウムは3時間くらいのものが毎年組まれていて，それはこのアレルギー分野での彼の地位の高さを示していた。それもそのはず，当時の彼は論文を上級のジャーナルにバンバン出していて（その後すぐにトップジャーナルへ出し始めた），そのころは研究者としても彼の研究ラボとしても勢いづいていた時期だった。

　そんな有名な彼のシンポジウムを，私は学会に参加するたびに聴講した。すると，ある年のシンポジウムで彼はマウス以外に犬の実験を共同研究で実施したと一言，言っていた。私は驚いた。（なんと，彼は犬のアレルギーの実験に理解があるのか）と思ったのだ。おそらく，この犬の実験のくだりにこのように反応した人間はあの会場で私ただ一人だっただろう。

　医学分野のトップの研究者が我々の臨床獣医学分野に興味を持つなど非常に珍しいことである。興奮した私は彼と一度話したいと思った。（犬の実験なら私の方が得意だ。彼とコラボレーションできるかもしれない），そう勝手に思い込んだ。しかし，有名な偉い先生の彼は私にとって雲の上の存在である。しかもツテもないから，私が彼と話す機会などまともに考えれば皆無である。そこで私はまともな方法ではなく，奇襲戦法を取ることにした。それは，シンポジウムの会場の出口で彼を待ち伏せ，無謀にもいきなり話しかけることだった。

　講演を終えた彼が会場出口から出てきたとき，そのときを待っていた私は「ええいっ」と思い切って声をかけた。「Excuse me」と言ってすぐに自己紹介し，私も犬のアレルギーの実験をしていることを間髪入れずに話した。私は，彼が私に対して「ほぅ，君は犬でアレルギーの研究をしているのか」と，さらに日系の彼が日本人の私に一種のシンパシーを感じてすぐに興味を持ってくれると思っていたが，その期待は無残にも裏切られた。彼の反応は完全に無視であった。話しかける私の方を振り向きもしない。次の会場に向かっているのか，前を向いたままズンズン歩いていった。

　私は，彼が私の英語を聞き取れなかったのかと思い，足早に歩く彼を追いながら，もう一度自分がやってきた犬のアレルギーの実験結果をかいつまんで説明した。しかし，彼の反応は変わらず，私を無視したまま歩くスピードも緩めることはなかった。

　完全に無視されて私は焦ったが，ここで話を止めるわけにもいかず，彼の真横で歩調を合わせながら，さらに自分の実験の方向性や将来のプランなども彼に話し続けた。しかし，一向に彼が私に気を留める気配はない。（どうしようか……。ここで歩くのを止めたらきっと彼はそのまま歩いていくだろう）。そんな状態だった。仕方のない状況に陥った私は数分程度も説明し続けていただろうか，そうこうしているうちに，別会場の前まで来た彼は立ち止まって私の方をみてこう言った。
「What do you want to do?」

　（今まで説明してきたじゃないか）とは思ったものの，英語でもうこれ以上言葉を継げないし，彼も急いでいるようだったので，「名刺を頂けないでしょうか。メールで実験プランをお送りします」とだけやっとの思いで返答した。彼は面倒臭そうに名

刺を探した。ようやく財布の奥から，角が折れた古びた1枚の名刺を私に差し出した。私はありがたく受け取ったが，そのときには彼はすでに歩き始めていた。

日本に帰国した私は早速，彼の名刺にあるメールアドレスにメールを送った。話を聞いてくれたお礼と改めて何か一緒に研究ができないかというような内容を書いて送信した。しばらくして，彼からメールの返信が来た。「よし！」と思ってメールを開封すると，驚いた。最初に「Dear」とも書かれていないし，彼の名前もなかった。そのメールには一言だけ，「What do you want to do?」とだけあった。

一般的に考えればかなり失礼なメールであるが，彼のような学界トップの研究者にすれば，東洋の島国の，そして臨床獣医学の研究室の，しかも名もない大学助手の私には，そのようなメールが妥当なのかもしれなかった。(オレの英語表現が悪かったか)と思い直し，具体的な研究計画を書いて返信した。が，しかし，彼からの返信はもう来なかった。

それから1年が経って，ニューヨークで開催された米国のアレルギー学会に私は再び参加した。彼は例年どおりシンポジストとして招聘されていた。私も大人であるから，前年のメールで無視された上に，まだ彼に話しかけるというような無謀な行為はこのときさすがにできなかった。

再び結ばれた不思議な「縁」

ところで，そのときの学会には友人の研究者も一緒に同行していた。彼がニューヨークは初めてということだったので，「夜，少し街に繰り出しますか」となった。ちなみに，私は若いころニューヨークに3カ月間ほど滞在したことがあり，少しだけなら土地勘がある。ニューヨークのアニマルメディカルセンターには，外国人が米国の獣医師資格を取得するための授業コースがあり，私は動物病院の勤務医時代に院長先生の厚意でそのコースに参加させてもらったことがあったのだ。

話のネタになるからと，私たち二人はニューヨークのハードロックカフェに行った。少しアルコールを飲み，ほろ酔い気分で比較的早い時間にホテルに戻った。あまり悠長に夜のニューヨークをブラブラして，事件にでも巻き込まれたら大変だからだ。私は，Dr. Umetsuにいきなり話しかける度胸はあっても，その辺の警戒心は人一倍強い。ところが，夜の事件に巻き込まれなかったのはよかったが，ホテルに帰ってから予期せぬ一大事が私を待っていた。

それは，ハードロックカフェから帰ってきてホテ

ルでエレベーターを待っていたときだった。私が待っていたエレベーターのドアが開くと，なんとその中にDr. Umetsuが乗っていた。私は内心かなり驚いた。ほろ酔い気分が吹っ飛んだのはいうまでもない。彼に前年あのような扱いをされた私である。嫌われているに決まっている。しかも，どうせ私の顔も彼は覚えていないだろう。何事もなかったようにやり過ごそうと思ってエレベーターに乗った瞬間，何がどうなったか，私の体の中で「声をかけるんだ」という考えが浮かんだ。そして間髪入れずに「Do you remember me?」とDr. Umetsuに話しかけている自分がいた。

もし，「I do not know you.」と言われたらそれまでである。そのときは「Sorry」とだけ言って済ませばよいと咄嗟に思った。しかし，私に話しかけられたDr. Umetsuは「Of course, I remember you very much.」と答えた。私の興奮は一瞬で最高潮に達した。エレベーターの中なので簡潔に，「犬の実験で新しいデータがあってあなたに話したい」とだけ告げると，彼は自室の階ではないのに，「次のフロアで降りよう。そして話そう」と言ってくれた。

エレベーターを降りたところで私たちは30分程度立ち話をした。彼は私の新しいデータに興味を持ち，「Great!」を連発して喜び，「マウスのアレルギー反応はヒトと大きく違っていて困っている」と言った。さらに，「犬はヒトとその点よく似ていることは知っているから，犬を使って何かしたいと思っている」とも言った。そして今度は彼から「ぜひ，犬で共同研究しよう」と言って名刺を差し出した。1年前にもらった名刺とは違って，それは名刺入れから出された新しくきれいな名刺だった。

Dr. Umetsuとの「縁」が開いてくれた道

前年と同じように，学会から帰国してすぐに私は彼にメールを送った。具体的に彼の研究と私の研究が交わるところで実験計画を提案した。すると前年と同様にすぐに彼からメールの返信が来た。しかし，その内容は前回とは全く違っていた。彼のメールの第一行目には「Dear Dr. Kenichi Masuda」とあったからだ。

それからひとつの実験を彼と共同で行った。そのころにはもう，私と彼はDaleとKenと呼び合うようになっていて，アレルギーの情報交換を頻繁にするようになった。さすがアレルギー研究の世界的権威だけあって，彼からの情報は私が知らないことが多く，当時まだ論文になっていないような情報も

得ることができた。また，実験計画を立てるときにも，限られた頭数の犬の割振りを，治療群，対照群としてどのような条件で設定するかについて指導も受けた。私にとって，トップの研究者がどのような研究戦略を持っているのかを肌で感じる瞬間となった。

このように，彼に突然話しかけたという私の無謀な賭けは，2年の歳月を経て形となった。最初に完全に無視されたことを思えば，2年後にこういう結末が待っているとは何が起こるか人生，分からない。そしてさらに，そのことを強く認識する後日談まである。

それは，私が理研の免疫センターに移ってしばらく経ったときのことだった。日本のアレルギー学会だったか，免疫学会だったかで，Dr. Umetsu が招聘されたことがあった。実は Dr. Umetsu は以前から免疫センターのセンター長と懇意であったので，招聘されたついでに免疫センターに寄ることになり，免疫センターのリーダー達だけで Dr. Umetsu を囲んだ昼食会が行われることになった。もちろん，私のような一介の研究員が参加できる場ではなかったが，その昼食会を手配している先生は私と仲がよかったので，私が Dr. Umetsu と以前，共同研究をしたことを知っていた。そこで特別に私にも昼食会に来ないかと誘ってきた。「いやいや，そんなトップの先生方だけでの昼食会に私などがいては場違いですよ」と言うと，「大丈夫。私がアレンジしているんだから」と半ば強引に参加させられた。

昼食会の会場には円卓形式にテーブルが配置されており，リーダー達が Dr. Umetsu を囲んで着席することになった。もちろん，Dr. Umetsu の隣はセンター長である。続いてリーダーの先生方がセンター長の隣から順に席についていった。最後に余った末席に私が着席すればよいと思っていたところ，なんと余った席は Dr. Umetsu の隣だったのだ。私とセンター長で Dr. Umetsu を挟むようになる。仕方なくその席につこうとすると，私に気付いたセンター長が驚いた顔で私をみた。「何でお前がここにいるんだ？　そしてなぜ Dr. Umetsu の横にお前が座るのだ？」と言いたげな顔で，しかも驚きのあまりに言葉が出ないという感じだった。それを察した，昼食会をアレンジした先生が，「増田さんは Dr. Umetsu と共同研究したことがあるんですよ」とフォローしてくれた。そして Dr. Umetsu も，私のことを友人であり，共同研究者であるとセンター長に説明してくれた。それにしても，あのときのセンター長の驚いた顔を私は今でもよく覚えている。

人が驚いて言葉を失うときにはこういう顔になるのか，というほどであったからだ。この昼食会の一件のお蔭で私はセンター長に覚えてもらい，後にセンターの命運を担う研究担当者へと引き上げられていったのだから，人の縁のつながりと運命とは本当に不思議なものである。

自己保身では「縁」はつながらない

今回の話で，私は Dr. Umetsu と知り合いであることを自慢したいわけではない。名もない若い人間がどうやったらトップの人間とつながりを持てるか，ひとつの参考事例を皆さんに示したかったのである。そもそも無名の人間がただ待っていても，何も起こらない。こちらから恥を覚悟で，バカにされるのを覚悟で前に出ていけば何かあるということを，特に若い人達に分かってほしいのである。

そしてまた，人の縁の力とは不思議で，人生でこれを活用しない手はないことを読みとって頂きたい。あのときの私がどこをどうすれば Dr. Umetsu と知己となり，一緒に研究をすることになるだろうか。頭で考えることを遥かに超えるほどのことが，縁によって起きて運命につながるから実現するのである。ここをよく認識してほしい。現在の自分の力量ではとても想像できない，成し遂げることができないようなことが，縁の力をつなぐことによって実現することがあるということだ。私の場合，無謀にも Dr. Umetsu に声をかけることがなかったら，動物病院に勤めていたときニューヨークに行かせてもらえていなかったら，そしてエレベーターの中で再び彼に逢わなかったら，さらに，再度彼に声をかける勇気が私になかったら，その後の彼との共同研究も，免疫センターで担当した私の研究もなかっただろう。

このことを考えると，縁をつなぐことがいかに人生の展開で重要な要素になっているかが分かる。もちろん私はまだ人生で成功したわけではないが，人生で成功する人というのは，きっと縁をつなぐ達人なのだろうと，こういうことを経験すると考えるようになる。逆にいえば，成功しない人とは縁をつなぐことができない人のことである。そういう人は自分の狭い視野の判断によって，折角訪れた縁を気が付かない間に自分自身で絶ち切ってしまっている。

縁は必要ないという人は世の中に存在しないだろう。なぜなら，我々が今，存在すること自体すべてが縁で成り立っているのだから。誰もが自分の縁の力を最大限活用したいはずである。それなのに，どうして多くの人は折角の縁の力を絶ち切ってしまう

のだろうか。それは，我々凡人が無意識のうちに陥る「自己保身」が原因である。自己保身は自分の頭の中で何かを規定した途端に生まれる。「今の状況が心地よい」とか，あるいは「オレはできる人間だ」とか思ったら最後，自己保身はあなたの中に瞬間的に生まれていて，しかもあなたはそれに気が付かないでいる。頭で考えたことが基準になっているから，思考を凌駕する，予想不可能な縁の力をつなごうとするとき，頭の中でつくった自己保身が無意識のうちにそれを邪魔してしまう。今回の話でも，エレベーターに乗ってすぐの私は，Dr. Umetsu に声をかけずにやり過ごそうとしていた。「これ以上，無視されて惨めになりたくない」という，私の中のプライドと自己保身が無意識のうちに働いていたのだ。私が惨めになる状況などは私自身の捉え方によるものであって，そもそも何も存在していない

にもかかわらず，それを避けたいと無意識のうちに思ってしまうのだから怖い。

　傍からみていて「あの人は折角のチャンスなのになぜ利用しないんだ」と残念にみえる光景があるのは，その人自身は自己保身に走っていることに気付かずに縁を捨ててしまっている場合である。何かを成し遂げたいなら，無意識のうちに我々の中に生まれる，この自己保身という媚薬に冒されることのないよう，常に注意したいものだ。自己保身とは何も，守りに入ったという明らかな行動を指すだけではなく，恥をかきたくないという陳腐なプライドや自分の職位も実は自己保身であることを肝に銘じておきたい。

[初出：CAP 2012 年 7 月号]
（増田健一）

Chapter II
基礎編 －検査－

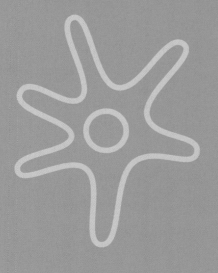

1．皮内反応試験
2．アレルギーの血清検査
3．リンパ球反応検査
4．フローサイトメトリーの原理と臨床応用
5．新しいアレルギー検査を使ったアレルギー診療

Chapter II 基礎編
－検査－

1 皮内反応試験

　皮内反応試験とは，少量のアレルゲンを皮内に投与することによって，そのアレルゲンに特異的なIgEの存在を検査する試験である。人医学および獣医学領域において長い歴史をもつ検査法であるが，最近では血清中アレルゲン特異的IgE検査の精度が向上したこともあり，その適応範囲は限られたものとなっている。しかしながら従来の血清中アレルゲン特異的IgE検査では，IgEではなくIgGを検出してしまうような非特異的反応を100％回避できないことから，厳格に感作アレルゲンを同定するためには，生体に直接アレルゲンを投与しそれに対するIgEによる炎症反応を確認する必要がある。本稿では，臨床現場で皮内反応を実施する際に必要となるアレルゲンの入手法や検査法についての詳細を紹介する。

1. 皮内反応試験の原理

　末梢血に存在するアレルゲン特異的IgEは，肥満細胞上に発現しているIgE受容体に結合するが，結合しただけでは肥満細胞の活性化（いわゆるヒスタミン放出）は生じない。この肥満細胞上でアレルゲン1分子によって2分子のIgEが架橋されて肥満細胞は脱顆粒を起こす。つまりアレルゲンを皮内投与した場合，そのアレルゲンに特異的なIgEが肥満細胞と結合していれば，I型過敏症を再現することができ，それは紅斑や膨疹形成という形で視覚化されるわけである。これが皮内反応の原理である。末梢血におけるIgEの血中半減期は数日であるが，IgEが末梢組織に存在する肥満細胞にすでに結合している場合，IgEは受動拡散されず半減期は2週間以上に延長するといわれている[1]。したがって，安定的に問題となるアレルゲンを生体反応によって同定できるという点で，皮内反応試験はアレルギー反応の存在を捉える，優れた検査方法であるといえる。

2. プリックテスト

　人医学領域においては，皮内反応試験に代わってプリックテスト（皮膚にランセットと呼ばれる器具で微小な傷をつけ，アレルゲンを皮内に浸透させる）が臨床現場における標準になっている。プリックテストのメリットとしては，簡便でかつ数種類のアレルゲンを同時に検査できること，アレルゲン量が少なくて済みアナフィラキシーなどの危険性が少ないこと，患者への負担が少ないことなどが挙げられる。しかしながら，皮内反応試験とくらべると再現性や感度の点で劣るといわれている。イヌにおけるプリックテストの有用性や信頼性に関する研究は行われていないが，イヌの皮膚がヒトにくらべると薄いこと，またプリック時にアレルゲンを1分以上接触していなければならないなど手技上の制約があり，イヌへの応用は

困難であると思われる。

3. パッチテスト

皮内反応に類似した検査法のひとつにパッチテストがある。基本的には，Ⅰ型過敏症というよりもⅣ型過敏症（接触性皮膚炎）を引き起こす物質特定を目的として行われる場合が多い。すなわち，抗原を塗布したパッチを24時間以上皮膚と接触させ，紅斑形成の有無を評価する試験である。イヌのパッチテストの有用性を評価した研究論文はきわめて少なく，動物病院において診断目的で用いられることは少ない。

4. 皮内反応試験の準備

4-1. 使用アレルゲンについて
4-1-1. アレルゲンの入手

日本の獣医療において皮内反応試験が一般的に行われていない原因のひとつに，アレルゲンの入手がきわめて困難であるという背景がある。日本においても診断用または治療用アレルゲンが鳥居薬品㈱より販売されているが，これらはヒトに使用することを目的に標準化されているため，イヌに応用するには条件設定等の試験が改めて必要となる。現在，世界標準とされている獣医療用アレルゲンは米国Greer社が販売しているものである（図1）。Greer社から販売されているアレルゲンは，アメリカ食品医薬品局（FDA）の検査に合格しているきわめて品質の高いものである。動物のアレルギー関連の論文で用いられているアレルゲンのほとんどがGreer社製のものであり，皮内反応試験または減感作療法の際の使用プロトコールが厳格に規定されている。

アレルゲンのカタログはGreer社のホームページからダウンロードでき，獣医師が個人的に電子メールで直接注文，輸入することも可能である（ただし治療用ではなく，あくまでも獣医師の研究用としての輸入となる）。

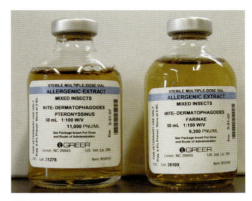

図1 Greer社製アレルゲン
写真はハウスダストマイトアレルゲン（左：ヤケヒョウヒダニ，右：コナヒョウヒダニ）。

4-1-2. アレルゲンの選択

ハウスダストマイトを除く環境アレルゲン（特に花粉）の存在には地域差が顕著であり，その土地で問題となるアレルゲンを選択すべきである。詳細に関しては「Chapter Ⅰ-7. アレルゲンの生物学」を参照頂きたい。

4-1-3. アレルゲンの取り扱い

アレルゲンは保存性を高めるために，皮内反応試験用のアレルゲン液はかなりタンパク質濃度の高い状態で供給されている。タンパク質濃度はPNU（protein nitrogen unit：1.0×10^{-6} gのタングステン酸沈殿物を生ずるタンパク質性窒素を表す）で表示されることが多いが，ハウスダストマイトはw/v（重量体積パーセント）で表示されている。ハウスダストマイトアレルゲン（コナヒョウヒダニ *Dermatophagoides farinae* とヤケヒョウヒダニ *Dermatophagoides pteronyssinus*）は1：100 w/v，それ以外のアレルゲンは20,000 PNU/mLで供給される（図1）。アレルゲン液を希釈せずに4℃で保存した場合の使用期限は2〜3年であるが，すでに希釈してしまった場合は2〜6カ月程度である[2]。アレルゲンの希釈には生理食塩水を用い，ハウスダストマイト抗原の場合は1：50,000 w/vで，それ以外のものは1,000 PNU/mLである[2]。

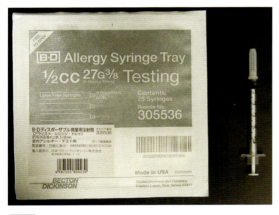

図2 皮内反応試験用シリンジ
針のサイズが27G程度のものであれば，インシュリン注射用シリンジでよい。

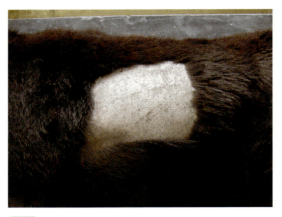

図3 アレルゲン投与部位
胸壁の皮内に投与するのが一般的である。被毛をバリカンで刈った後，投与部位をマジックでマーキングしておく。

4-2. 皮内反応試験用シリンジ

以前は皮内反応試験用のシリンジ（図2：B-Dディスポーザブル微量用注射筒 27G×3/8インチ，日本ベクトン・ディッキンソン㈱：現在は販売中止）が使用できたが，針のサイズが27G程度のものであればインシュリン注射用シリンジでもよい。

5. 皮内反応試験を行う前の注意事項

抗ヒスタミン薬やステロイドなどの薬剤の投与は，皮内反応の結果に影響を及ぼす可能性がある。したがって，抗ヒスタミン薬に関しては検査前10日間，ステロイドに関しては3週間（注射に関しては8週間）投薬を控えるべきであるといわれている[2]。しかしながら，これらの投薬なしに病状をコントロールできない症例に対しては，休薬期間を1週間程度のみとする場合もある。シクロスポリンに関しては文献報告がないが，その薬効機序を考えると少なくともステロイド以上の休薬期間を設ける必要があると思われる。

6. 若齢のイヌに対する検査

1歳齢未満のイヌにおいては感作アレルゲンが成長に伴って増加する可能性があること，また皮内反応の陽性対照に用いるヒスタミン自体に対する反応性が弱いことが示されていることから[2]，検査結果に適切な判断を下せない場合が多い。したがって皮内反応試験は，1歳齢以上の症例を対象に実施するのがよい。

7. 皮内反応試験の実際

7-1. アレルゲン投与部位

動物の胸壁部に皮内投与するのが最も一般的である[4]。投与部位による反応性の違いは明らかになっていない。検査するアレルゲンの数にもよるが，20種類程度のアレルゲンを皮内投与するのであれば，10×20cm程度のスペースがあれば十分である（図3）。試験に先立ち投与部位をバリカンで毛刈りする。カミソリによる剃毛やアルコールなどを用いた消毒は必要ない。アレルゲン投与部位をマジックでマーキングしておき，各投与部位は3cm程度ずつあけておく。

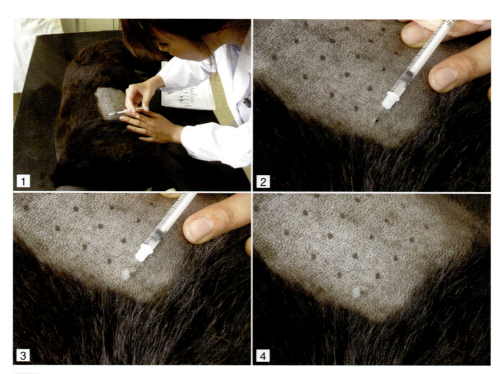

図4 アレルゲン皮内投与の実際
皮内に投与できていれば、直ちに白色膨疹が形成される。

7-2. 鎮静処置

　動物が比較的おとなしく容易に保定することができれば、必ずしも鎮静処置は必要ではない。試験者が皮内投与に慣れていれば、動物が多少暴れても確実にアレルゲンを注射できるが、そうでない場合は鎮静下で処置を行った方が無難である（皮下に投与してしまった場合、新たに場所を変えて注射しなくてはならないなど検査時間の延長につながるため）。皮内反応の結果に影響を与えない薬剤として、塩酸キシラジン、メデトミジン、ハロセン、イソフルランなどがある[2]。一方、ケタミン、ジアゼパム、アセプロマジンおよびプロポフォールなどは皮内反応の結果に影響を及ぼすと考えられている[2]。

7-3. 皮内投与

　実際の皮内投与の様子を**図4**に示す。前述したように27G針付シリンジを使用するのがよい。皮内投与に必要な量は0.05 mLであるが、失敗したときのことを考えて多めに0.1 mL程度吸っておく。アレルゲンは種類に応じて事前に用意しておき、トレイなどを用いて順番を間違えないように整理しておく。

　投与部位を上にして動物を横臥位に保定し、1種類ずつアレルゲンを皮内投与する。この場合、図に示したとおり利き手の人差し指と中指で外筒を固定し、親指で内筒を押し込むように注射器を扱った方がよい。針の刺入は、反対側の手で皮膚を伸展させ、針先を上にした状態で行う。針のカット面が表皮内に刺入したら、その時点で注射器を固定し、アレルゲンを皮内に投与する。皮内への投与はかなり抵抗を感じるはずであり、すんなり投与できる場合は皮下投与になっていることが多い。適切に皮内に投与されていれば、直ちに白色膨疹が皮膚に形成されるはずである。アレルゲンの投与と同時に、陽性対照および陰性対照も

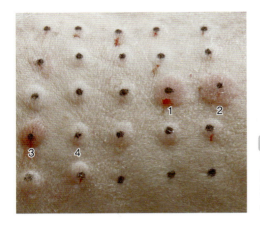

図5 感作アレルゲンによる紅斑および膨疹の形成
1：ヤケヒョウヒダニ（陽性）
2：コナヒョウヒダニ（陽性）
3：陽性対照（ヒスタミン）
4：陰性対照（生理食塩水）

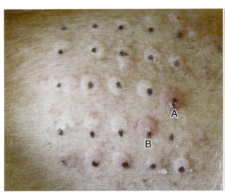 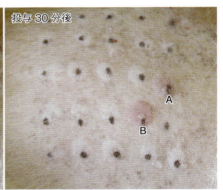

図6 即時相反応の沈静化
A：感作アレルゲン（コナヒョウヒダニ） B：陽性対照（ヒスタミン）
投与30分後には感作アレルゲンの反応が減弱しているのが分かる。

必ず投与する。陽性対照として0.001％リン酸ヒスタミン，陰性対照には生理食塩水を各0.05 mLずつ皮内投与する。

7-4. 評価

評価は皮内投与終了15〜20分後に行う（**図5**）。即時相以外の非特異的反応（注射による物理的反応やアレルゲン保存用添加物として用いられるグリセリンなどに対する反応など）によって軽度な紅斑形成が投与直後に認められることがあるが，このような反応は15分後には消失するはずである。また，アレルゲンとともに空気が皮内に投与されると膨疹形成が長時間維持されてしまう。これらの非特異的反応の関与を考慮しながら，紅斑の大きさ，膨疹の有無を記録用紙に記入し，以下に示すような基準で判定する。

> 陽性対照の膨疹以上のもの：＋＋＋
> 陰性対照の膨疹以下のもの：−
> 陽性対照と陰性対照の中間値以上のもの：＋＋
> 陽性対照と陰性対照の中間値以下のもの：＋

混合アレルゲンを皮内投与して陽性反応が認められた場合，責任アレルゲンを同定する目的で個々のアレルゲンをそれぞれ皮内投与し，同様に判定する。日本においてはハウスダストマイトや花粉などの環境アレルゲンに対し陽性反応を認めることが最も多く，食物アレルゲンに対する陽性反応はきわめて少ない。血清中アレルゲン特異的

IgE検査と皮内反応試験の結果が一致しない場合もあるが，そのような場合には皮内反応試験の結果を重視するのが一般的である。

7-4-1. Ⅰ型過敏症の遅発相反応

即時相による炎症反応は15分をピークにその後は徐々に消失していく（**図6**）。症例の中には，数時間後にアレルゲン投与による遅発相反応を発現する症例もある[3]。この遅発相反応の程度を客観的に評価する方法は存在せず，その臨床的意義は明らかになっていない。検査後ステロイドの局所製剤を塗布しなかった場合は，この遅発相反応によって瘙痒感が増強する場合がある。

8. 皮内反応試験における有害事象

ヒトにおいては皮内反応試験を実施した症例の2％程度でアナフィラキシーなどの有害事象が発生すると報告されているが，イヌにおいてはまれである[2]。しかしながら，検査終了後に嘔吐，虚脱状態に陥る症例もみられることから，多数のアレルゲンに対して強い陽性反応を認めた症例に対しては1mg/kg程度のプレドニゾロンを全身投与するとよい。また，粗雑な剃毛による表皮剥離とアレルゲン投与後の不快感によって自傷行為を誘発してしまう場合があるので注意が必要である。

まとめ

皮内反応試験はアレルゲンさえ入手できれば誰でも実施できる簡便な検査であるが，検査意義そのものは血清中アレルゲン特異的IgE検査と同様であり，本検査の結果のみからアレルギーを診断できない。

[参考文献]

1）Beavil R, Beavil A, Reischl I. In: Holgate S, Church M, Lichtenstein L, eds. ALLERGY 3ed. ELSEVIER, 2006, pp289-308.

2）Hillier A, DeBoer DJ. The ACVD task force on canine atopic dermatitis (XVⅡ): intradermal testing. *Vet Immunol Immunopathol* 81: 2001, 289-304.

3）Olivry T, Dunston SM, Murphy KM, et al. Characterization of the inflammatory infiltrate during IgE-mediated late phase reactions in the skin of normal and atopic dogs. *Vet Dermatol* 12: 2001, 49-58.

4）Reedy L, Miller W, Willemse T. Allergic Skin Diseases of Dogs and Cats, W.B., Saunders, 1997.

5）Wassom D, Grieve R. In vitro measurement of canine and feline IgE: a review of FcεR1α-based assays for detection of allergen-reactive IgE. *Vet Dermatol* 9, 1998, 173-178.

※本稿は月刊CAP 2007年5月号 前田貞俊先生の原稿を元に増田健一が加除・修正した。

（増田健一）
（画像提供：前田貞俊）

Chapter II 基礎編
－検査－

2 アレルギーの血清検査

　I型過敏症は環境アレルゲンや食物アレルゲンに対するIgEを介して起こる。よって，今日においてもIgEの存在の有無を確認するための検査はアレルギー診療の根幹をなしている。IgEの存在は皮内反応試験により生体反応を用いて間接的に検査できるが，試験管内において直接的に検査する方法が客観的指標として求められる。そこで，本稿では血中のIgEを検出する検査について，その仕組みから方法，そして検査数値の意味について解説する。

1. IgE検査システム

　一般的に我々が血清を用いて行う検査システムには，血清内の物質と化学反応することを利用したものと（例，血清生化学検査），血清内の物質を抗体を用いて検出するものの2つに大別されるといってよい。前者の化学反応を利用する検査は，検出したい物質の性質によるため実施できる数には制限があるが，抗体を利用した検査は目的の物質（抗原という）に対する抗体を作製することで実施可能となるため汎用性が高い。そもそも抗体は，病原体などの外来異物を認識して結合することによって病原体を生体から排除する機能をもつ。そのため，抗体はそれぞれ決まった外来異物を見分けて結合し，しかもその結合力は強力である。この性質を利用して，IgEを検出するための検査システムを構築することができる。アレルゲン特異的IgE検査においては，患者血清中に存在し健常者には存在しないアレルゲンに反応す

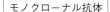

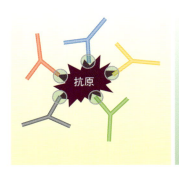
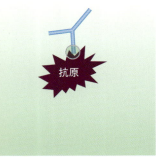

図1 ポリクローナル抗体とモノクローナル抗体の違い
1つの抗原に対していくつもの抗体クローンが，それぞれの結合部位（緑○）で抗原に結合する。モノクローナル抗体は1種類の抗体クローンが1箇所の結合部位で抗原に結合する。

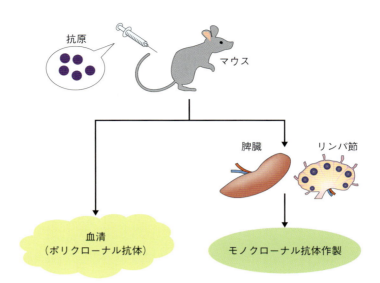

図2　ポリクローナル抗体とモノクローナル抗体の作製
ポリクローナル抗体は抗原を免疫した動物（図ではマウスだが，他の動物種でも可能）の血清を用いたり，血清からIgGを精製することで準備できる。一方，モノクローナル抗体は免疫したマウス（あるいはラット）から脾臓やリンパ節を取り出し，試験管内でハイブリドーマを作製することによって得られる。

るIgEを，IgEに対する抗体，すなわち抗IgE抗体を用いて検出する。

1-1. 使用する抗体の種類
1-1-1. ポリクローナル抗体とモノクローナル抗体

このような検査に使用する抗体の種類には，大きく分けてポリクローナル抗体とモノクローナル抗体がある。ポリクローナル抗体とは，同じ抗原に結合する，いくつかの抗体クローンの集合体であり，それぞれの抗体の抗原の結合部位は1箇所に限らない。一方，モノクローナル抗体とは，単一クローンの抗体である。よって，抗原への結合部位は1箇所に限られる（図1）。したがって，多数の抗体クローンで抗原を検出するポリクローナル抗体の方が，結合部位が1箇所のモノクローナル抗体と比較して，総合的な検出力はより高いといえる。

1-2. 使用する抗体の作製方法
1-2-1. ポリクローナル抗体の作製

ポリクローナル抗体は目的の抗原を注射した（「免疫する」という）動物の血清，あるいはその血清からあるクラスの抗体だけを精製することによって得られる（図2）。そのため，動物の免疫方法が重要である。なぜなら，目的の抗原に対する血清中の抗体価が十分に上昇していない場合，得ようとするポリクローナル抗体は少量しか含まれていないからである。免疫の方法や免疫する動物を工夫する必要がある。

1-2-2. モノクローナル抗体の作製

一方，モノクローナル抗体を得るためには，目的の抗原を免疫した動物の脾臓あるいはリンパ節の細胞と骨髄腫由来の細胞株（ミエローマ細胞[*]株）を使用して，ハイブリドーマを作製しなければならない（図2）。ハイブリドーマとは，免疫

---

[*] ミエローマ細胞
骨髄腫の癌細胞を細胞株化したもので，抗体産生能を有する。

した動物の脾臓やリンパ節由来の抗体産生細胞とミエローマ細胞株を試験管内で融合させた細胞であり，半永久的にそして持続的に抗体産生する能力を有する細胞のことである。そもそもミエローマ細胞株はマウスやラットでのみ作製されているため，通常モノクローナル抗体はマウスあるいはラットの抗体のみとなる。

　ちなみに，細胞を融合させる方法は各種選択することができる。ウイルスベクターを使用する方法やポリエチレングリコールを使う方法，さらには電気刺激を与える方法によって，免疫動物の脾臓あるいはリンパ節のB細胞とミエローマ細胞の細胞膜を融合させて，抗体を産生し続ける細胞をつくる[2]。うまく融合した細胞は，B細胞由来の性質とミエローマ細胞由来の性質を併せもつ。すなわち，融合したB細胞が産生する特異的抗体産生能力とミエローマ細胞の細胞増殖能力および抗体産生能力をもつことになり，結果として，1種類の抗体クローンを半永久的に増殖しながら，持続的に抗体産生する細胞，すなわちハイブリドーマができあがる。抗体産生能力を獲得したハイブリドーマは特殊な細胞培養液で選別することができ，次に個々のハイブリドーマが産生する抗体が目的の抗原を認識する抗体であるか否かをチェックすることにより，最終的に目的のモノクローナル抗体産生ハイブリドーマを得ることができる。ハイブリドーマは培養で増殖するため，ハイブリドーマを増やすことで回収する抗体量を増やすことが随意的にできるので便利である。

　ヒトにおいてはEBウイルス（Epstein-Barrウイルス，1964年に発見されたB細胞に感染するヘルペスウイルス）をB細胞に感染させることでB細胞を不死化することができる[2]。これによりB細胞を半永久的に生存させ，かつ，上述のハイブリドーマと同じような細胞を得ることができ，それによりモノクローナル抗体を取ることが可能となる。したがって，ハイブリドーマ株が樹立されているマウス，ラット，そして上述のEBウイルスを用いた抗体産生細胞が取得できるヒト以外

の動物種のモノクローナル抗体は存在しない。しかし例外として，マウスあるいはラットのハイブリドーマと他の動物種のB細胞が偶然，細胞融合を起こす場合があり，このような場合にはそれら動物種のモノクローナル抗体（キメラ抗体）が取れることがある。

1-3. ポリクローナル抗体と　　モノクローナル抗体の利点と欠点

1-3-1. ポリクローナル抗体の利点と欠点

　ポリクローナル抗体とモノクローナル抗体にはそれぞれ利点と欠点がある。

　ポリクローナル抗体には様々な抗体クローンが存在し，中には抗原に対する結合力（親和性）が弱いものから強いものまで多様なクローンの抗体が含まれている。そして，それら抗体クローンの抗原認識部位はそれぞれのクローンで異なる（**図1**）。よって，ポリクローナル抗体は抗原を全体的に，かつ包括的に捉えることが可能であり，目的の物質を検出する力は高いといえる。しかし一方で，抗体クローンごとに検査の正確性を低下させる要因となる非特異的反応が起こるため，非特異的反応を起こしやすい抗体クローンが多く含まれる場合には測定値が非特異的反応によってマスクされることになり，目的の特異的反応を検出することが困難な場合がある。非特異的反応は検査結果の偽陽性の最大の要因でもあり，検査システムをポリクローナル抗体を用いて構築する場合には細心の注意を払って検討しなければならない。

1-3-2. モノクローナル抗体の利点と欠点

　一方，モノクローナル抗体は抗体クローンが1つだけであるため，抗原の認識部位も1箇所に限定されている（**図1**）。そのため，抗体クローンの非特異的反応や交差反応もその抗体クローンに由来することが分かるので，検査系構築には都合がよい。目的の検査システムに適正な抗体クローンを選択することで検出感度を改善することが可能で，より正確な検査システムを求めて工夫することができる。ポリクローナル抗体は抗体クロー

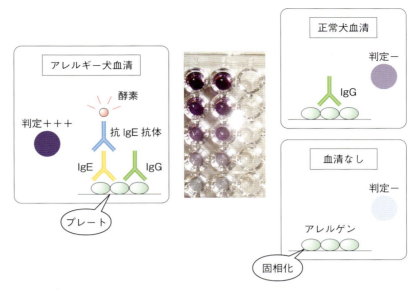

図3 発色による酵素結合免疫吸着法（enzyme-linked immunosorbent assay, ELISA）の原理

酵素を標識した抗IgE抗体によって，アレルギー犬の血清中のアレルゲン特異的IgEを検出する。酵素反応によって基質が分解されることにより発色する。その発色の程度を測定器で測ることで，アレルゲンに結合したIgEの存在の有無を知ることができる。正常犬の血清中にはIgEは基本的には含まれていないので発色することはないが，使用した抗IgE抗体がIgGにも反応する場合，若干の陽性反応が出ることがある。

ンの種類やそれぞれの含有量の違いによって製造ロットごとに検出感度に変動が生じるが，モノクローナル抗体は製造方法が安定化すれば，毎回同じ抗体を回収することができ，製造ロット間の差も基本的にはきわめて少ない。このようなことから，モノクローナル抗体を使った検査システムは条件設定がしやすく，一般的に検査精度もよいため好まれる。よいハイブリドーマが得られた場合には，モノクローナル抗体による検査システムを構築するべきである。

2. これまでのイヌのアレルゲン特異的IgE検査システム

イヌにおけるアレルゲン特異的IgE検査システムの構築には，イヌIgEに対するポリクローナル抗体あるいはモノクローナル抗体（抗IgE抗体）を用いる。酵素標識されたこれらの抗体を使用すると，検査工程の最終段階で標識酵素の基質を加えることによって着色あるいは発光させることが可能で，その発色・蛍光の程度によって抗IgE抗体がどの程度残っているかが分かる。そして，それは抗IgE抗体が結合したIgEが検体の中に存在したことを意味する。このように，使用するポリクローナル抗体あるいはモノクローナル抗体を酵素標識し，その酵素反応を利用して検体中の目的物質を検出する方法を酵素結合免疫吸着法（enzyme-linked immunosorbent assay, ELISA）と呼ぶ（**図3**）。標識する酵素には，基質を発色させるペルオキシダーゼやアルカリフォスファターゼ，蛍光を発するβ-ガラクトシダーゼがよく用いられる。発色法では発色の程度を（**図3**），蛍光法では蛍光の強さを測定器で検出することで，IgEの有無を確認できる。ELISA法はIgEの検査だけでなく，ワクチンの抗体価検査や病原体検査など様々な検査に広く用いられている。

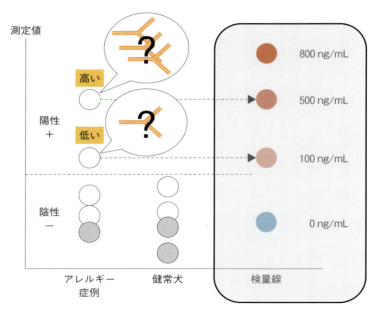

図4 定性検査
定性検査では測定値の高低である程度の IgE 濃度を把握することはできるが，検量線がないため，その値を正確に把握することはできない．

3. IgE 検査の課題

イヌのアレルゲン特異的 IgE 検査は主に ELISA 法で実施されてきたが，その場合，3つのポイントに注意しなければならない．1つ目は抗 IgE 抗体が IgG を誤認識してしまうことで偽陽性が出ていないかどうか，そして2つ目は，検査に使用する血清の希釈濃度が適正であるかどうか，最後に3つ目は，定性測定か定量測定かである．

3-1. ①偽陽性

血中にアレルゲン特異的 IgE が存在する場合，同じアレルゲンを認識する IgG も必ず存在する．ヒトでは IgG の血中濃度は IgE のそれにくらべて数十万倍も高いといわれており，抗 IgE 抗体が少しでも IgG を検出してしまうような精度であると，間違った陽性結果（偽陽性）がたくさん検出されてしまう．血清検体から IgG を除く処理も実施されているが，これほどの濃度差のあるものを完全にゼロにするためには相当量の試薬と作業が必要で，現実には難しい．したがって，IgE 検査の精度を議論する場合には，検査システムに使用している抗 IgE 抗体が IgG を認識しないことを何よりもまず確認する必要がある．

3-2. ②血清の適正な希釈濃度

あるアレルゲンに対する IgG が検査検体の血清中に存在すると，上記の偽陽性以外にも問題が出てくる．試験管内の検査工程においては血清中の IgE とアレルゲンを反応させる工程があるが，そこでは同じアレルゲンに結合する IgE と IgG は相互に競合してアレルゲンに結合する．そのため，血清を十分に希釈していなければ，高濃度に含まれる IgG が IgE よりも先にアレルゲンに結合して覆ってしまうため，IgE がアレルゲンに結合できなくなる（IgG による干渉を受けるという）．この現象を避けるために，検査する血清について，IgG の干渉を受けないように予め最適希釈倍率をよく検討しておかなければならない．

表1 IgE の定性検査と定量検査の比較

	定性検査	定量検査
抗 IgE 抗体の種類	ポリクローナル抗体 モノクローナル抗体	モノクローナル抗体
検量線	不要	必要
偽陽性	可能性あり	ほとんどない
異なる検査日の検査結果の比較	不可	可能
アレルゲン間の測定値の比較	不可	可能
原因アレルゲンの予測	陽性アレルゲンすべてが候補	ひとつのアレルゲンに絞り込める
季節性の把握	難しい	可能
アレルギー発症閾値	不明	イヌでは 100 ng/mL を超えたとき
治療（環境改善）効果の把握	難しい	可能

3-3. ③定性測定か定量測定か

3-3-1. 定性検査

　健常犬の測定値を超える値を陽性と判断する検査が定性検査である。そのため，検査結果は陽性・陰性，あるいは＋＋＋，＋＋，＋／－の判定表示により，検体の血清中 IgE 量が健常犬より高いことを把握することができる（**図4**）。よって，アレルギーの有無を判定するための検査として活用できる。しかし，IgE の量は不明であるため，どの程度の異常であるのか（発症するか否か，など）を判定することはできない。しかも測定値は測定するたびに異なるため，異なる検査日の測定値を比較して IgE 濃度の高低を議論することはできない（**表1**）。このように定性検査では，アレルギーが重症なのか，軽症なのかなど病勢と関連する情報を得ることはできない。

3-3-2. 定量検査

　そこで次に，定量検査が必要になってくる。定量検査ではその結果が ng/mL で表記されるため，個々のアレルゲンに対する IgE の血中濃度を把握するための検査であり，IgE 濃度をアレルゲン間で比較することができる。よって，定量検査ではアレルギーの原因アレルゲンの特定とともに，そのアレルゲンに対するアレルギーの病勢を把握することができる（**表1**）。このように非常

に有用な情報を提供する定量検査であるが，定量検査を構築するには大きな課題があり，それを克服できないために定性検査で終わっている場合が多い。定量検査には，各アレルゲンに対する IgE 量を割り出すための検量線が必要である（**図5**）。そして検量線を作成するためには，濃度が既知の IgE 溶液（血清でもよい）がアレルゲンごとに必要である。しかしながら，イヌではそもそも定量検査がないのでそのような濃度が既知の IgE 溶液は存在しない。つまり，「卵が先か，鶏が先か」の議論に陥り，定量検査を構築することができない。

4. イヌのアレルゲン特異的 IgE 定量検査システム

　しかし，マウスでは古くからアレルゲン特異的 IgE 検査は定量検査が行われてきた。実験動物であるマウスはアレルゲンに対するモノクローナル抗体で IgE を作製するなど，様々な操作が可能である。よって，マウスを利用することでイヌやヒトのアレルゲン特異的 IgE 定量検査が可能である（**図5**）。そのために筆者らは，マウスとイヌの IgE の両方を同程度に認識する，特殊な抗 IgE 抗体（CRE-DM）を作製した。この CRE-DM

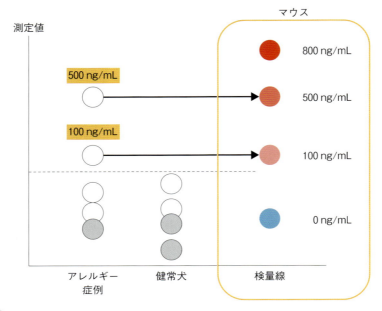

図5 定量検査
マウスではIgE濃度が既知の溶液を準備することができるため，検量線を作成することができる。このマウスの検量線をイヌに応用することができれば，アレルギー犬の血清中IgE濃度を正確に把握することができる。

とともにアレルゲン特異的IgE濃度が既知のマウスIgE溶液（あるいは血清）を検量線に用いることで，イヌのアレルゲン特異的IgEの定量検査を実現した（図6）[3]。

5. IgE定量化で何が分かるか

IgEそのものの量を数字で示すことができること（IgE定量化）によって次の4つのことが分かる（表1）。

- ・原因アレルゲンの正確な同定
- ・発症閾値
- ・治療効果
- ・季節性

5-1. 原因アレルゲンの同定

IgE定量化によって，アレルゲン間でそのIgE濃度を比較することが可能となり，現在の症状の原因アレルゲンを特定することができる。すなわち，現在起こっているアレルギー症状はどのアレルゲンに由来するかを判断することができる。例えば，IgEがハウスダストマイト，スギ花粉など数種類のアレルゲンに対して検出された場合に，定性IgE検査ではどのアレルゲンに対するIgE量が多いのかを比較することができないが，定量IgE検査の場合には，アレルゲン間でのIgE量の違いを比較して，最も高いIgE濃度を示すアレルゲンが現在のアレルギー症状の原因アレルゲンであると予想することが可能である（図7，表1）。そして，獣医師は飼い主に「現在，アレルギーとして最も問題なのはこのアレルゲンでしょう」と伝えることができ，診療方針はもちろんであるが，飼い主の診察に対する満足度を上げることができる。

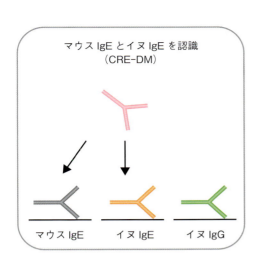
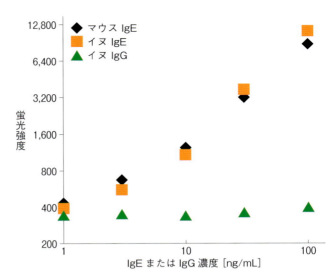

図6 イヌのアレルゲン特異的 IgE の定量検査

マウスの IgE 測定のための検量線をイヌの IgE 測定に用いるためには，特殊な抗 IgE 抗体が必要である。CRE-DM はマウス IgE とイヌ IgE を同程度に認識し，偽陽性の要因となるイヌ IgG にほとんど反応しない特殊な抗体である。

5-2. アレルギーの発症閾値

このようにアレルギーの原因アレルゲンを予測することができるとともに，検体が多くなれば IgE の定量化によってアレルギーの発症閾値も予測することが可能である。筆者らは健常犬とアレルギー犬の IgE を測定し，イヌにおけるアレルギー発症閾値を 100 ng/mL と設定した（**表1**）[1]。これにより，獣医師は 100 ng/mL を超える IgE 濃度を示したアレルゲンについては，アレルギーを発症する危険性があると飼い主に説明することができる。

5-3. IgE 量の変化の追跡

また，定量化によって，治療や季節によって推移する IgE 量の変化を追跡することができる。特に，長期的な治療やアレルゲン除去，アレルゲン回避が体内の IgE 産生に影響を及ぼしているかどうかが分かる。このことは，日にちの異なるサンプルの IgE の値を比較できる定量化システムによって初めて可能となる。獣医師は IgE 量の推移をみて，実施した治療（環境改善を含む）の効果を把握するとともに，どの季節に IgE が高くなるかを把握し，症状の季節性の情報を併せることで，アレルギーの原因となるアレルゲンを絞り込むことができる。

6. IgE 産生の場所と増減

IgE の動きを臨床で活用するためには，IgE 産生のメカニズムを理解する必要がある。そこで，IgE の産生についてその概略について触れることとする。

6-1. IgE 産生の場所

IgE は脾臓やリンパ組織，骨髄にいる形質細胞から産生される。脾臓やリンパ節の形質細胞はその寿命が短く，我々が問題とする血中の IgE 量を長く維持している形質細胞は long-lived plasma cells と呼ばれ，骨髄に存在する。このような形質細胞は抗原を認識して活性化することもなく，いわゆる「だらだら」と抗体を産生し続けているらしい。また，薬物に対する感受性が少ないと考

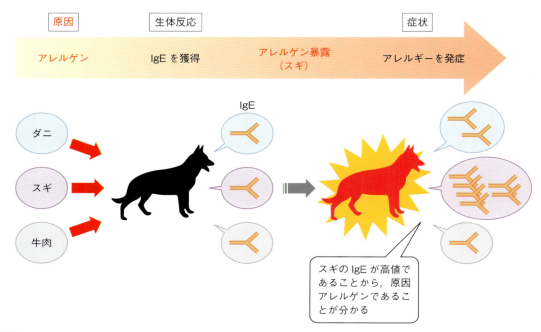

図7 アレルギーの病態とIgE

アレルゲンの暴露を受けた個体はやがてIgEを産生する。さらにアレルゲン暴露を受け続けた場合のみIgEが上昇し（図の例：スギ花粉），やがてアレルギー症状を発症する。IgEの血中濃度をスギ，ダニ，牛肉の間で比較することができれば，最も高いIgE濃度のアレルゲンを特定することで現在の症状と関連するアレルゲンを予想することが可能である。

えられており，この細胞を除去するためには骨髄抑制をかけるしかない。そのため，ステロイドや抗ヒスタミン薬，そしてシクロスポリンやオクラシチニブ（アポキル®）を投薬中であっても，そのIgE産生量にはほとんど変化がないと考えてよい。つまり，臨床現場においては，IgE測定の前に投薬中の薬剤を休薬する必要はない。

6-2. IgE濃度が下がるとき

血中のIgE濃度が下がる場合は，骨髄のIgE産生形質細胞が自然消滅して減ったときで，かつ新しいIgE産生形質細胞が骨髄に追加されない場合である。マウスにおいて筆者が予備的に検討した結果，一度スギ花粉抗原に対するIgEを産生したマウスは，その後にスギ花粉を追加投与しなくても2カ月間ほどは安定したIgE濃度を維持していた。アレルゲン暴露がなければ，IgE濃度は低下するが，それはIgE産生形質細胞が寿命を迎え，さらにアレルゲン暴露がなく，新しいIgE産生形質細胞が追加されない状態を指している。例えば，ダニのアレルギー患者で，環境改善によってダニアレルゲンが環境から消失すれば，ダニに対するIgE産生形質細胞が骨髄に新たに追加されずに，徐々に血中IgE濃度が低下するであろう。実際，筆者らの研究においても，スギ花粉アレルギーのイヌでスギ花粉アレルゲンの暴露がない場合，スギ花粉特異的IgE値は半年後に低下していた[7]。

6-3. IgE濃度が上がるとき

血中IgE濃度が上昇する場合は，IgE産生形質細胞が骨髄に新しく追加されたときである。骨髄にすでに存在するIgE産生形質細胞が，そのIgE産生を急激に増加させることはほとんどない。そのため，血中IgE濃度が上昇したことはすなわち，新しくIgE産生形質細胞が追加されたこと

を意味する。つまり，アレルゲンの暴露を受けてアレルゲンが体内に侵入しており（**図7**），それに対して新しい形質細胞が生まれたといえる。

　各種アレルゲンの IgE の血清濃度を定量測定することで，どのアレルゲンに暴露を受けているかを推測することができる（**表1**）。臨床現場では，あるアレルゲンに対する IgE の血清濃度が上昇したとき，アレルゲンの季節に突入したこと，つまり，アレルゲンの暴露を受けていることを獣医師は認識しなければならない。

7. 臨床的にアレルギーを疑う症例で IgE 検査をしたが，すべて陰性であった場合

　IgE 以外でもアレルギー症状が起こることがある。特にイヌの食物アレルギーにおいては，IgE 検査よりもリンパ球反応検査が有用であることが報告されている[2]。よって，臨床的にアレルギー症状を示す症例において IgE 検査結果がすべてのアレルゲンに対して陰性だった場合には，食物アレルギーの可能性が高く，リンパ球反応検査を行うとアレルギーの別の側面の情報を得ることができる。

> ### まとめ
>
> 　本稿では IgE 検査について述べた。イヌではアレルゲン特異的 IgE 定量検査が可能になったため，この検査を駆使することで得られる情報は多くなった。獣医師はその測定結果を読み込むことで症例のアレルギー病態について考察し，適切な治療戦略と正確な説明を飼い主に提供することが可能となる。

[参考文献]

1）Fujimura M, Masuda K, Hayashiya M et al. Flow cytometric analysis of lymphocyte proliferative responses to food allergens in dogs with food allergy. *J Vet Med Sci* 73, 2011, 1309-1317.

2）Herzenberg LA, Lefkovitz I. The induction, measurement and manipulation of the immune response. In: Janeway CA Jr, Travers P, Walport M, eds. Immunobiology: the immune system in health and disease, 5ed. New York, Garland Science, 2001.

3）Okayama T, Matsuno Y, Yasuda N, et al. Establishment of a quantitative ELISA for the measurement of allergen-specific IgE in dogs using anti-IgE antibody cross-reactive to mouse and dog IgE. *Vet Immunol Immunopathol* 139, 2011, 99-106.

4）Kenneth M 他 著，笹月健彦 監訳．Janeway's 免疫生物学 第7版．東京，南江堂，2010.

（増田健一）

Chapter Ⅱ 基礎編
－検査－

3 リンパ球反応検査

　リンパ球には大きく分けてT細胞とB細胞があるが，特にヘルパーT細胞と呼ばれる細胞集団は抗原提示細胞から提示される抗原を最初に認識する細胞であり，リンパ節や脾臓内においてB細胞の分化，増殖を助ける役割をもつ。このような性質から，このヘルパーT細胞集団はアレルギー反応の中核的な役割を担っている。したがって，これらの細胞挙動を捉えることによって，アレルギーへの理解が深まると同時に，臨床現場においても診断，治療戦略上，役立つ情報を得ることができる。近年，このような細胞の動きをイヌのアレルギー性疾患において捉えることが，臨床現場においても可能となってきた。そこで，ヘルパーT細胞をどのように捉え，どのように診断，治療に応用していくかについて述べたい。

1. ヘルパーT細胞の概念

　樹状細胞などの抗原提示細胞が抗原を貪食して，その細胞表面に提示する抗原の一部分をT細胞エピトープと呼ぶが，それを認識する細胞集団の1つがヘルパーT細胞である。T細胞エピトープを認識したヘルパーT細胞はサイトカイン〔インターロイキン-4（IL-4）やインターフェロン-γ（IFN-γ）など〕を産生し，病変部へ直接浸潤して炎症を起こし，また自身も増殖してその数を増やす。さらに，産生されたサイトカインは次にB細胞に作用して，それらをIgGやIgE産生形質細胞へと分化させる。

2. 従来のリンパ球刺激試験とは

　このように，抗原を認識するヘルパーT細胞は抗原刺激によって増える。抗原に対して異常に増殖するヘルパーT細胞集団を捉えることによって，体内に存在する，その抗原に対する過剰反応（Ⅳ型過敏症）を証明しようという検査が，「リンパ球刺激試験」である。
　リンパ球刺激試験は末梢血のリンパ球を用いたり，あるいはマウスなどでは脾臓のリンパ球を用いて実施することができる。例えば，末梢血単核球を採取し，それを抗原とともに数日間培養する。どの程度リンパ球が増殖したかを知るために，一般的には培養の途中で特殊な放射性同位元素を加え，その取り込みの程度を測定する。増殖する細胞はこの特殊な放射性同位元素を取り込むため，細胞の放射能活性を測定することによって，放射性同位元素がどの程度取り込まれたか（取り込み率）を算出する。このことから，抗原に反応してリンパ球がどの程度増殖したかが分かるという仕組みである（図1）。
　最終的にリンパ球刺激試験では，この放射性同位元素の取り込み量を，抗原刺激した細胞と抗原刺激しない細胞で測定し，その取り込み量を比較

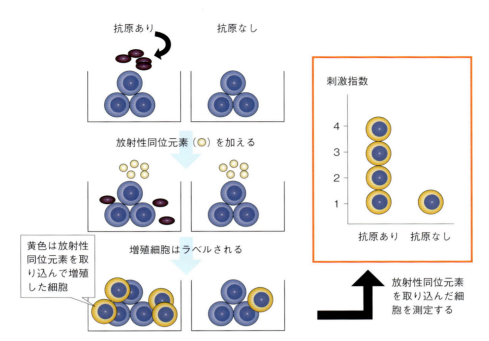

図1 リンパ球刺激試験の模式図

抗原のあり・なしでリンパ球を培養する。抗原の刺激が十分に入ったときに放射性同位元素を加えると，増殖する細胞は放射性同位元素を取り込みながら増える（黄色の細胞）。放射性同位元素を取り込んだ細胞（放射性同位元素でラベルされた細胞）を機械で測定し，抗原刺激あり・なしで比較して刺激指数を算出する。

して表す。抗原刺激していない細胞と比較して，その何倍の増殖を示したかを表す単位を刺激指数：stimulation index と呼ぶ。通常，抗原刺激に反応して細胞増殖した場合には，この放射性同位元素の取り込みは，抗原刺激しない細胞よりも2倍以上多くなる。例えば，抗原刺激した細胞が刺激していない細胞の2倍の増殖を示した場合は，刺激指数は 2.0 と表される。

2-1. イヌのリンパ球刺激試験

マウスやヒトのリンパ球においてリンパ球刺激試験を行っている論文は数多くある。筆者らは，この試験方法がイヌでも有効であることをこれまでに報告してきた[1-3]。健常犬の末梢血単核球をスギ花粉の抗原と一緒に培養した場合，刺激指数は2.0 を超えない結果を得たことから，我々はイヌにおいても 2.0 以上をリンパ球刺激試験における陽性反応として捉えることとした[1-3]。その他の抗原，例えば各種の食物抗原を用いた場合においても，健常犬の刺激指数は 2.0 を超えないが，食物アレルギーのイヌでは 2.0 以上になることが分かった（**図2**）[4]。よって，イヌにおいても刺激指数 2.0 をその抗原に反応するリンパ球が存在するか否かの，陽性と陰性の境界としてよいと考えることができる。

このようにリンパ球刺激試験がイヌにおいても応用可能であることが分かり，これをアレルギーの診断や治療モニターの客観的指標として利用できることが判明してきた。

3. リンパ球反応検査

3-1. イヌの食物アレルギーにおけるリンパ球反応検査の原理

上述のリンパ球刺激試験は放射性同位元素を用いるため，その取り扱いが困難なことから特殊な

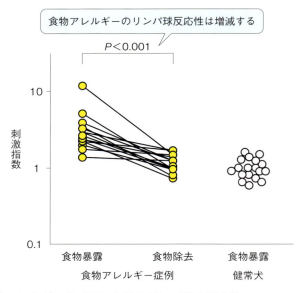

図2 食物アレルギーのイヌにおけるリンパ球の反応性
食物アレルギーのイヌのリンパ球を原因となった食物アレルゲンと一緒に培養すると，症状が出ているときにはリンパ球は増殖する。除去食によって症状がなくなった場合には，リンパ球の反応も低下することが分かっている。

施設が必要である。そのため，一般的な検査として利用することは難しい。そこで，リンパ球の反応を別の方法でみることができないかと考えられるようになった。フローサイトメトリーは，細胞の表面分子を蛍光標識した抗体を用いて検査する方法である。そこで，刺激を受けたリンパ球はその特徴的な表面分子を特定さえすれば，フローサイトメトリーで検出することができる。

T細胞を含めリンパ球の増殖にはIL-2と呼ばれるサイトカインが関与することが分かっており，増殖するリンパ球はこのIL-2の受容体（CD25）をもっている[5]。このことを利用し，IL-2の受容体に対する蛍光標識抗体を用いて，この受容体をもつ細胞をフローサイトメトリーによって検出することができる（図3）。食物アレルゲンの添加培養によって活性化・増殖したリンパ球数から，アレルゲン無添加の無刺激のリンパ球の数値を差し引きすることでバックグラウンド値を補正し，最終的に食物アレルゲンに対して活性化したリンパ球を検出することができる。

この原理を利用して食物アレルゲンに反応して増殖するリンパ球を検出する検査が構築され，「リンパ球反応検査」と呼ばれる（動物アレルギー検査㈱）。血液からリンパ球を含む単核球を分離し，様々な食物アレルゲンとともに培養することで，それらに反応するリンパ球を検出することができる（図4）。健常犬には存在しない，食物に反応して増殖するリンパ球を検出することで，食物アレルギーの可能性を推測することができる。

3-2. リンパ球反応検査の検査値について

リンパ球反応検査における異常値は1.2%以上と設定されている。5頭の健常なビーグル犬において，18種類の食物アレルゲンに対するリンパ球の反応を検討した[6]。健常犬で食物アレルゲンに対して増殖するヘルパーT細胞の割合はほとんどが0.0%であるが，統計学的に数値のばらつきを検討したところ，平均値＋2×（標準偏差）に収まる範囲，つまり健常犬サンプルの95%は1.2%未満の数値になることが分かった。さら

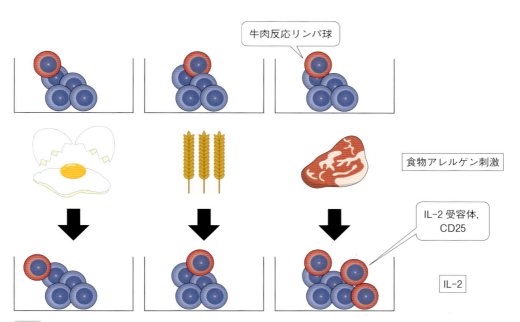

図3 リンパ球反応検査の原理

例えば、牛肉に反応するリンパ球が存在すると、牛肉抽出液と一緒に培養することで増殖を開始する。増殖するリンパ球はIL-2を産生するとともに、それを受け取るIL-2受容体（CD25）を発現するため、IL-2受容体に対する抗体で検出することができる。

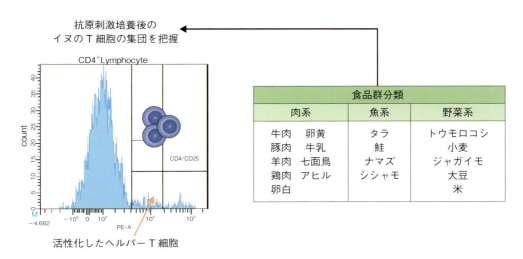

図4 食物アレルゲンに反応して増殖するリンパ球を検出する

リンパ球反応検査では、IL-2受容体を発現するヘルパーT細胞（活性化したヘルパーT細胞）を検出する。肉、魚、野菜の各種アレルゲンに対するそれぞれの反応をみることで、食物アレルギーの原因食物を推測する。IL-2受容体はアレルギーを抑える制御性T細胞でも発現するため、活性化したヘルパーT細胞の分画を厳密に規定している。

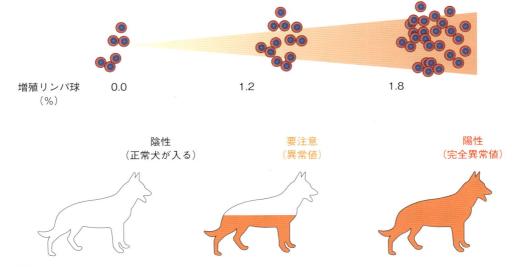

図5 リンパ球反応検査の検査値について
健常犬のリンパ球反応検査の結果から統計学的に1.2％以上を異常値としている。症状が出ているときの検査結果が要注意域の場合には原因食物として考えてよい。

に，健常犬サンプルでは，1.8％を上回る数値は検出されなかった。以上のことから，1.8％以上の値は明らかに異常値として陽性域とし，1.2～1.8％は健常犬でも5％程度の低い頻度で検出される可能性があるが，症状を発症している場合には異常値として判定してよい範囲を意図して，要注意域と呼んでいる（**図5**）。

> **まとめ**
>
> 本稿ではリンパ球刺激試験，リンパ球反応検査の概要について述べた。リンパ球刺激試験の原理から，イヌで本試験を用いた報告の数々を紹介した。これまではこの試験方法は研究所の手法に過ぎなかったが，フローサイトメトリーを活用することにより，動物病院の臨床現場においてもリンパ球反応検査としてIV型過敏症の原因リンパ球を検出できるようになった。このことにより，小動物分野におけるアレルギー診療が一歩進んだことになる。

[参考文献]
1) Masuda K, Sakaguchi M, Saito S, Deboer DJ, et al. In vivo and In vitro Tests Showing Sensitization to Japanese Cedar (Cryptomeria japonica) Pollen Allergen in Atopic Dogs. *J Vet Med Sci* 62, 2000, 995-1000.
2) Masuda K, Sakaguchi M, Saito S, Deboer DJ, et al. Seasonal atopic dermatitis in dogs sensitive to a major allergen of Japanese cedar (*Cryptomeria japonica*) pollen. *Vet Dermatol* 1, 2002, 53-59.
3) Masuda K, Sakaguchi M, Saito S, Yasueda H, et al. Identification of peptides containing T-cell epitopes of Japanese cedar (*Cryptomeria japonica*) pollen allergen (Cry j 1) in dogs. *Vet Immunol Immunopathol* 102, 2004, 45-52.
4) Ishida R, Masuda K, Kurata K, Ohno K, et al. Lymphocyte Blastogenic Responses to Inciting Food Allergens in Dogs with Food Hypersensitivity. *J Vet Intern Med* 18, 2004, 25-30.
5) Masuda K, Yasuda N. The antibody against human CD25, ACT-1, recognizes canine T-lymphocytes in the G2/M and G0/G1 phases of the cell cycle during proliferation. *J Vet Med Sci* 70, 2008, 1285-1287.
6) Fujimura M, Masuda K, Hayashiya M, Okayama T. Flow cytometric analysis of lymphocyte proliferative responses to food allergens in dogs with food allergy. *J Vet Med Sci* 73, 2011, 1309-1317.

（増田健一）

Chapter Ⅱ 基礎編
－検査－

4 フローサイトメトリーの原理と臨床応用

　フローサイトメトリーは小動物臨床においても様々な疾患の補助診断に用いられるようになってきた。これまで用いられてきた日常的な血液検査では得られない血球に関する情報をフローサイトメトリーによって得ることにより，簡便かつ詳細に様々な疾患の補助診断を行うことが可能となっている。本稿ではフローサイトメトリーの原理，その生データの見方，臨床応用について解説する。

1. フローサイトメトリーの原理

　フローサイトメトリーの原型が開発されてからすでに60年以上が過ぎようとしている。フローサイトメトリー（fluorescence-activated cell sorter，FACS）は，顕微鏡に代わって，光を利用して自動で細胞1個1個の情報（特性）を容易に得ることが可能なシステムとして開発された。そのシステムは，細胞1個ずつから，大きさ，内部構造の複雑さ，細胞の表面もしくは内部の蛍光色の情報を1秒間に数千個以上の速度で取得し，高感度に測定する方法である（図1）。図2に示すように，ある細胞浮遊液をフローサイトメトリーの機械に吸引させると，機械に吸い取られた細胞集団は，超音波振動ノズルによって，細胞1個分の水の柱の中を流れる。その水の柱にレーザー光を当てることによって，細胞がレーザー光を通過する際に生まれる様々な光の変化を迅速かつ高感度にフローサイトメトリーの機械で読み取ることができる。

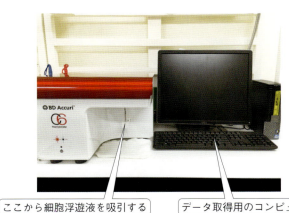

図1 筆者が日常用いているフローサイトメトリー（BD Accuri C6，BDバイオサイエンス製）
他にも様々な機能を備えた機種が，多くのメーカーから製品化されている。

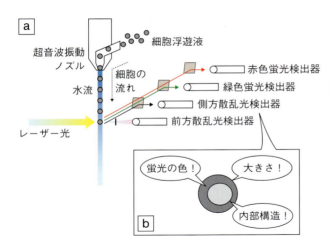

図2 フローサイトメトリーのしくみ
a：細胞浮遊液は狭い管の中を通り，細胞1つひとつが流れるような水流の中を進み，レーザー光が当たったところで生じる様々な光を各検出器が読み取り，それぞれの細胞の情報を表示する。
b：得られる情報は，細胞の大きさ，内部構造の複雑さ，蛍光色の強度である。

検出する光の種類	光が表すもの
前方散乱光（FSC）	大きさ
側方散乱光（SSC）	内部構造の複雑さ（密度）
緑色蛍光（FL1）	染色に用いた抗体に標識された色素の色
赤色蛍光（FL2）	染色に用いた抗体に標識された色素の色

図3 フローサイトメトリーによって検出される光
前方散乱光（FSC）は細胞の大きさ，側方散乱光（SSC）は細胞の内部構造の複雑さ，蛍光（FL1）は染色に用いた抗体に標識された緑色，蛍光（FL2）は染色に用いた抗体に標識された赤色をそれぞれ検出可能である（蛍光の色は，機種により10色以上検出可能である）。

2．フローサイトメトリーのデータの読み方

　それでは，得られた光の情報から何が読み取れるのであろうか。**図2**および**図3**に示すように，フローサイトメトリーにおいては，細胞にレーザー光が当たることにより，前方散乱光（FSC），側方散乱光（SSC），様々な蛍光色の光を検出することができる。**図3**に示すように，FSCの強度は細胞の大きさを表すのに対し，SSCの強度は細胞の内部構造の複雑さを表している。**図4**に解析例を示す。

2-1．細胞の大きさ（FSC）と内部構造の複雑さ（SSC）によるドットプロット像

　末梢血液を採取し，赤血球を溶血させ，白血球分画を分離する。そのサンプルをフローサイトメトリーにかけ，横軸にFSC，縦軸にSSCを展開すると，細胞の大きさ（FSC）と内部構造の複雑さ（SSC）に従って，**図4a**のようなプロットが得られる。この場合，ドット1つひとつは，個々の細胞を表し，大きさと内部構造の複雑さによってリンパ球，顆粒球，単球と容易に分離可能である。リンパ球は，顆粒球，単球より大きさも小さく，内部構造も単純であるため，比較的FSC，

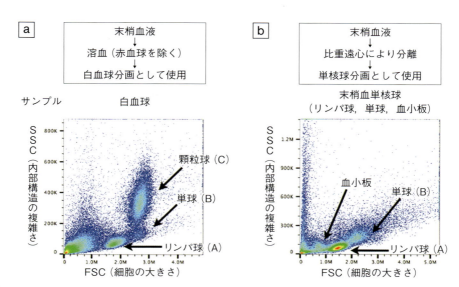

図4 フローサイトメーター上での細胞の大きさ（FSC）と内部構造の複雑さ（SSC）によるドットプロット像

a：末梢血液を採取後，溶血し白血球分画としてフローサイトメーターで解析した。ドットプロット上の1つひとつの点は各細胞を表している。FSCとSSCに従いリンパ球（A），単球（B），顆粒球（C）と分けられる。この場合，単球の数は顆粒球やリンパ球と比較してそれほど多くないため，集団としては目立たない。

b：末梢血液を採取後，比重遠心により単核球分画を分離後（赤血球および顆粒球を除いた後），同様にフローサイトメーターで解析した。aとは異なり，顆粒球分画が減少し，主にリンパ球（A）と単球（B）が存在するのが確認できる。

SSCともに小さい部分（A）に表示され，それに対して内部構造も複雑で大きさも少し大きい単球や顆粒球は，FSC，SSCともに大きい右上（BまたはC）に表示される。ちなみに左下のリンパ球よりFSC，SSCともにさらに小さい集団は，白血球を分離する際に混入した赤血球または血小板である。また，図4bのように，末梢血液を比重遠心により赤血球，顆粒球を除去し，末梢血単核球のみ（リンパ球，単球，血小板）にすると，図4aから顆粒球部分を除いたプロットが得られる。ここまでは，血液塗抹を簡易染色し顕微鏡で観察するのと得られるものは何ら変わりないが，これ以上にフローサイトメトリーがもつ利点とは何であろうか。

2-2. 蛍光色の強度と抗原の発現量の定量

フローサイトメトリーの最大の利点は，蛍光標識された抗体で細胞を染色し，その蛍光を検出することによって様々な細胞の特徴を解析できることにある。すなわち，目的とする単核球集団を分離後，フローサイトメトリーにかける前に，細胞上の各抗原に特異的かつ蛍光標識された抗体で染色しておけば，標識された蛍光色に従って，それぞれ緑色蛍光，赤色蛍光（その他の色も存在する）の強さとして，その抗原の発現量を定量することが可能である。図5に例を示す。

図5は先ほどと同様に，末梢血単核球を分離し，その後，赤色蛍光（FL2）を標識した抗CD21抗体で染色後，フローサイトメトリーによって解析した結果を示している。先ほどのFSC-SSCプロットの中でリンパ球のみにゲートをかけ（細胞集団をリンパ球に限定する），赤色に染色された細胞の割合をヒストグラムに展開する（リンパ球集団のみでの赤色陽性細胞を検出す

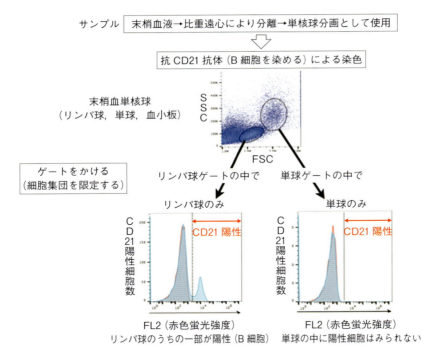

図5 末梢血単核球を抗CD21抗体（赤色標識）で染色しフローサイトメーターで解析

末梢血液を採取後，比重遠心により単核球分画を分離し，赤色蛍光標識された抗CD21抗体（B細胞を染色する）で染色後，フローサイトメーターで解析した。リンパ球にゲートをかけ（解析対象をリンパ球のみにし），赤色（FL2）に染まる細胞をヒストグラムプロットした（左下図）。赤で描かれたラインは，単核球を染色することはない抗体（アイソタイプコントロール）で染色したネガティブコントロールの場合で，それと比較して水色で示すようにリンパ球ゲート中では，CD21陽性細胞が一部認められる。しかし，単球ゲート中には，CD21陽性細胞は全く認められない（右下図）。

る）と，リンパ球中の一部が抗CD21抗体で陽性に染まる細胞集団（抗CD21抗体に染色されるのはB細胞）であることが分かる。一方，リンパ球ではなく，単球の集団にゲートをかけ，同じく赤色に染色された細胞の割合をヒストグラムに展開すると，当然のことながら単球中には赤色陽性の細胞集団が全くいないことが分かり，CD21抗原を発現する細胞集団はリンパ球中にしか存在しないことが分かる。

このようにドットプロット（FSCとSSCで展開したもの）上において，特定の細胞集団（例えばリンパ球）に限定し（ゲーティングし），さらに別のプロットに展開後に解析することで，個々の細胞に関するより詳細な情報（個々の細胞が発する蛍光の色）を得ることができる。

2-3. 二重染色によるT細胞数とB細胞数の割合の測定

次は，ひとつの蛍光色だけでなく，2つの蛍光色を用いて末梢血液中に存在するT細胞数とB細胞数の割合を測定するような二重染色を行った場合のデータの見方を解説する。末梢血単核球を分離後，抗CD3抗体（緑色）と抗CD21抗体（赤色）で染色してみる。CD3はT細胞に特異的に発現しているため，抗CD3抗体はT細胞特異的マーカーとして使用され，CD21はB細胞に特異的に発現しているため，抗CD21抗体はB細胞特異的マーカーとして用いられる。

図6に示すように，リンパ球の中でFL1（緑色）に染まる細胞は約47.8%存在しており，T細胞が末梢血単核球中に47.8%存在することが分か

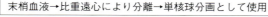

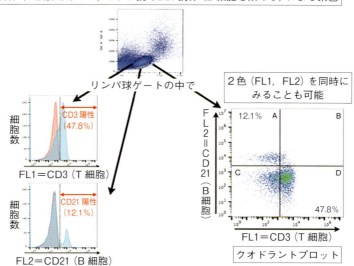

図6 末梢血単核球を抗CD3抗体（緑色標識）および抗CD21抗体（赤色標識）で染色しフローサイトメーターで解析

末梢血液を採取後，比重遠心により単核球分画を分離後，緑色蛍光標識された抗CD3抗体（T細胞を染色する）および赤色蛍光標識された抗CD21抗体（B細胞を染色する）で染色後，フローサイトメーターで解析した。リンパ球にゲートをかけ（解析対象をリンパ球のみにし），緑色（FL1）に染まる細胞（左上図）と赤色（FL2）に染まる細胞（左下図）をヒストグラムプロットした。赤で描かれたラインは，単核球を染色することはない抗体（アイソタイプコントロール）で染色したネガティブコントロールの場合で，それと比較して，水色で示すようにリンパ球ゲート中では，CD3陽性細胞が47.8％認められ，またCD21陽性細胞は12.1％認められる。これら2種類のヒストグラムプロットを同時にみるために（同時に染色される細胞を確認するために）クオドラントプロットしたものを右図に示している。左図のヒストグラムプロットのみでは，CD3陽性CD21陽性細胞（クオドラントプロットでのB領域）が存在するのかどうか不明であるが，クオドラントプロットで表すことにより，そのような細胞はほとんど存在しないことが明らかとなる。

る。一方，リンパ球の中でFL2（赤色）に染まる細胞は約12.1％存在しており，それらはB細胞の割合を表している。

2-3-1. クオドラントプロット解析

また，このように2色で染色した細胞集団を同時にひとつのプロットで観察する方法があり，それをクオドラントプロットと呼び，**図6右**のように表す。クオドラントプロットでは，横軸にFL1（CD3陽性細胞），縦軸にFL2（CD21陽性細胞）を示しているため，ここで，領域AとCは抗CD3抗体陰性の領域を表しており，領域BとDは，抗CD3抗体陽性の領域を表している。一方，領域CとDは抗CD21抗体陰性の領域を表しており，領域AとBは，抗CD21抗体陽性の領域を表している。そうすると，領域AはCD3陰性かつCD21陽性の領域（CD3−CD21＋）すなわちB細胞，領域BはCD3陽性かつCD21陽性の領域（CD3＋CD21＋），つまり健常では存在し得ない細胞，領域CはCD3陰性かつCD21陰性の領域（CD3−CD21−）すなわちT細胞およびB細胞以外の細胞，領域DはCD3陽性かつCD21陰性の領域（CD3＋CD21−）すなわちT細

Chapter Ⅱ
基礎編－検査－

表1 フローサイトメトリーと顕微鏡との違い

	設備	一度に観察可能な細胞数	得られる細胞の情報	蛍光の感度	客観性
フローサイトメトリー	非常に高価であるため使用に制限	約1×10⁶個オーダーで可能	大きさ, 内部構造の複雑さ, 蛍光の色	感度が非常によいため, 陽性細胞の定量性あり	あり
光学顕微鏡	比較的安価であり多くの病院に存在	限りがある	大きさ, 形態	－	あまりない
蛍光顕微鏡	高価であるため使用に制限	限りがある	大きさ, 蛍光の色	感度はそれほど高くなく, 陽性細胞の定量性に欠ける	陽性・陰性については比較的あり

胞を表していることになる。つまり，リンパ球の中で，CD3陰性CD21陽性細胞，すなわち**図6**に示したようにB細胞は約12.1％であり，CD3陽性CD21陰性細胞，すなわちT細胞は約47.8％であり，CD3陽性CD21陽性細胞はほぼ存在しないことが分かる。

このように二重染色したサンプルをクオドラントプロット解析することにより，単色による染色のみでは分からなかった，より詳細な細胞集団の解析が可能となる。

3. フローサイトメトリーの利点と欠点

3-1. 利点

上述したとおり，フローサイトメトリーは，我々の目で観察するために一度に多くの細胞をみることができない顕微鏡とは異なり，高速（機種によっては1秒間に数万個以上のスピード）で細胞を処理できるため，短時間に多くの細胞を解析することが可能であり，また非常に客観的である。**表1**に示すように，細胞1つひとつの蛍光を観察することができる蛍光顕微鏡でさえ，非常に微弱に染色される細胞と染色されない細胞の区別や染色される細胞の色の強さを区別できないが，フローサイトメトリーを用いると，それらに定量

性をもたせることが可能となる。また，蛍光顕微鏡では，同時に複数の種類の蛍光を観察することができないが，フローサイトメトリーでは，用いる機種により10色以上を同時に観察することが可能であるため（10種類以上の抗体を用いて，10種類の分子を同時に検出可能），細胞集団中に非常に少量にしか存在しない細胞集団を検出するのにも有用である。また，非常に定量性に優れているため，後述するように特異的な分子を臨床マーカーとして用い，病態の経時的な変化を評価することが可能である。

3-2. 欠点

人医学領域でのフローサイトメトリーは臨床的なアプリケーションが豊富であり，広く用いられているにもかかわらず，小動物臨床において一般化していない理由は何であろうか。**表2**にフローサイトメトリーを用いた検査の欠点を記した。フローサイトメトリーを用いた検査の一番大きな欠点は，生きている細胞を扱う必要があるということである。つまり，血清や血漿，血液塗抹のように保存しておいたり，輸送が容易ではないことである。通常は，サンプル採取後，数時間以内に抗体で染色する必要がある（抗体の染色後は，固定することによりフローサイトメトリーで解析する

表2	フローサイトメトリーの欠点

1. 生細胞を用いて検査をする必要があるため，検査サンプルの保存ができない
2. フローサイトメトリーの機械本体が非常に高価である
3. それぞれの抗体で染色し，有意な情報を得るために，血液塗抹とくらべるとある程度の細胞数が必要である（目的とする細胞集団による）

まで保存可能）。しかしながら，個々の検査によっては，抗体の染色前に1日程度またはそれ以上の保存が可能であるため，各検査内容を予備的に検討することにより，より検査しやすい形での保存が可能な場合もある。また，フローサイトメトリーの機械本体が非常に高価であるため，各開業動物病院に常備することは不可能であり，小動物領域でフローサイトメトリーを用いた検査を商業的に行っている数少ない検査機関を利用するしかない。さらに，用いるサンプル（血液，リンパ節吸引サンプルなど）および解析する細胞の割合によって必要な量が異なるが，血液が数 μL のみで実施可能である血液塗抹とくらべると，それ以上の細胞数が必要となる。しかし，末梢血液はもちろん，リンパ節や腫瘍の穿刺液，骨髄穿刺液，胸水なども十分検査対象となり得る。

4. 現在までに行われてきたフローサイトメトリーを用いた小動物臨床検査

それでは，実際にフローサイトメトリーがこれまでどのような疾患の診断に臨床応用されてきたかについて解説する。これまで述べたように，フローサイトメトリーは特定の細胞集団（末梢血液，骨髄，リンパ節など）中にどのような抗原を発現している細胞があるか，ということを確認することに用いられる。ここに示した以外にも報告はあるが，残念ながら現在のところ小動物臨床において，確実に応用可能なフローサイトメトリーを用いた検査はまだこの程度である。

4-1. 末梢血液中の CD4 陽性 T 細胞および CD8 陽性 T 細胞の比率の解析

T細胞には，主に CD4 陽性 T 細胞と CD8 陽性 T 細胞が存在する。CD4 陽性 T 細胞はヘルパー T 細胞と呼ばれ，抗体が関与するような液性免疫応答において B 細胞などの反応を助けるのに対し，CD8 陽性 T 細胞は細胞傷害性 T 細胞と呼ばれ，細胞性免疫反応に関与している。健常動物では，この比率（CD4/CD8 比）はほぼ一定（1.7〜1.9）に保たれているが，ある種の疾患では変動することが知られており，病期のモニターとして用いられている。これまでに報告されているものとして，イヌでは細胞性免疫が関与するリーシュマニア感染に伴って，CD4/CD8 比は低下することが報告されている[1]。また，猫免疫不全ウイルス感染の病期の進行に伴い，末梢血液中のリンパ球数が減少するとともに，CD4/CD8 比が1.0 以下にまで逆転することが知られている[2]。このように末梢血リンパ球中の CD4 陽性細胞とCD8 陽性細胞の比率を検査することにより，病期進行のモニターとして応用することができる。

4-2. リンパ腫や白血病などの表面抗原の解析

小動物領域においてはフローサイトメトリーに利用可能な抗体の種類が十分でないため，現在はリンパ系腫瘍にしか適用されないが，今後利用可能な抗体が増えればリンパ系腫瘍だけでなく白血病など血液系腫瘍細胞の表面抗原の解析にもフローサイトメトリーを用いることができる。

リンパ腫であれば，リンパ節より腫瘍細胞をFNA によって採取し，表面抗原の解析に用いることが可能である。また，リンパ系白血病については，末梢血液中に腫瘍細胞が十分量（その他の正常な細胞集団よりも圧倒的に多い）存在すれば，それらをそのまま表面抗原の解析に用いることが可能である。

図7 には，多中心型リンパ腫と診断されたイヌの初診時のリンパ節の FNA サンプルを用いて，表面抗原の解析をフローサイトメトリーにより

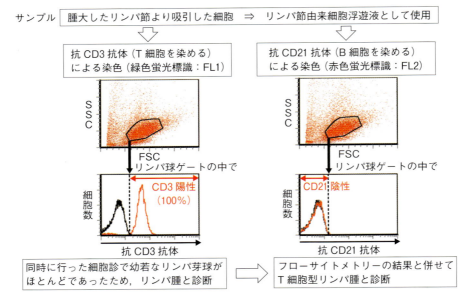

図7 リンパ腫のイヌのリンパ節吸引サンプルを抗CD3抗体（緑色標識）および抗CD21抗体（赤色標識）で染色しフローサイトメーターで解析

イヌの腫大したリンパ節より吸引サンプルを採取後，緑色蛍光標識された抗CD3抗体（T細胞を染色する）および赤色蛍光標識された抗CD21抗体（B細胞を染色する）で染色し，フローサイトメーターで解析した。リンパ球にゲートをかけ（解析対象をリンパ球のみにし），緑色（FL1）に染まる細胞（左図）と赤色（FL2）に染まる細胞（右図）をヒストグラムプロットした。黒で描かれたラインは，単核球を染色することはない抗体（アイソタイプコントロール）で染色したネガティブコントロールの場合で，それと比較して，リンパ球ゲート中では，CD3陽性細胞が100％認められ，またCD21陽性細胞は0％認められる。また別途作製したリンパ節吸引サンプルの塗抹の細胞診よりリンパ腫であることが確認され，フローサイトメトリーの結果と併せてT細胞型リンパ腫と診断された。

行った結果を示す。まず，FSC-SSCでみるとリンパ節の細胞集団は，大きさ，密度ともにほぼ一様であることが分かる。それらをゲーティングし各表面抗原によるヒストグラムで表すと，様々な抗原の中で（ここでは，CD3とCD21についてのみ示す）CD3に対してのみ陽性であることが分かる。したがってこの症例のリンパ腫細胞は，T細胞由来（T細胞型）ということになる。

現在は，分子生物学的手法であるPCRを用いてリンパ系細胞のクローナリティを解析することによってT細胞型かB細胞型かを鑑別する方法が主流となりつつあるが，このようにフローサイトメトリーを用いてそれらを鑑別することも可能である。PCRを用いたクローナリティの解析は保存しておいた組織等でも行うことができるため

便利ではあるが，DNAを抽出後にPCR解析を行うため，1日以上の時間が必要となる。しかし，フローサイトメトリーを利用した場合，機械さえあれば，リンパ節穿刺から染色，解析まで含めても3時間程度で行うことが可能であり，医学領域ではベッドサイドの検査として用いられている。

4-3. 赤血球表面免疫グロブリンの検出による免疫介在性溶血性貧血（IMHA）の診断

イヌにおいてしばしば認められる免疫介在性溶血性貧血（IMHA）の診断にもフローサイトメトリーを用いることができる。この疾患は，古典的にはクームス試験によって診断されてきたが，近年フローサイトメトリーを利用した診断方法も用

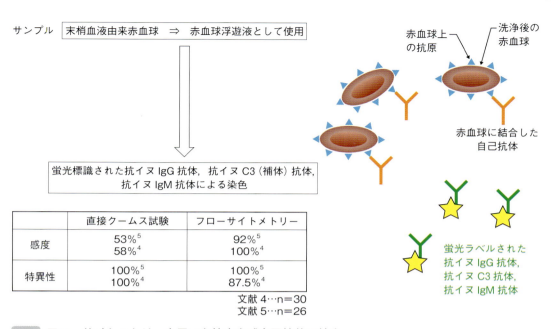

図8 フローサイトメトリーを用いた抗赤血球自己抗体の検出
末梢血液より赤血球を採取，洗浄後，蛍光標識された抗イヌ IgG 抗体，抗イヌ C3（補体）抗体，抗イヌ IgM 抗体によって染色後，フローサイトメーターで解析する。表には，これまでに報告されている直接クームス試験との感度，特異性の比較を記した。

いられている[3]。図8に示すように，IMHA の病態は，赤血球の表面に存在する何らかの抗原に対して産生された免疫グロブリン（IgG，IgM）または補体が結合することにより，血管外または血管内溶血が起こる。そのため，赤血球表面に結合した免疫グロブリンや補体を，蛍光標識された抗イヌ IgG 抗体，抗イヌ補体抗体，抗イヌ IgM 抗体によって染色後，フローサイトメトリーによって検出することが可能であり，IMHA の特異的な診断となる。この方法は，これまで用いられてきた直接クームス試験と比較しても，より感度が高いことが報告されており，今後広く用いられるものと考えられる[4,5]。また，免疫介在性血小板減少症（IMT）においても，同様に罹患動物由来の血小板上に存在する抗血小板抗体を検出するのに，フローサイトメトリーを用いた検査が行われるようになってきている。

4-4. アレルギー性皮膚炎の重症度診断としての CD4 陽性 T 細胞に発現する CCR4 の測定（アレルギー強度検査の原理）

アレルギー性皮膚炎のイヌの末梢血液において CD4 陽性 CCR4 陽性リンパ球の割合が増加することが報告されている[6]。以下にこの検査の方法について解説する。図9に示すように，アトピー性皮膚炎や食物アレルギーのイヌより末梢血単核球を分離後，抗 CD4 抗体およびケモカイン受容体である CCR4 に対する抗 CCR4 抗体で二重染色を行い，フローサイトメトリーで解析する。図9に示すように，CD4 陽性細胞数（B と D の細胞の合計）の中の CCR4 陽性細胞（B の細胞数）の割合 CCR4/CD4 を計算すると，健常犬と比較して，有意にその増加が認められることが分かる。ヒトにおいてはこの CCR4/CD4 が皮膚病変の重症度とも相関することが報告されており，臨床マーカーとして用いることができる。アレルギー性皮膚炎のイヌにおいても図10に示すよう

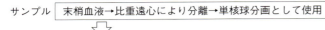
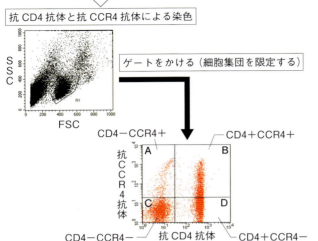
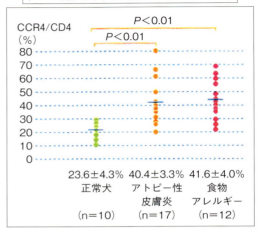

図9 フローサイトメトリーを用いたアトピー性皮膚炎および食物アレルギーのイヌのCD4陽性CCR4陽性細胞の割合

末梢血液を採取後，比重遠心により単核球分画を分離後，抗CD4抗体（緑色）および抗CCR4抗体（赤色）で染色し，フローサイトメトリーで解析した．CD4陽性細胞（B+D）の中のCCR4陽性細胞（B）の割合を，正常犬，アトピー性皮膚炎，食物アレルギーのそれぞれのイヌにおいて比較したところ，グラフに示すように，正常犬に比較してアトピー性皮膚炎および食物アレルギーのイヌにおいては，有意に増加していることが示された．
データ提供：前田貞俊先生（岐阜大学）

に，CCR4/CD4が治療前には49％であったのに対し，治療によって皮膚症状の改善とともに，CCR4/CD4が26％まで減少したような例もみられることから，これを病勢の指標として用いることが可能である．また，症例がアレルギーをもっているかどうかを調べる目的で，この検査を実施することが可能である（詳細は「Chapter Ⅱ-5. 新しいアレルギー検査を使ったアレルギー診療」を参照）．

4-5. 食物アレルギーの診断としての活性化リンパ球の割合の測定

食物アレルギーの診断および治療効果の判定（そのほか，非IgE介在性のアレルギーの診断など）については，「Chapter Ⅱ-3. リンパ球反応検査」「Chapter Ⅲ-5. 食物アレルギーの皮膚症状」「Chapter Ⅲ-6. 食物アレルギーの消化器症状」を参照頂きたい．

5. フローサイトメトリーの今後

これまで行ってきた血液検査に加えてフローサイトメトリーを用いることで，さらなる情報を得られることがご理解頂けたと思う．しかしながら先にも述べたように，小動物領域では利用可能な抗体が多くないため未だその利用は限られており，人医学領域においてルーチンにフローサイトメトリーを用いた検査が行われていることに鑑みると，今後発展性が非常に期待される検査方法といえる．例えば，血液リンパ系腫瘍についても現在はT細胞型，B細胞型と呼んでいる中にも，さらに詳細に分類できる抗原があれば，それを検査することにより疾患分類がより詳細に行われ，治療の選択，治療反応性の解析，予後の判定など

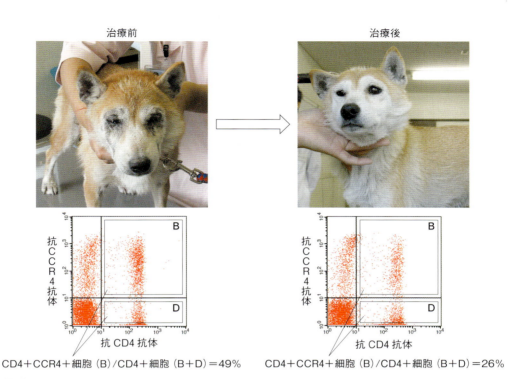

図10 フローサイトメトリーを用いたアレルギー性皮膚炎のイヌの CD4 陽性 CCR4 陽性細胞の割合の変動

図9と同様に染色，フローサイトメトリーにより解析した．左は治療前，右は治療後のイヌの皮膚病変とそれに伴って減少した CCR4/CD4 の割合を示している．
データ提供：前田貞俊先生（岐阜大学）

に用いることが可能となる．また，造血幹細胞移植など，体内の特定の細胞集団を集めることにもフローサイトメトリーが利用可能であるため，特定の細胞集団を回収し，それを体内に戻したりするような最先端の遺伝子治療技術が現実のものとなるのも，フローサイトメトリーなしでは考えられない．また，これまで顕微鏡のみで診断されてきた疾患もフローサイトメトリーを用いることで，より客観的にかつ定量性をもって追うことが可能となるであろう．

まとめ

本稿では，フローサイトメトリーの原理と臨床応用ということで，これまでに用いられてきたフローサイトメトリーの小動物領域への応用，さらにこれから期待される検査について述べた．今後さらに多くのイヌおよびネコの各種分子に対する特異的な抗体が作製されるに従って，各疾患の診断および分類をより詳細に反映する病勢マーカーが明らかになるとともに，それを利用することによってより客観性に基づいた臨床が実践されることを期待したい．

Chapter II
基礎編－検査－

［参考文献］

1 ）Reis AB, Teixeira-Carvalho A, Giunchetti RC, et al. Pheno-typic features of circulating leucocytes as immunological markers for clinical status and bone marrow parasite den-sity in dogs naturally infected by Leishmania chagasi. *Clin Exp Immunol* 146, 2006, 303-311.

2 ）Hofmann-Lehmann R, Holznagel E, Ossent P, et al. Param-eters of disease progression in long-term experimental fe-line retrovirus (feline immunodeficiency virus and feline leukemia virus) infections: hematology, clinical chemistry, and lymphocyte subsets. *Clin Diagn Lab Immunol* 4, 1997, 33-42.

3 ）Wardrop KJ. The Coombs' test in veterinary medicine: past, present, future. *Vet Clin Pathol* 34, 2005, 325-334.

4 ）Quigley KA, Chelack BJ, Haines DM, et al. Application of a direct flow cytometric erythrocyte immunofluorescence assay in dogs with immune-mediated hemolytic anemia and comparison to the direct antiglobulin test. *J Vet Diagn Invest* 13, 2001, 297-300.

5 ）Wilkerson MJ, Davis E, Shuman W, et al. Isotype-specific antibodies in horses and dogs with immune-mediated he-molytic anemia. *J Vet Intern Med* 14, 2000, 190-196.

6 ）Maeda S, Ohmori K, Yasuda N, et al. Increase of CC che-mokine receptor 4-positive cells in the peripheral CD4 cells in dogs with atopic dermatitis or experimentally sen-sitized to Japanese cedar pollen. *Clin Exp Allergy* 34, 2004, 1467-1473.

（水野拓也）

Chapter Ⅱ 基礎編
－検査－

5 新しいアレルギー検査を使った アレルギー診療

　ここまで基本的な免疫・アレルギーの基礎知識と，アレルギー診療で実施される検査について述べた。本稿においては，日本発の新しいアレルギー検査システムの応用について解説したい。アレルギー診療における世界的標準を，日本からまず発信していきたいと考えている。

1. 臨床症状からの診断と検査による診断

　犬アトピー性皮膚炎の臨床診断は，Willemseが1986年に提唱したものが基本となっているが[3]，今日ではさらに改変された新しい基準ができている。しかしそれらも臨床症状からの診断が中心であり，客観的な指標になるものではない。臨床診断は，臨床的にある種の「集団」を括るのにはよい。しかしながら，臨床家が注意しなければならないのは，その括った集団が単一の病気ではないことである。そこを見誤ると，実は異なる病気に同じ治療を施し，効いた，効かない，という不毛な議論に突入してしまう。そもそも異なる疾患を含むかもしれない集団に，ひとつの治療がそれらすべてに適切であることは少ない。嘔吐を呈する疾患をひとつに括り，ひとつの投薬で治療しても成功しないことを考えれば，想像しやすい。

　そこで，治療を的確に行うためには，臨床症状から括った集団をさらに細かく分類する必要がある。そのための方法が検査である。検査の陽性・陰性，検査値が高い・低いによって，さらに集団を細かく分類していく。その過程で，どの治療法や薬が，そして投薬量や投薬方法が，それら分類した症例各々に適切なのかを明らかにすることができる。

　犬アトピー性皮膚炎の典型的な症状だけで括った集団には，真の犬アトピー性皮膚炎以外に，食物アレルギーや細菌感染などを合併した症例も混在する。さらに犬アトピー性皮膚炎においては，個々の症例においてその原因アレルゲンが異なる。したがって，これらを適切に治療していくためには，検査を駆使して症例を分類し，治る症例，コントロールできる症例を把握する必要がある。例えば，嘔吐を呈する集団から，嘔吐の原因が膵炎なのか，異物なのか，腎不全なのかを判別していくことと同じである。

　症例の集団を分類していくための検査として，「ものさし」を用いて客観的に細かく区切っていくのが理想的である。アレルギー以外の他の疾患においてはその「ものさし」が多種多様に存在し，病態を細分化することが行われている。嘔吐を呈する場合には，肝臓や腎臓，膵臓の血液生化学検査がそれらに相当する。イヌのアレルギー性疾患に対しては，細かな指標がこれまでに存在せず，漠然とした判断しかできなかったが，近年，新しく3種類の検査システム（アレルギー強度検査，アレルゲン特異的IgE検査，リンパ球反応

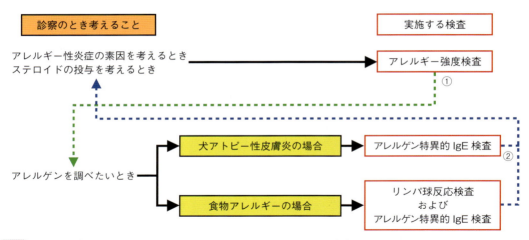

図1 アレルギー診療における疑問点とそれを解決するための検査

アレルギー性の炎症を起こしやすいかどうかの判断には，アレルギー強度検査が有効である。異常高値を検出すれば，犬アトピー性皮膚炎が関与している可能性が非常に高くなる（約80％）。一方，最初から原因アレルゲンを特定したいとき（症状からアレルギー性皮膚炎であることが分かっているとき），あるいはアレルギー強度検査で異常高値を示した場合には，アレルゲンの特定に移る（点線矢印①）。これにはアレルゲン特異的IgE検査とリンパ球反応検査が有用となる。犬アトピー性皮膚炎の診断には環境アレルゲンによって感作されている証拠を見つけることが必要であるため，アレルゲン特異的IgE検査を実施する。食物アレルギーの場合はIgE検査で検出できない食物アレルゲンに対するアレルギーが存在するので，リンパ球反応検査も併せて行うとよい。また，アレルギー性皮膚炎の症例においてはステロイドの長期投与が必要かどうかを判断するために，アレルギー強度検査を活用することができる（点線矢印②）。

検査）を動物病院で利用できるようになり，臨床診断の次に必要となる"症例の分類"が可能となってきたのである。アレルギー診療において考えることと，それを解決するための検査の概要を図1にまとめた。

2. アレルギー性疾患かどうか

2-1. アレルギー強度検査

臨床現場では典型的なアレルギー症状を示す症例だけではない。症例によってはその症状からはアレルギー性疾患かどうかの判断に迷うことがある。その際に有効な検査システムがアレルギー強度検査（CCR4陽性Tリンパ球検出検査）である[4]（表1）。検査の原理については「ChapterⅡ-4. フローサイトメトリーの原理と臨床応用」も参照頂きたい。

犬アトピー性皮膚炎のおおよそ80％において，この検査で把握できる血液中のリンパ球が上昇している[2]。一方，犬アトピー性皮膚炎と症状から鑑別することが困難な疾患，例えば，毛包虫症や疥癬などでは，このリンパ球集団は極端に上昇しない（検査は2歳齢以上で28.7％以上を異常値としている，表1）。しかし，2歳齢以上の症例においては23.1〜28.6％までの範囲は膿皮症，毛包虫症，疥癬などと犬アトピー性皮膚炎と明確に分けることは不可能であることが分かってきた。さらに，アレルギー強度検査が陰性結果（2歳齢以上で28.7％未満）であってもアレルゲン特異的な反応（アレルゲン特異的IgEやリンパ球反応）が検出される場合も60〜80％あるため（動物アレルギー検査㈱社内データ），アレルギー強度検査を用いてアレルギー性疾患の有無は見分けられないことが，近年の検査数の蓄積より分かってきた。つまり，アレルギー強度検査はアレルギーの素因をみるための検査であって，実際にアレル

新しいアレルギー検査を使ったアレルギー診療 **5**

表1 アレルギー強度検査の結果から分かること

高値が出ればアレルギー性疾患の可能性が高くなり，特に犬アトピー性皮膚炎の診断補助となる。食物アレルギーも症状が活発化しているときには高値を示す個体がある。正常範囲の場合には，他の疾患の鑑別診断を優先して実施しなければならない。あまり遭遇することはないが，非常に低い値の場合は何らかの免疫抑制状態を考慮するべきであろう。

※1　症例はあるが，さらにデータ集積が必要である
※2　正常範囲内の場合，これら疾患の鑑別診断を実施する必要がある。寄生虫性疾患や膿皮症などが除外されていれば，23.1%以上の値はアレルギーをもっていると判断してもよい

アレルギー強度検査結果	疾患名
高値 （2歳齢以上で28.7%以上 2歳齢未満で16.3%以上）	アレルギー性疾患 　犬アトピー性皮膚炎 　食物アレルギー 皮膚型リンパ腫[1]
正常範囲[2]	外部寄生虫 感染症（膿皮症） 自己免疫性皮膚疾患
低値	免疫抑制状態

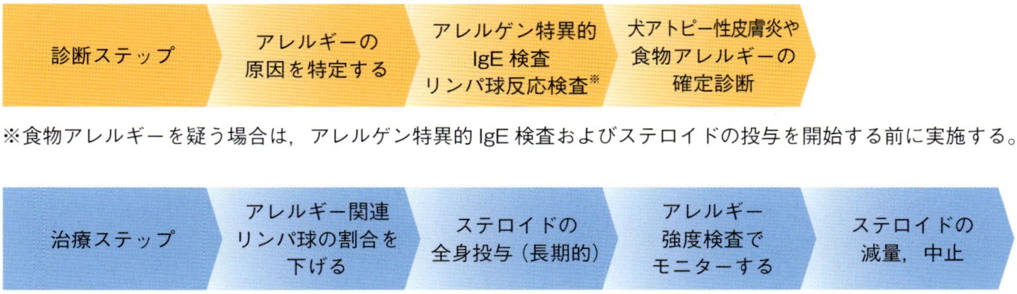

診断ステップ ▶ アレルギーの原因を特定する ▶ アレルゲン特異的IgE検査リンパ球反応検査※ ▶ 犬アトピー性皮膚炎や食物アレルギーの確定診断

※食物アレルギーを疑う場合は，アレルゲン特異的IgE検査およびステロイドの投与を開始する前に実施する。

治療ステップ ▶ アレルギー関連リンパ球の割合を下げる ▶ ステロイドの全身投与（長期的） ▶ アレルギー強度検査でモニターする ▶ ステロイドの減量，中止

図2 アレルギー強度検査で高値を示した犬アトピー性皮膚炎の症例における診断の流れ

診断ステップと治療ステップを同時に進めていく。ただし，食物アレルギーを少しでも疑う場合には，ステロイドの投与を開始する前にリンパ球反応検査を実施する。

ギー反応を起こしているかどうかについては，やはりアレルゲン特異的な反応を検査して確かめる必要がある。このように，アレルギー強度検査で異常値であれば必ずアレルゲン特異的な反応を検査しなければならないが，正常範囲であっても臨床症状でアレルギーを疑う場合にはアレルゲン特異的な反応を検査しなければならない。

一方，アレルギー強度検査の結果が高値であれば，ステロイドを使用する理由となる。これまでステロイドを使うかどうかは，獣医師の感覚に頼っていたが，これからのアレルギー治療では，アレルギー強度検査によって判断することができるようになった。つまり，ステロイドの長期的療法でこれらのリンパ球増加を抑えるという治療ステップが取れるわけである（**図2**）。その使用の例としてプレドニゾロン1mg/kg，1日1回投与による全身的なステロイド療法を実施するとよいであろう（**表2**，長期間ステロイド療法）。さらに，このアレルギー強度をモニタリングすることによって，獣医師がステロイドの増減を調節す

> **表2** アレルギー治療の基本（その1）
>
> 短期間ステロイド療法は3日間で終了する。短期間ステロイド療法を用いる場合は、アレルギー反応を一時的に抑えることを目標とし、免疫抑制を必要としない場合である。長期間ステロイド療法は全身のアレルギー反応を長く抑制したい場合であり、免疫抑制を軽度にかけることを目標とする。表内には1週間で再診とする場合の長期間ステロイド療法について記載したが、2週間で再診する場合には、0.25 mg/kg、SID でさらに1週間投薬する。投薬量を減量したときに痒みが戻ってくる場合には、最初の投薬量に戻す。
>
> - 薬剤：プレドニゾロン
> - 短期間ステロイド療法
>   - 1 mg/kg、SID、PO、3日間のみ（20 kg 以上のイヌには 0.5 mg/kg）
> - 長期間ステロイド療法
>   - 1投薬クール（再診1週間後とした場合）
>   - ・1 mg/kg、SID、PO、3日間（20 kg 以上のイヌには 0.5 mg/kg）
>   - ・0.5 mg/kg、SID、PO、4日間

ることができ、ステロイドの過剰投与を避けることが可能となる。このことによって、獣医師にとっても飼い主にとっても安心してステロイド治療を実施することが可能となってくる。

3. アレルギーの原因特定

臨床的に犬アトピー性皮膚炎と考えられる症例においては、原因特定のために次の診断ステップが必要である。犬アトピー性皮膚炎は環境アレルゲン（家の中のダニや花粉）に対する感作が原因で発症すると考えられている。これら環境アレルゲンに対しては必ず IgE が上昇するため、IgE を検出することが診断ステップの第一歩となる。逆に、これらの IgE を検出しないままでは、犬アトピー性皮膚炎の定義に当てはめることができず、カルテに診断名として記載することはできない。

3-1. IgE の検出方法
3-1-1. 皮内反応試験

IgE の検出方法には、一般的に皮内反応試験とアレルゲン特異的 IgE 検査がある。皮内反応試験はアレルゲン特異的 IgE 検査が利用可能になる以前の方法であるため、古典的な検査である。皮内反応は直接皮膚に抗原を注射する方法であり、身体の反応そのものを検出できることが利点であるが、各抗原や各個体によって陽性反応を検出できる抗原液の量や濃度が不明のまま実施するため、その検査結果の信頼性については今でも議論が多い。つまり、感作アレルゲン検出のためのゴールドスタンダードとしての検査意義が疑問視されてきている。

3-1-2. アレルゲン特異的 IgE 検査

一方、血清中アレルゲン特異的 IgE 検査は血液中の IgE の存在を調べる検査である。検査システムさえ洗練されていれば信頼性は高い。検査システムには、陽性・陰性を判断するためのもの（IgE 定性検査）と、IgE の量（血中濃度）を測定するもの（IgE 定量検査）がある。陽性・陰性を判断する IgE 定性検査は IgE の有無をチェックするために使うことができるが、問題はその感度、特異性、そして使用する血清量が多いこと（0.5〜1 mL）であった。

IgE 定量検査は、量を測定するという目的のため、検査システムの感度と特異性を厳密にしなければならない。そのため、検査結果が安定するとともに、IgE の有無だけでなく、その量からアレ

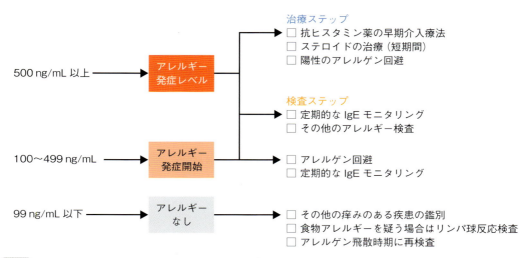

図3 IgE 定量検査結果とその後の診療ステップ
・血中 IgE 濃度 500 ng/mL 以上は，健常犬ではあり得ない，明らかに異常な範囲である。この範囲の値を示したアレルゲンに暴露されて発症していると判断できる。
・血中 IgE 濃度 100〜499 ng/mL の範囲は，アレルギー様の症状がある症例では，現在の症状の原因と考えてよい。ただし，健常犬のうちの 5％はこの範囲の数値をとる。
・血中 IgE 濃度 99 ng/mL 以下は，健常犬の 95％が入る範囲であり，ほぼアレルギーに関与しない。ただし，IgE 値が 0 ng/mL でなければアレルゲンの暴露により今後上昇する可能性がある。

ルギー発症の危険域，アレルギーを獲得した段階，臨床的意義のない IgE レベルなどの判断が可能であり，多くの情報を獣医師と飼い主に与えてくれる（図3）。

我々はこの IgE 定量検査において，皮内反応試験の陽性域，Prausnitz-Küstner テストの陽性域，さらに野外正常犬の値を細かく解析し，IgE の値によって「アレルギーが生体で起こるレベル」，「アレルギー発症開始レベル」，「臨床的に問題にならないレベル」に分類することに成功した。このように，定量検査を確立したことにより，IgE 検査の感度と特異性の問題を克服することができたとともに，検査に必要な血清量も少量（0.1〜0.3 mL）で済むように工夫した。

この新しい IgE 定量検査によって分かることは次のとおりである。

・季節性（IgE の増減を簡単に把握）
・治療効果
・重要なアレルゲンの絞り込み

IgE 定量検査では，その量（血中濃度）を季節ごとに測定することにより，症状の季節性と原因 IgE の関係を把握することができる。2006 年の International Task Force on Canine Atopic Dermatitis の会議で決定した犬アトピー性皮膚炎の診断定義は，「花粉やダニなどの環境アレルゲンの IgE が関連した特徴的な症状と痒みを伴う皮膚炎」である。しかし，この定義で問題となるのは，臨床現場の立場では「関連した」という部分を示すことが難しい。そこで，IgE 定量検査は強力な武器となる。環境アレルゲンの花粉やダニに対する IgE の量（血中濃度）を季節ごとに追跡することにより，症状とこれらの IgE 量の関連性を知ることができる。この検査によって獣医師は症状が悪化したときにはアレルゲン特異的 IgE 量も上昇しているというように，症状と IgE の関係を見つけることが可能で，先の犬アトピー性皮膚炎の定義を完全に満たす検査として利用できる。このように，犬アトピー性皮膚炎の診断定義を客観的な指標で踏襲して診断することができ，

Chapter Ⅱ
基礎編－検査－

表3 アレルギー治療の基本（その２）

犬アトピー性皮膚炎の症例において IgE 定量検査で臨床症状を起こすレベルの IgE を検出した場合，抗ヒスタミン薬の早期介入療法を治療に導入する。同時にアレルゲン回避（環境整備や除去食）を実施した方がよい。

- ●抗ヒスタミン薬による早期介入療法
    - ヒドロキシジン…２mg/kg，PO，BID
    - セチリジン…１mg/kg，PO，SID
- アレルゲンの季節がはじまる１カ月前から投与開始
- ●アレルゲン回避療法
    - 環境整備：フローリングへの変更，空気清浄器，医療用防ダニ布団
    - 除去食

獣医師にとって犬アトピー性皮膚炎の診断をより簡便化することが可能である。

IgE 定量検査では，血中の IgE 濃度を定期的にモニタリングできる。「Chapter Ⅱ-2. アレルギーの血清検査」で述べたように，一度血中に上昇した IgE は，血液中での半減期は短いものの，持続的に骨髄の形質細胞から産生されるため，形質細胞の産生能力が衰えない限り，血液中の IgE 濃度は低下しない。筆者の経験では，マウスにおいては一度上昇した IgE 濃度は２，３カ月の間は比較的維持されている。そのため，治療効果をみる場合のモニタリングとして３〜６カ月に一度の割合で，つまり季節が変わるのを目安として，検査を実施すればよいのではないかと考える。

これまで，IgE 検査で陽性反応を示すアレルゲンが多数検出されたとき，臨床家はどのアレルゲンが重要であるか迷うことが多かった。これを解決するためには，アレルゲン間で血中 IgE 濃度を比較しなければならない。IgE 定量検査はこの比較に最適である。IgE 量の高低により，どのアレルゲンが現在重要であるかを判断する目安となる。重要なアレルゲンが分かれば，環境改善を励行してそれらを回避することも可能である。また，食物アレルギーと犬アトピー性皮膚炎の合併症例では，食物アレルゲンが問題なのか，ダニや花粉などの環境アレルゲンが重要なのかを判断することができる。

このように IgE 量を検出することにより，犬アトピー性皮膚炎の確定診断（カルテに記載することができる）と，今後の治療（アレルゲン回避や抗ヒスタミン薬の早期介入療法）を行うことができる（表3）。同時に，アレルギー強度検査で高値を検出した場合には，長期間，ステロイドを治療に使うことができる（図1：点線矢印②，表2）。

4. 食物アレルギーへの新しいアプローチ

食物アレルギーを診断する際に注意しなければならない他の疾患は，食物不耐症と犬アトピー性皮膚炎である。これらの鑑別は臨床症状だけでは困難であるが，検査を駆使することにより可能となる。その鑑別ポイントは，

①食物アレルギーはアレルギー検査で陽性反応を示すが，食物不耐症はアレルギー検査が陰性となる

②犬アトピー性皮膚炎は環境アレルゲンに対する IgE が検出されるが，食物アレルギーは食物アレルゲンに対する IgE および／あるいはリンパ球反応が検出される

の２つである（図4）。

臨床症状から食物アレルギーを少しでも疑う場合には，食物アレルギーから鑑別診断するのが原則である。なぜなら，食物アレルギーは原因食物

新しいアレルギー検査を使ったアレルギー診療

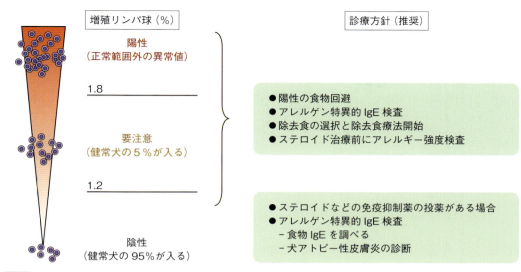

図4　リンパ球反応検査の結果の解釈とその後の診療ステップ
ヘルパーT細胞中の増殖リンパ球の割合が1.8％以上の場合（陽性），その食物アレルゲンは食物アレルギーの原因と考えられる。1.2～1.8％までは健常犬における検査結果の5％が入ってくる範囲であるが，食物アレルギーの症例犬においても検出される範囲である（要注意）。1.2％未満は健常犬における検査結果の95％が入る範囲で，健常犬基準値であるが，ただし通常では食物に反応するリンパ球は存在しないため（0.0～0.3％），低い数値が検出されている場合（0.4％以上）においても，念のため除去食療法を行っておくとよい。

さえ分かれば，それを除去するだけでよく，治療が簡単になるためである。食物アレルギーの鑑別には皮内反応試験やIgE検査による陽性食物の検出率が低いことが問題であったが[1]，2008年に日本では，皮内反応試験を凌駕するIgE定量検査とリンパ球反応検査を動物病院の診療現場で使用することが可能になり，食物アレルギーの免疫反応を包括的に捉えることができるようになった。食物摂取に関連した症状があるにもかかわらず，これらの検査でアレルギー反応が引っかかってこなかった場合には，食物不耐症（食物摂取に関連して症状を出すが，アレルギー反応は関与していない）と考えることができる（図5）。

また，犬アトピー性皮膚炎と食物アレルギーの両方を疑う場合においても，仮に食物アレルゲンに対する陽性反応が上記2つの検査で検出されず，環境アレルゲンに対するIgEが検出されれば，犬アトピー性皮膚炎と診断できる。もちろん，環境アレルゲンに対するIgEが検出され，

さらに食物アレルゲンに対するIgEおよび/あるいはリンパ球反応も検出された場合には，犬アトピー性皮膚炎と食物アレルギーが混在した症例となる。

検査で陽性の食物アレルゲンを検出した場合には，食物アレルギーの確定診断と治療のために除去食療法に入る。検査結果を除去食選択の目安にすれば，高い確率で適切な除去食を選ぶことができるであろう。除去食の選択については，「Chapter Ⅲ-6．食物アレルギーの除去食療法」を参照して頂きたい。

犬アトピー性皮膚炎におけるアレルギー強度検査の使い方と同じであるが，食物アレルギーの症例に対してアレルギー強度検査で高値を検出した場合，ステロイドを使用する際に，アレルギー強度検査でその値をモニタリングしながら投薬量を調整することもできる（図1：点線矢印②）。

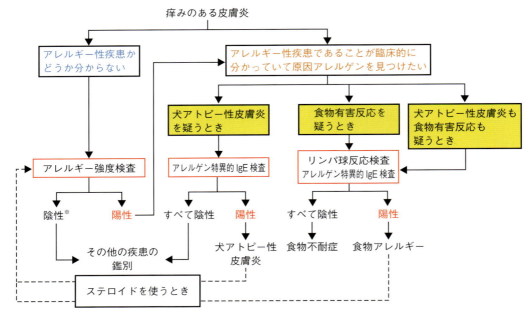

図5 新しいアレルギー検査を利用した痒みのある皮膚炎を起こす疾患の鑑別診断チャート

アレルギー性疾患であることを確認したいときには，アレルギー強度検査が最も簡便で迅速に結果が出るので使いやすい．原因となるアレルゲンを見つける際には，犬アトピー性皮膚炎，食物有害反応（食物アレルギーおよび／あるいは食物不耐症を含む），その両方を疑うときの3パターンに分けて考えるとアプローチしやすい．食物アレルギーのサイン（食物摂取にかかわる症状，非季節性の痒み，1歳齢未満の発症，1日の糞便回数3回以上）のうちひとつでも認められる場合には，食物有害反応を疑うフローチャートに進む．
※アレルギー強度検査で陰性であってもIgEやリンパ球反応が検出される場合がある．

まとめ

新しく利用できるようになったアレルギー検査システムを使うことによって進歩したアレルギー診療について解説した．日本の動物病院がIgE検査を使い始めた18年ほど前に，イヌのアレルギー診療と研究を開始した筆者にとっては，このような系統立った診療体系が日本発で構築できたことには，非常に感慨深いものがある．これからもさらに研究を進めて，「アレルギー診療は日本が最先端である」という状況を国際的に認められるようにしたいと思っている．

[参考文献]

1) Ishida R, Masuda K, Kurata K, Ohno K, et al. Lymphocyte blastogenic responses to inciting food allergens in dogs with food hypersensitivity. *J Vet Intern Med* 18(1), 2004, 25-30.
2) Maeda S, Ohmori K, Yasuda N, Kurata K, et al. Increase of CC chemokine receptor 4-positive cells in the peripheral CD4 cells in dogs with atopic dermatitis or experimentally sensitized to Japanese cedar pollen. *Clin Exp Allergy* 34, 1467-1473.
3) Willemse, T. Atopic skin disaease: a review and a reconsideration of diagnostic criteria. *J small Anim Pract* 27, 1986, 771-778.
4) Yasuda N, Masuda K, Maeda S. CC chemokine receptor 4-positive CD4+ lymphocytes in peripheral blood increases during maturation in healthy dogs. *J Vet Med Sci*, 2008.

（増田健一）

凸方山話
（よもやまばなし）

その2…
ラーメンの味と
フローサイトメトリー

懐かしの千駄木駅とラーメン屋

　久しぶりに東京メトロ千代田線に乗っていると，次の停車駅が千駄木駅だというアナウンス。懐かしくなって，しかも夜もまだ早かったので，どこかのテレビ番組風にふらりと途中下車した。東京大学に助手として奉職していたころ，私は団子坂下の千駄木駅出口から二筋ほど奥に入ったところにある小さなマンションに住んでいた。

　大学にいたころは帰宅がよく午前様になった。家畜病院の診療が終了した後，症例検討会を夕方に済ませ，その後自転車を走らせていったん自宅に帰る。そして夕食を取り，子供を風呂に入れたりした後，午後10時頃から再び研究室に戻って実験を開始するような生活だった。夜から実験するのだから，そのときの作業状況によっては明け方まで実験していることもあった。しかしそういうときは残念ながら，実験を朝までやったという満足感に反して何らかの失敗をやらかしているのだが。

　当時まだ30歳代前半だった私は，日付が変わるころまで実験していると腹が空いた。自宅近くの小さなラーメン屋は午前3時か，4時くらいまで開いていて，この空っ腹を満たすために帰宅途中によく立ち寄った。おばあさんと息子さんの二人がきりもりする小さなラーメン屋は，カウンター席が10席もない，細長いうなぎの寝床のようなお店だった。そこのラーメンの味はといえば，ほとんどの場合少し物足りない。5回食べると4回はもう食べないでよいだろうと思う程度である。しかし，これでもう最後にしようと思ったときに，絶妙な味のラーメンを出してくるからたまらない。それを期待して，また次の4回のまずいラーメンを我慢して食べる羽目になるという，まさか意図してやっているのではないだろうが，なんとも不思議なビジネスモデルのラーメン屋である。

真夜中の決闘（？）

　ところで，夜のラーメン屋は昼間と違った異空間だ。小ネタになるような事件が起こる。ある夜，いつものように私がそのラーメン屋のカウンター席で注文したネギラーメンを待っていると，横に座っていた酔っ払いの男二人がラーメン屋のおばあさんにからみだした。「こんなくそまずいラーメン出しやがって」と怒鳴りちらしている男を横目に私は心の中で，（それは分からないでもない。だって5回に4回は美味しくないのだから）と変な納得をしていた。男が「おい，勘定！」と叫び，そしておばあさんが渡した伝票をみるなり，「何，こんなまずいラーメンでこんな値段取るのか。いい加減にしろぉ」とさらに激高する。（おいおい，いくら酔っ払っているからってそんなに言ったらおばあさん，怖がっているじゃないか）と思いながら静かにしていた私だが，よせばいいのに「そんなに怒鳴るのもいい加減にしたらどうですか。ここのラーメンが嫌いならもう二度と来なきゃいいだろ」と変な正義感を振りかざして男に言ってしまった。

　すると男は，「なにぃ，貴さまぁ」と今度は私にからんできた。続けざまに「こらぁ，お前，表出ろ」と怒鳴られた。（仕方ないなぁ，表出るか）と思って腰を上げると，その男は急に「すみません，すみません」と謝りだし，キョトンとする私を残してラーメン代を払ってそそくさとお店を出て行った。何があったのか全く分からなかったが，後から思えば，私の左側に座っていたその男は，私の左耳をみて警戒したのかなと思った。私の左耳はいわゆる餃子耳である。昔，北千住にあった寝業研究会という寝業だけの柔道団体の稽古にちょっとだけ通ったためにこんな耳にされた。断わっておくが，餃子耳だからといって柔道の寝業が強かったわけではない。やられっぱなしだから餃子耳になったくちである。（そうか，この耳をみて格闘技をやっている人間だと思われたか）と私。何はともあれ，夜中まで実験していて疲れていた私は難を逃れた。

　ネギラーメンを食べ終わって（酔っ払いがこの日怒ったことは正しかった。やはり，このときの味は5回中の4回だった），「すみません，お勘定お願いします」と私が言うと，普段は最小限のことしか言

わない無口なおばあさんが,「すみませんねぇ。さっきは気分悪い思いさせて……」と言った。(え,もしかして今回はタダ?)とそこで一瞬思った私は,恥ずかしながら小市民。そんな私の期待に反して代金はしっかりと徴収されたが,私はそこでぼそっとこう返答した。「ぼくはただ……ここのラーメンが好きなだけですから」(ただし5回に1回だけですけど,とまでは言わない)。支払いを済ませてお店出口の引き戸をガラガラと開けはじめると,今まで決して声を発することのなかった息子さんが厨房の奥からおばあさんと一緒に,「ありがとうございましたぁ」と大きな声で叫んでくれた。そのとき私は一瞬,(ああ,俺は今,高倉健になった)と昇天した。

フローサイトメーターと
データの信頼性

　余談が過ぎた。ちょうどそのころに私が研究で追っかけていた仮説は,フローサイトメーターを駆使して実験データを取るものだった。地方の国立大学出身の私は,東京大学に行くまでフローサイトメーターなるものを間近でみたことがなかったし,もちろん扱ったこともなかった。独学でいろんな人に訊ねながら,その扱い方をマスターし,実験系を組み立て,犬でデータを出していった。ちなみに数年後に新しい機種が出て,その取扱いトレーニングをメーカーの人から受けていたら,「よくそこまで原理を知っていますね。あまり教えることがないですよ」と言われたくらいだ。だから,自画自賛になるが,あのころはよくやっていたと思う。その証拠に,もう当時の獣医学科内には私の疑問を解決できる人もいなくなっていて,これでよいというレベルまで到達したと思っていた。

　ところが,そのフローサイトメーターの実験データだが,理化学研究所に移ると驚くことに直面した。細かい設定があることが分かり,「君が今まで取ったデータは信用ならん」と言われた。つまり,おおよそは合っていても細かい点が間違っているとの指摘であった。そんな細かいところまで気を回さなければならないなど,知らなかったのである。しかも犬の細胞を扱った実験データである。設定条件など論文を参考にすればよいマウスと違って,測定に関する種々の設定も独自にきちんとやっておかなくてはならない。そういう点が不十分なら毎回きちんとしたデータが出ないということになる。

当時の私のやり方が間違っていたなら,それを見抜くことができなかった大学の人たちも同様におそらく分かっていなかったのだろう。そう考えると,我々の業界の研究では間違ったことを学生に指導し,間違ったデータを出していないか,と一抹の不安が頭をよぎる。ラーメンなら5回に1回の割合で旨い味が出るビジネスモデルもまだ許されるのだろうが,ときどき正確なデータが出る,という設定では研究はできない。その後私は犬の研究でフローサイトメーターを正確に使って,免疫学者が納得するほどの正確なデータを出すことに集中した。その甲斐があって現在ではきちんとした信用できるデータを取れるようになり,それを使った検査会社を興すことができるようになった。そうなると,やっぱり自分でも昔,大学で私が取ったデータは間違っているか,信用できないと思うようになった。

実験データは「鶏そば」の
ようであるべき

　ふらりと千駄木駅で下車した日は,あれからもう10年くらいは経ったころだろうか。久しぶりに例のラーメン屋に寄ろうと思ったのだ。しかし,たしかこの辺り,という場所は黒いシャッターが閉まったままで看板も何もなかった。せっかく,途中下車した千駄木駅。(そうだ,夜はあのラーメン屋に通ったが,昼間は私が一押しのラーメンが千駄木駅近くにあったじゃないか)と本命を思い出した。それは今も牛丼屋の2階にある中華料理店のラーメンで,「鶏そば」という。その日,幸い店がまだ開いていた。メニューもみずに「鶏そばってまだありますか」と注文した。久しぶりに味わう「鶏そば」は5回行けば5回とも同じ味のラーメンである。窓の外の不忍通りを眺めながら,秘かに(そうそう,この味)と昔を懐かしんだ。

　知らなかったとはいえ,私が間違った手技で夜遅くまでフローサイトメーターを扱って不正確なデータを出していたことと,5回に1回しか美味しい味を出せなかったあのラーメン屋が,私の人生の中でオーバーラップする。私が30歳代で経験したラーメンの味とフローサイトメーターの実験は,その正確性も然ることながらその後の運命もどこか似ていた。教訓,やっぱりコンスタントに正確なものを出すことが大事である。

[初出:CAP 2012年2月号]

その3…徒弟制度雑感

徒弟制度という言葉に随分久しぶりに出会ったな，と思ったのは，宮大工の本を読んでいたときのことである（『木のいのち木のこころ—天・地・人（新潮文庫）』）。弟子入りして師匠から技を学ぶことだが，実際には弟子は私生活のかなりの部分をその技の習得にささげる。師匠も懇切丁寧に教えることはしない。技は盗むものとされている。

獣医師の徒弟制度

小動物の臨床獣医師の世界でも徒弟制度はあった。今，50歳代以上の先生方がその真っ只中にいた世代ではないだろうか。大学卒業後，獣医師資格を取ったら動物病院に住み込みで勤める。例えば，犬舎の横に3畳くらいのスペースがあって，そこが住居となり日々入院患者の世話をする。ほとんど休みという休みがない。入ってから一年くらいは犬舎の掃除だけで注射も打たせてもらえない，等々，そういう感じで小動物の臨床獣医師の第一歩を踏み出すことが一般的だったらしい（私が獣医師になったころには，なくなりつつあった）。

そのような待遇を改善しない限り，獣医師の社会的認知が向上しないということだったと思うが，勤務獣医師の最低賃金が設定され，新しい獣医師はそういうところによく就職するようになった。そうなると，昔ながらの徒弟制度の動物病院には新しく獣医師が入って来ないようになる。私が大学を卒業した1990年前半にそのような傾向が強くなって，少なからずも社会的にある程度の給料というものを頂ける状態になっていた。

獣医師の徒弟制度が維持できなくなったことは，単なる賃金設定の部分だけによるものではないと思う。それには臨床獣医学の進歩も含まれている。それまで大学では臨床獣医学の実践はあまり教えてこなかった。だから，大学を卒業したばかりの獣医師にとって，臨床は動物病院に就職してから各自が独自に学ばなくてはならないことであって，それを得るためには徒弟制度に入るしかなかった。しかし，アメリカの獣医学の情報が入ってくるようになると，徒弟制度で主に学ぶ経験則で行う臨床よりも，

論理的に系統立った臨床の方が若い人には好まれるようになったのだろう。実際，私も代診当時，経験ではとても年齢が上の獣医師の先生には敵わないと感じ，最新情報に基づいた診療を行っていくしかないと思っていた。それは当たり前のことで，経験のない若い人は頭で知識として理解するしかないからである。そのような最新情報が実際に手に入るようになると，「はて，院長の言っていることは経験上の思い込みではないのか」という疑念が頭をよぎってくる。若い獣医師にとって，これまでは院長先生の言うことだけが絶対であったのが，そうではなくなってきたところが徒弟制度の崩壊の一因ではないかと思う。待遇のよくない徒弟制度をもってして，臨床獣医学を経験する意味がなくなったといえる。

臨床獣医師の待遇がよくなって失われた何か

ところが，徒弟制度がなくなり，勤務獣医師の待遇もよくなり，臨床獣医学の情報も入ってくるようになって，それでめでたしめでたし，ということには，どうやらならないようだ。実は徒弟制度でしか教わることができなかった重要なことを，現在では学ぶことができなくなってしまっている。それは，言葉にして言えないような感覚という問題で，個々の獣医師が経験によって得てきた，いわばノウハウや，人間性の部分である。

例えば，私が勤務獣医師をしていたころ，雌犬の尿カテ入れに四苦八苦したことがあったが，院長が来てそれを一発で入れてしまったときには，「ゴッドハンド」と思わざるを得なかった。また，ほかの日には，「往診には積極的に行きなさい」とよく言われた。「犬の飼育環境が分からないと，うまく診断治療ができないことがあるよ」ということである。その他，飼い主さんとの会話テクニックや，さらには経営のコツ等，教科書に書いていないことを働きながら，体感として学ぶことができた。

労働基準法との兼ねあいもあり，その昔にこの業界が持っていた徒弟制度を全面的に肯定しているわけではないが，徒弟制度でしか学ぶことができなかったものを今の若い獣医師はどうやって補っていくのだろうかと，ふと考えたのである。言葉では分からないこと，伝えられないことがある。先述の本

の中では，宮大工は新しく入ってきた人に自らは教えないという。身体で分かるしかないことが非常に多いからだそうだ。棟梁が実際にやってみせて，それを弟子が考え，感じながら身に付けていく。それでしか伝えられないものがあるようだ。文中に，「悩んだとき『煎じて煎じて煎じつめて，最後はカンで決める』」ということが記されていたが，そういう部分なのか，と読んでいて思った。つまり，考えに考え抜いた末に，決断は知識や経験を超え，体得した感覚で行うしかない，その感覚を養っておかねばならないということだ。

診療テクニック以外に学ぶべきもの

　獣医診療テクニックのような「みえる部分」だけでなく，我々の中でもみえない部分をそのようにして学ぶことは実際ある。私の場合には，人間関係や人的ネットワーク構築の方法を上の人から体得したところが多い。研究や事業に関して私の人生を振り返ってみると，今の自分があるのは多くの人に助けられたからで，ある種のターニングポイントで急激に人間関係やネットワークが広がって，障壁を打開したことをよく経験した。それも「何かをしたからこうなった」という明確な因果関係ではなく，何となくつながってそうなった，というものである。知

識や目先の損得で判断していては，そのような人的つながりは得ることができなかっただろう。「そういうものを大切にしなければいけないよ」と，言葉でなく，姿勢で教えて頂いたことが活きているのだと思う。そういうものを感じて学ぶ機会が，我々の業界では院長という人間と密接に過ごさなくてはならなかった昔の徒弟制度に，実はあったのではないだろうか（もちろん，それに値しない院長という名ばかりの先生も，もしかしたらいたのかもしれないが……）。

　先日，大きな動物病院の先生と話をする機会があった。まだ若い先生だが，物腰が柔らかく，そして落ち着いている。その病院に長く勤める勤務獣医師も多いと聞いた。こういう先生から言葉で得られないものを学ぶべきなのだろう。今は，雇用契約というものに限られた範囲内での情報しか，若い獣医師は受け取ることができなくなりつつある。それ以上のものがあることを，そしてその重要性を感じてほしいとも思う。「芸事を習うには先ずは３年かけてでも良い師を探せ」といわれるが，それにはそういう意味が含まれている。

［初出：CAP 2010 年 6 月号］
（増田健一）

Chapter III
臨床編

1. アレルギー治療の基本戦略
2. 犬アトピー性皮膚炎の臨床
3. 犬アトピー性皮膚炎における
   サイトカインに関連した治療薬
4. 犬アトピー性皮膚炎における減感作療法
5. 食物アレルギーの皮膚症状
6. 食物アレルギーの消化器症状
7. 食物アレルギーの除去食療法
8. アナフィラキシー
9. イヌのワクチン接種後アレルギー反応
10. ネコの好酸球性プラーク
11. 猫喘息の病態，診断および治療

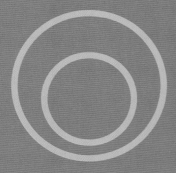

Chapter III 臨床編

1 アレルギー治療の基本戦略

正体不明の相手を強引に封じ込めることは一時的には可能である．しかし，それは長くは続かない．動物病院診療におけるアレルギーの治療はまさにその典型といえるであろう．アレルギーの治療においては，漫然とステロイドを使用して「強引に」症状を封じ込めているだけでは，いずれ打つ手がなくなる．アレルギーの病態を的確に把握し，どの部分を抑える治療を施すのかを計画・実行することによって初めてアレルギー治療は成功する．その過程では原因治療に迫れるだけでなく，適正な量の治療薬を適正な期間処方することも可能となり，治療に対する飼い主の満足を得ることもできるであろう．

そこでChapter IIIでは，そのようなアレルギー治療について解説を始める．本稿ではその第一歩として，アレルギーの病態を考えながら，それに対する治療の「正攻法」について総論という形から説明したい．

1. 治療上注意すべきアレルギーの病態

アレルギーの発症にはいくつかの段階の免疫反応がかかわっていることは，Chapter Iにおいてすでに述べた．したがって，アレルギー治療においてはその各段階の免疫反応を意識しながら治療方針を練ることになる．

考慮すべき免疫反応をもう一度振り返ってみる

（表1）．アレルギーの成立には，まずアレルゲンが環境中に十分に存在し，それが体内に取り込まれなければならない．この場合，体内に取り込まれるアレルゲンは花粉やダニなどの環境アレルゲンや，牛肉や卵などの食物アレルゲンを想定している．感作成立に十分な量のこれらアレルゲンが存在し，それが体内に入ると免疫系の反応が起こる．これら抗原は樹状細胞などの抗原提示細胞に取り込まれて所属リンパ節や脾臓に運ばれ，そこで「抗原提示」が行われて，最初の抗原特異的な免疫反応が開始される．それは抗原提示細胞とT細胞（ヘルパーT細胞）の間で起こる反応であり，その抗原を認識するT細胞（抗原特異的T細胞）が体内に出現することを意味する．それら抗原特異的T細胞は抗原提示の刺激によって活性化し，細胞増殖を開始する．

この抗原特異的なT細胞の活性化は，次の抗原特異的な免疫反応，IgE産生へと続く場合がある．IgE介在性アレルギー発症のためにはIL-4あるいはIL-13を産生するT細胞（Th2細胞）が生じなければならない．なぜなら，これらサイトカインはB細胞の抗体遺伝子のIgEへのクラススイッチに必須なためである．IL-4あるいはIL-13産生抗原特異的T細胞が脾臓やリンパ節においてB細胞を刺激し，そのB細胞から分化した形質細胞から抗原特異的なIgEが産生されることによって，2つ目の抗原特異的な免疫反応

アレルギー治療の基本戦略　**1**

表1　考慮すべきアレルギー性炎症獲得の段階

アレルギーを対象として診療する臨床家は，アレルギーに関与する免疫反応をよく理解しなければならない。そうでなければ，適切なアレルギー治療を行うことはできない。これらの段階を各種検査によって把握し，診断し，モニターしながら，随時治療法を調整していくのがアレルギー治療のコツである。

1. アレルゲンの増加
2. アレルゲンの体内侵入
3. 免疫系への抗原提示
4. 抗原特異的T細胞の活性化
5. 抗体遺伝子クラススイッチと形質細胞のIgE産生
6. IgE-肥満細胞の反応による炎症反応（IgE介在性のアレルギー，Ⅰ型過敏症）
   　即時相：ヒスタミン　遅発相：ロイコトリエン
7. 非IgE介在性のアレルギー，Ⅳ型過敏症

が成立する。

　このように抗原特異的IgEが体内で産生された場合，次に抗原が体内に入ったときには，皮膚や肺などの臓器に存在する肥満細胞上に結合したIgEが抗原を認識し，肥満細胞の脱顆粒によりヒスタミンが放出されてⅠ型過敏症の炎症反応が起こる。放出されたヒスタミンによってまず即時相のアレルギー性炎症が引き起こされ，その後，肥満細胞の脱顆粒に呼応して浸潤したリンパ球および好酸球から産生されるロイコトリエンを主とした遅発相のアレルギー反応が起こる。これらはアレルギー性炎症の最終段階といえる。この段階では抗原特異性はなくなり，混沌とした炎症反応により組織傷害が起こり，さらにそれはアレルギー性炎症を増悪することにつながる。

　また，抗原特異的T細胞それ自身が病変部へ浸潤し，炎症性メディエーターなどを産生して炎症を起こす場合もある。これはIgEが関与しないアレルギーであり，Ⅳ型過敏症と呼ばれる。

2. 各段階における治療を考える

　上記のアレルギー獲得までの段階をアレルギー治療の観点から大別すると，3つの段階に分類す

ることができる（**図1**）。段階1は環境中のアレルゲンの存在，段階2はアレルゲン（抗原）特異的免疫反応，段階3は炎症反応である。これらがリンクして，さらに段階3の炎症反応によって再び段階1のアレルゲンの体内侵入が容易となり，アレルギー性疾患の病態の悪循環を成立させている。したがって治療を考える際には，単一治療だけでは完遂できないことは明らかであり，臨床現場では各段階における対策をそれぞれ講じることが必要になってくる。

3. アレルギー反応以外の病態に対する治療

　これらの段階のほかに，いわゆる「アレルギー素因」というものが遺伝的背景として存在することが想定されているが，それらは未だに不明確であり，また遺伝的要因に対する対処方法も現段階においては非現実的であるため，本稿においては触れない。同様に，喘息においてはアレルギー反応に対する治療とともに気管支拡張薬による治療が必須であるが，アレルギー反応に対する直接的な治療ではないこと，応用の範囲が猫喘息だけに絞られることから，その詳細な説明については「Chapter Ⅲ-11. 猫喘息の病態，診断および治療」

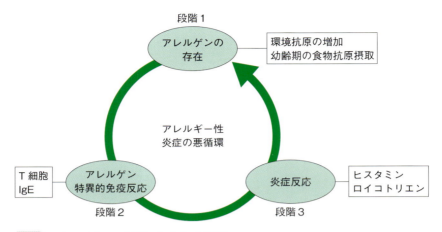

図1 アレルギーの病態にかかわる段階
段階1はアレルゲンの存在，段階2はアレルゲン特異的免疫反応，段階3は肥満細胞脱顆粒後の炎症反応である．これらが順につながることによって，アレルギー性炎症の悪循環が成立する．治療においては各段階で起こっている病態をきちんと理解して，それに対応した治療法を適切に選択する必要がある．

に譲るものとする．

4. 段階1：
アレルゲン暴露量のコントロール

　アレルゲン量が増加し，それらに暴露する機会が増えて最後にアレルゲンが体内へ侵入するまでの過程に対しては，治療する側の留意点として，「アレルゲンを生じさせないこと」，「体内に侵入させないこと」の2つが治療において重要である．例えば，環境要因として最も重要なハウスダストマイトのアレルゲン量は，フローリング，空気清浄機，医療用防ダニ布団などを組み合わせることによって，かなり軽減できることが知られている．さらに犬アトピー性皮膚炎においては，皮膚からのアレルゲン侵入が感作成立に重要であることがいわれつつあり，それに対してシャンプーを励行するなどの処置は，体表のアレルゲンを除去するために有効な方法であろう．食物アレルゲンであれば，腸管粘膜が未熟な幼齢期にはアレルゲン性の強い食物，例えば卵などを回避することや，また，すでに食物アレルギーを獲得してしまった症例においては，検査によって原因となる食物アレルゲンを特定した後，適切な除去食を処方することができる．

5. 段階2：
アレルゲン特異的免疫反応のコントロール

　アレルゲンが体内に入った後に起こるアレルゲン特異的な免疫反応は，薬剤によって対処することが可能である．つまり，抗原提示細胞から抗原提示を受けたT細胞はその後，活性化して増殖するが，この活性化と増殖を薬剤によって抑制することができるわけである．

5-1. T細胞の数と活性化の抑制

　ステロイドはT細胞に対してはあらゆる面でその機能を抑制することが一般的に知られており，そのため適切な量を内服させると抗原特異的T細胞の数だけでなく，それらの活性化も抑えることができる．一方，シクロスポリンも同様に *in vitro* ではT細胞の活性化や増殖抑制作用はあるが，筆者らの経験においては，その治療用量で

はT細胞の活性化は抑制するが，その数を減らすまでには至らないと思われる。アレルギー強度検査によって，いわゆる「Th2型」T細胞の総数や，リンパ球反応検査によってアレルゲン特異的なT細胞の数をまずは把握し，それらが少ない場合，あるいは治療や環境改善で少なくなってきた場合には，ステロイドを使用せずにシクロスポリンの処方で十分であるといえる。Th2細胞の数が診断当初に多い場合には，まずステロイドでその数を減らし，その数をモニタリングしながら十分に減ったところで，うまくシクロスポリンへの切り替えを行うことが理論的な治療といえる。

5-2. IgE産生形質細胞に対して

アレルゲン特異的な免疫反応には，T細胞以外にIgEによる抗原認識もある。IgEは一度産生されてしまうと，それ自体の血中半減期は2～3日と短いものの，それを分泌する形質細胞の寿命が比較的長いため，持続的にある程度の血中濃度を保つ。また，これら骨髄のIgE産生形質細胞はほとんどが薬剤に対して無反応であると考えられている。そのため，強力な骨髄抑制を行わない限り，それらを「リセット」することはできない。したがって，ステロイドを使おうが，シクロスポリンを使おうが，いったんIgE産生を骨髄で開始した形質細胞は治療ではどうにもできないと考えてよい。

骨髄にすでに存在するIgE産生形質細胞を治療でコントロールすることはできないが，新しくIgE産生形質細胞が追加されるのは薬剤で防ぐことができる。ステロイドやシクロスポリンでT細胞免疫反応を抑制することによって，リンパ節や脾臓における新しいIgE産生形質細胞の発生をコントロールすることが重要である。この方法は非IgE介在性のアレルギー，Ⅳ型過敏症についても同様である。Ⅳ型過敏症ではアレルゲンの暴露によって抗原特異的T細胞が生じるが，あるいはすでに生じた抗原特異的T細胞が活性化する。これらの反応をステロイドやシクロスポリンで抑えることができる。

そのような治療を実現するためには，血中のIgE量の増減，抗原特異的T細胞の出現（Ⅳ型過敏症に対して）を正確に把握することが重要である。治療中に定期的にIgE定量検査で血液中の抗原特異的なIgE量や，リンパ球反応検査で抗原特異的なT細胞数をモニタリングすることによって，体内の免疫系において新しいIgE産生形質細胞が追加されていないか，抗原特異的T細胞が刺激されていないかを常にチェックし，薬剤の投与量を調節するのが理想的である。

5-3. アレルゲン特異的な免疫反応を根本から抑える

アレルゲン特異的な免疫反応を根本的に抑える方法として，免疫療法（減感作療法）がある。それによって完全な治療効果が得られる場合もあるが，その有効率はあまり高くないのが一般的に知られている。しかし，現在では主要アレルゲン特異的な減感作療法があり，適用症例を的確に選択すれば非常に効果的である。減感作療法はこういった背景を十分に飼い主に説明し，納得してもらった上で実施するのがよいと思われる。

6. 段階3：炎症反応のコントロール

アレルギー性炎症反応はアレルゲン特異的反応の結果として起こる。急性期にはヒスタミンが，慢性化した場合にはロイコトリエンが炎症性メディエーターとして有名であるが，イヌのアトピー性皮膚炎におけるアレルギー反応抑制には，抗ヒスタミン薬や抗ロイコトリエン薬はほとんど効かないことが経験的に分かっている。筆者らの経験では，非常に早期で軽度な犬アトピー性皮膚炎の症例や，猫喘息の治療においてのみ，それら薬剤の有効性に満足できただけである。

ヒスタミンであろうが，ロイコトリエンであろうが，これら炎症性メディエーターの種類に関係

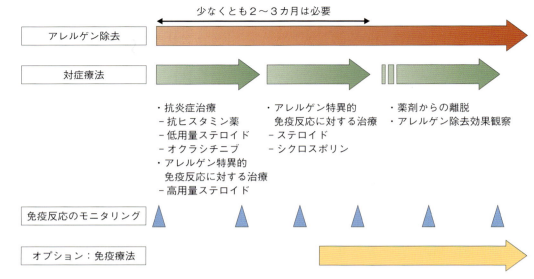

図2　アレルギー治療の基本戦略
最初にアレルゲン除去と対症療法（抗炎症治療，アレルゲン特異的免疫反応抑制）を実施する。症状が落ち着いてきたら，抗炎症治療は漸減し，アレルゲン特異的免疫反応を対象とした治療のみに移行する。その間，免疫反応を常にモニタリングすることによって，実際の治療を具体的に調整していく。ここまでには最低でも2〜3カ月の治療が必要と思われる。さらに症状の悪化が認められなければ，一度薬剤を中止してみてアレルゲン除去効果だけを観察する。症状の再発の有無だけでなく，検査を定期的に行い，免疫反応の動きは常にモニタリングする。この間のオプションとしては，免疫療法を適用できる症例には減感作療法を施すこともできる。

なく炎症を抑制するのは，ステロイドである。したがって，これらを全身的に，あるいは局所的に投与することによって，原因に対する治療ではないが，一時的に炎症反応を軽減することができる。このことは傷害された組織を正常化し，さらにアレルゲンが侵入することを防ぐ意味で治療として軽視できない。しかし，繰り返しとなるが，ステロイドの使用による医原性副腎皮質機能亢進症や，メスでは子宮蓄膿症の発症などに細心の注意が必要である。したがって，最終的には根本的な部分である段階1および2の治療法が成功しない限り，段階3の治療法だけではそのうち打つ手がなくなってしまう。

非ステロイド系抗炎症薬（NSAIDs）にはプロスタグランジン合成阻害薬などがあるが，イヌやネコのアレルギー性炎症を抑制するために使用されるものはほとんど報告がない。その理由は，臨床的な効果が臨床家や飼い主を満足させるものではなく，また低用量のステロイド治療効果に代わることはできないからである。ちなみに筆者もイヌのアトピー性皮膚炎の外用薬として非ステロイド系抗炎症薬を使用した経験があるが，飼い主の満足は得られなかった。したがって，結論としては非ステロイド系抗炎症薬を使用するよりも，低用量ステロイド治療の方が治療効果，費用の面で飼い主，獣医師の双方が満足できるということである。

7. 組織の恒常性を保つための補助的療法

また，アレルギー性炎症の部位では，組織の恒常性が保たれていない。そのため，それに対するケアは補助的な療法として有効である。例えば，犬アトピー性皮膚炎においては，皮膚感染のため

アレルギー治療の基本戦略 **1**

> **表2** 臨床現場におけるアレルギー治療の注意点
>
> アレルギー反応を把握し、それらを常にモニタリングしながら、適切な薬剤使用による対症療法を継続しなければならない。減感作療法は安定した結果を生む治療ではないため、その利点と欠点をよく理解する必要がある。
>
> - 各段階に応じた治療を行う
> - アレルギー反応を常にモニタリングし、適宜薬剤を切り替える
> - ステロイドの使いすぎに注意する
> - 減感作療法などはその利点、欠点をよく認識して実施する

に抗菌薬を処方したり、亜鉛化軟膏やワセリンなど皮膚の保護剤を処方することも重要な治療法となる。特に感染は併発することがあり、内服薬、外用薬、シャンプーを駆使して管理することが肝要である。

8. 実際のアレルギー治療の概要

臨床現場におけるアレルギー治療は、これまで解説してきたような治療法を各種組み合わせて実施する（**図2**）。

治療戦略上は、少なくともアレルゲン除去は行わなくてはならない。根本原因を軽減できないままでは、対症療法で用いる薬から離脱することはいつまでも不可能であり、最後には逆に薬剤の副作用に苦しめられることになる。アレルゲン除去効果そのものの臨床的効果を得るまでには、最低でも2～3カ月間は必要であるため、原因アレルゲンの特定が終わればすぐにその環境整備を開始するとよい。それと同時に、対症療法を実施して、現在の問題であるアレルギー症状をコントロールしながら、新しく抗原特異的免疫反応が追加されるのを防いでいく。さらに、アレルゲン同定が正確に行われ、その有効性、副作用について飼い主の同意が得られるなら、薬剤で症状をうまくコントロールしている間に減感作療法を実施するのもひとつの選択肢である。

症状の好転、増悪だけを臨床的に観察するだけでは、実際に体内で起こっている免疫反応を把握

することはできない。対症療法とアレルゲン除去を行っている間にも、常に免疫反応をモニタリングして、随時最も適切な治療法に調整していく必要がある（**図2**）。このことは、飼い主に対する説明責任を果たすだけでなく、きちんと治療されているという満足感を飼い主に与えることにもなるであろう。これからの動物病院アレルギー専門科診療としては、このように客観的指標を基に病状を飼い主に説明することも、長期的な治療が必要とされるアレルギー性疾患のコントロールにおいて飼い主との信頼関係を築く上で重要な要素になってくる。

8-1. 対症療法

対症療法には内服と外用の2つの方法があり、症状に応じて単独で使用するか、あるいは適宜それらを組み合わせて使う。特にステロイドによる医原性副腎皮質機能亢進症をできる限り回避するためには、内服と併用してステロイドの外用薬を駆使することが賢明である（**表2**）。外用薬は病変部に直接作用して抗炎症効果を発揮するだけでなく、様々な薬剤をその基剤に混ぜることによって皮膚の保護作用も期待することができる。そのため、炎症を抑えるために使用するステロイドの内服量を軽減できる利点がある。

内服薬も軽症例には抗ヒスタミン薬などから開始し、重症例ではステロイドへと移行し、さらに副作用が気になる場合には、シクロスポリンを適切なタイミングで導入するのもよい。これら薬剤

157

Chapter III 臨床編

の具体的な治療法については，Chapter III-2 より順次述べていく。

アレルギー性疾患の対症療法には，どうしてもその「切れ味」からステロイドの使用が必要になってくる。したがって，アレルギーの段階をよく把握し，それに対する各段階の治療を施しながら，常にアレルギー反応をモニタリングして，その都度適切な投与量や投与経路を調整し，薬剤を切り替えて，ステロイドによる副作用を回避しなければならない（**表2**）。その間に環境のアレルゲン除去効果を待つというのが基本であろう。

まとめ

　本稿ではアレルギー治療戦略の概要を説明した。基本的にはアレルギー病態がどのようにして起こるかを理解し，どの部分の反応を治療によって攻めているのかを臨床家は把握しなければならない。アレルギー性疾患は根治的な治療法が確立されていないため，臨床家が実際に行う治療そのものは様々な対症療法を駆使して，まず症状をコントロールし，飼い主の満足感を得ながら長期的なアレルギー除去効果を期待することになる。

[参考文献]

1) Campbell KL. Veterinary Clinics of North America: Small Animal Practice Updates in Dermatology. Philadelphia, WB Saunders, 2006.
2) Holgate ST, Church MK, Lichtenstein LM. Allergy 2nd ed. London, Mosby, 2001.
3) 長谷川篤彦 監. 小動物の皮膚病マニュアル 第二版. 学窓社, 東京, 2005.
4) Middleton Jr E, Reed CE, Ellis EF, Adkinson Jr NF, Yunginger JW, Busse WW. Allergy principles and practice 5th ed. St Lois, Mosby, 1998.

（増田健一）

Chapter Ⅲ 臨床編

2 犬アトピー性皮膚炎の臨床

　アレルギー性疾患は遺伝的および環境的な要因が複雑に交錯した結果，発症に至ると理解されている。アレルギーの病態を免疫学的な側面のみで説明することには無理があるが，本来生体にとって無害であるはずの様々な物質に対して過剰な免疫反応を起こすことが，アレルギーの病態の主役であると理解しておかなければならない。このアレルギーの病態をより深く理解し日頃の臨床に活かすために，本稿からは実践的な情報を提供していく。まず，最も一般的なアレルギー性疾患である犬アトピー性皮膚炎の臨床について，その免疫状態を考えながら概説する。

1. 犬アトピー性皮膚炎の診断基準

　犬アトピー性皮膚炎の臨床的診断については，これまでいくつもの診断基準が提唱されてきた。近年では，**表1**に示す診断基準が国際的に認知されている。それは**表1**の8つの項目のうち，5つあるいは6つの項目を満たした場合に犬アトピー性皮膚炎と臨床診断できるものである。しかし，その診断の感度と特異性は，5つの項目を満たした場合の感度は85％，特異度は79％であり，6つの項目を満たしたときのそれはそれぞれ58％，89％である。このように，項目数を増やすと診断できずに見逃す症例も多くなるが，それを満たした症例は犬アトピー性皮膚炎である可能性がより高くなる。

　一方，上記のような臨床診断項目を病変や臨床症状の視点から簡便にしたものが**表2**である。犬アトピー性皮膚炎の病変に共通する基本項目を満たした後，さらに発症部位の項目をチェックする

表1 ファブローの犬アトピー性皮膚炎の診断基準
参考文献1より引用・改変

- 初発が3歳齢未満
- 主に室内飼育
- ステロイドに反応する痒み
- 初発時は皮膚病変がなく痒みのみ
- 前肢の罹患
- 耳介の罹患
- 耳介辺縁は罹患していない
- 腰背部は罹患していない

Chapter III 臨床編

表2 獣医アトピー・アレルギー・免疫学会が提唱する基準

犬アトピー性皮膚炎は下記のすべてを満たし，
● 瘙痒を伴う皮膚炎
● 丘疹，膨疹，紅斑，苔癬化の少なくとも1つ以上の皮膚病変
● 慢性あるいは再発性の皮膚炎
● 3歳齢以下で発症（飼い主が初期症状を認識していない場合があるため，よく聞き出すこと）
かつ，下記のいずれか1つを満たすもの。
● 眼および／あるいは口周囲，外耳炎の発症
● 四肢端（趾間），手根部伸展部，足根部屈曲部，大腿部外側の発症
● 胸部および／あるいは腋窩部，肘屈曲部の発症
● 会陰部および鼠径部を含む腹部の発症
● 背中の発症

表3 欧米諸国におけるアレルギー性皮膚疾患の発症率

● 一般開業医
8.7%（Lund et al, 1999）

● 大学病院
3.3%（Halliwell and Schawarzman, 1971）
8%（Scott, 1981）
12.7%（Scott and Paradis, 1990）

方法である。この診断基準の感度と特異性は算出されていない。どちらの診断基準を使用しても臨床上は問題なく，重要な点は検査によってアレルギー反応を確認するということである。

2. 犬アトピー性皮膚炎の疫学

1999年にアメリカの動物病院の開業医を対象に行われた調査において，来院した31,484頭のうち約8.7%のイヌがアレルギー性皮膚疾患を主訴としていた（**表3**）[2]。我が国におけるアレルギー性皮膚疾患の罹患率に関する詳細な報告はないが，岐阜大学動物病院内科診療科に来院した624症例の疾患内訳（平成16年4月〜平成17年1月）をみてみると，18.8%にあたる117症例がアレルギー性皮膚疾患を主訴としていた（**図1**，

2）。一方，欧米では1970年代から10年ごとに大学病院におけるアレルギー性皮膚疾患の来院割合が調査されており，調査が開始された1971年では3.3%[3]であったものが1981年には8%[4]，1990年には12.7%[5]まで増加している（**表3**）。この結果をみる限り，大学病院におけるアレルギー性皮膚疾患の来院割合は10年ごとに約5%ずつ増加しているようである。2000年代に入ってから大規模な調査は行われていないが，岐阜大学における調査結果と比較してみると，90年代初頭にくらべてやはり約5%増加していることが分かる。イヌにおけるアレルギー症例の激増傾向はヒトにおけるものと同様であるが，この背景にはアレルギー症例の増加ばかりでなく，アレルギー性疾患に対する獣医師の認知度が高まっていることが考えられる。

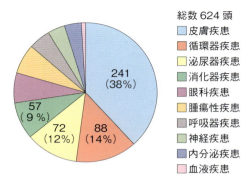

図1 内科診療科における診療の内訳
岐阜大学動物病院に来院した624例の疾患内訳。

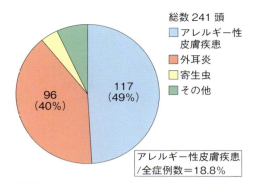

図2 内科診療科における皮膚疾患の内訳
図1のうち、皮膚疾患は241例であり、そのうち117例はアレルギー性皮膚疾患であった。これは、全症例（624例）の18.8％にあたる。

3. 犬アトピー性皮膚炎の遺伝的要因

アトピーの家族歴がヒトのアトピー性皮膚炎の診断基準のひとつに含まれていることから、ヒトにおいては発症に遺伝的要因が関与していることは疑いのない事実といえる。イヌにおいても、1986年にWillemseらが提唱したイヌのアトピー性皮膚炎の診断基準[6]のひとつに家族歴は取り入れられているが、明確な遺伝的要因の関与する可能性を明らかにした研究は見当たらない。アトピー性皮膚炎を有するイヌの集団を用いた研究では、アトピー性皮膚炎を有する親犬から生まれたイヌの約2割に本症の発症が認められたが、遺伝との因果関係は証明できなかった[7,8]。同様の研究がウエスト・ハイランド・ホワイト・テリアの集団を用いて行われたが、やはり明確な遺伝的要因の関与を明らかにできなかった[9]。したがって、イヌにおけるこれまでの研究からは、アトピーの家族歴が本症の危険因子として重要であるか否かは結論付けられていない。

3-1. 好発犬種

一方、本疾患が好発する犬種に関しては様々な報告があり、世界的にもある特定の犬種（ウエスト・ハイランド・ホワイト・テリア、ボクサー、ゴールデン・レトリーバー、ラブラドール・レトリーバー、ジャーマン・シェパード・ドッグ、プードル、ヨークシャー・テリアなど）に本症が好発する傾向にあるのは疑いのない事実である[10]。よって、今後の研究の進展でその遺伝的要因が特定される可能性はある。

4. 犬アトピー性皮膚炎の非免疫学的要因

アトピー性皮膚炎は生体の免疫学的異常に起因して生じる疾患であると理解されているが、皮膚のバリア機能の低下も皮膚病変の悪化に関与していることが明らかになってきた。つまり表皮の過度な乾燥が皮膚のバリア機能を低下させ、外界からの様々な刺激に対する防御機能が損なわれることによって、炎症が悪化するという考えである[11]。これまでアレルゲンの侵入経路は、喘息患者などと同様に気道からの侵入が大部分であると考えられてきたが、経皮的な侵入も重要であり[12]、皮膚バリア機能の破綻は免疫担当細胞（樹状細胞や肥満細胞）へのアレルゲンの到達を容易にさせてしまう。これまで皮膚の過度な乾燥に至るメカニズムは不明であったが、最近になって皮膚の水分喪失はセラミドと呼ばれる角層細胞間に存在する脂質の減少に起因していることが明らか

Chapter Ⅲ　臨床編

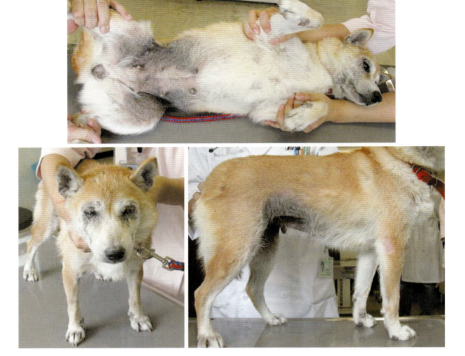

図3 アトピー性皮膚炎を有するイヌの外貌
顔面，腋窩部，下腹部および側腹部において紅斑，脱毛および苔癬化を認める。

になった。実際ヒトのアトピー性皮膚炎患者の皮膚に含有されるセラミド量は，健常人にくらべて著しく低下していることが示されている[13]。

そのためアトピー性皮膚炎の患者に対してはステロイド軟膏による治療に加え，皮膚の保湿を高めるためにセラミドを含有する保湿剤が用いられるようになってきた。イヌの皮膚における水和性保持にセラミドが関与しているかどうかは明らかになっていないが，慢性病変部においてはヒトと同様に乾燥傾向にある場合が多く[14]，またバリア機能が損なわれている可能性が高い。

5. 犬アトピー性皮膚炎の臨床的特徴

犬アトピー性皮膚炎および食物アレルギーにおいて共通して認められる臨床症状は皮膚の瘙痒感であり，その多くが1～3歳齢までの間に発症する。この瘙痒感が各個体の許容範囲を超えると，舐める，引っ掻くなどの自傷行為によりはっきりとした皮膚病変が発現する。特に皮膚病変は腋窩部，下腹部，鼠径部，趾間および顔面において好発し，脱毛，紅斑，苔癬化，色素沈着などの皮疹を認める（**図3**）。環境アレルゲン，特に室外アレルゲンに感作されている症例では，初期の段階では季節性が認められる場合が多いが，病期の進行に伴い通年性に移行する症例も多い。

当然のことながら，瘙痒性の皮膚疾患を引き起こす原因はアレルギー以外にも外部寄生虫や膿皮症なども存在することから，これらの疾患を確実に鑑別しておくことが重要となる（**図4**）。特に，疥癬は皮膚掻爬試験で検出できない場合が多いことや，ステロイドを用いた治療によって症状が一時的に改善することもあるため，アレルギー性皮膚疾患と誤診される場合が多い（**図5**）。こ

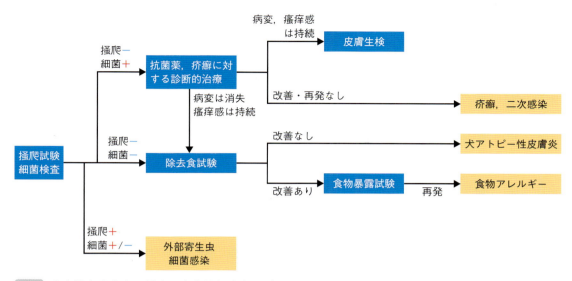

図4 瘙痒性皮膚疾患に対する古典的な臨床アプローチ
外部寄生虫および細菌性疾患を除外診断することが重要である。日本ではリンパ球反応やIgEの定量検査があるため，食物アレルギーの原因食物の予測が可能である。つまり除去食試験を実施せずとも食物アレルギーを見分けることができ，除去食療法により食物アレルギーを治療することができる。

のような症例の多くにおいてステロイド治療を開始しても，次第に症状が悪化するため，その際には必ず，皮膚科学的検査を再度実施し，鑑別診断を見直すべきである。

6. 犬アトピー性皮膚炎の診断

6-1. 詳細な病歴の聴取

その他の一般的な疾患と同様に，アレルギー性疾患の診察においても詳細な病歴の聴取が鑑別診断を進めていく上で重要となる。アレルギー性皮膚疾患の特徴は，症状の悪化と改善を繰り返し，根治に至るケースがきわめて少ないということである。したがって，大学病院など二次診療を受診する症例のほとんどは，以前に転院を繰り返していた経歴を有しており，様々な検査や治療をすでに受けていることが多い。詳細な病歴の聴取によって，これまでに行った検査の結果や受けてきた治療内容などからある特定の疾患を類推できる場合もあるとともに，それらの検査の意義や治療内容に関してどの程度飼い主が理解しているかも把握することができる。

病歴聴取により，初発年齢が3歳齢未満であったり，瘙痒発現パターンの季節性が明らかになった場合は，積極的にアレルギーの関与を疑うべきである。最近では来院時にすでに除去食を給餌している症例が多いが，給餌期間や間食または盗食の有無なども聴取し，給餌によって瘙痒の軽減が認められているかどうか確認する必要がある。除去食を与えても一向に症状が改善しないと不満を漏らす飼い主も多いが，除去食給餌というのはあくまで食物アレルギーを診断する検査のひとつの手段であり，すべてのアレルギーの根治的治療ではないことを十分説明しておく必要がある。当然，除去食給餌によって症状の改善が認められ，食物アレルギーが診断できた場合には，除去食給餌をそのまま治療（食物アレルゲン除去）として用いてよい（食物アレルギーの詳細に関しては「Chapter III-5～7」参照）。

また，瘙痒感の程度を飼い主に5段階で評価し

Chapter III 臨床編

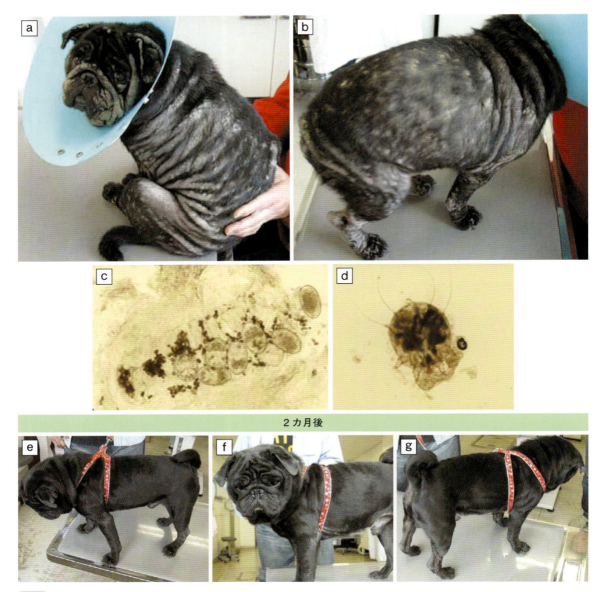

図5 アレルギー性皮膚炎と誤診された疥癬の症例
a, b：初期診断において搔爬試験陰性でステロイドに反応性を示したためアレルギー性皮膚炎と誤診された。
c, d：同症例から分離された疥癬虫卵と虫体。
e〜g：ドラメクチンによる治療（300 μg/kg, SC, 1回/週間）を行った。a, bから2カ月後の様子。皮膚病変は著しく改善した。

てもらい，症状の改善を飼い主がどの程度認識しているかをフォローアップするとよい。アレルギー病態に関する飼い主の理解が治療成功の鍵を握っていることから，初診における病歴聴取や検査に最低30分〜1時間かけ，良好な信頼関係を

築けるよう努力すべきであろう。

6-2. 皮膚科学的検査

　一通り問診が終了した後，皮膚科カルテに記載されている項目に従い，まず一般的な皮膚科学的

犬アトピー性皮膚炎の臨床　2

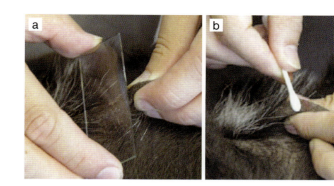
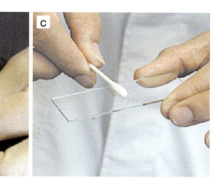

図6　押捺塗抹検査
採材にはスライドグラス（a）または綿棒（b，c）などを用いる。

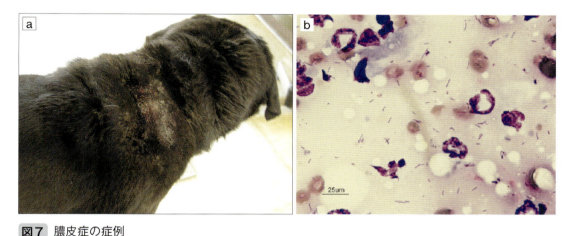

図7　膿皮症の症例
皮膚病変部のスワブ検査によって多量の好中球と桿菌が検出され，その後の培養検査で緑膿菌が分離同定された。

検査に進む。被毛の状態や皮疹の種類や分布などをカルテに記録していくとともに，感染性皮膚疾患を有している場合は毛検査や皮膚の押捺塗抹検査（図6，7）または掻爬試験（図8，9）などによって病原体の存在を明らかにする。鱗屑形成が認められる場合は，セロハンテープを用いた検査（テープ貼付試験）を行うのがよい（図10，11）。

アレルギー性皮膚疾患の診断のみを目的として病理検査を実施することはないが，病変部に潰瘍やびらんなどが認められるときには，腫瘍性または自己免疫性皮膚疾患との鑑別が必要なため，病理組織学的検査（皮膚生検）を実施する必要がある（図12〜14）。これらの疾患もまたステロイドによる治療に反応性であるものの，その病態はアレルギーとは全く異なるため，寛解期間の延長およびQOLの改善には免疫抑制薬または抗がん薬などを併用する必要がある。

Chapter Ⅲ 臨床編

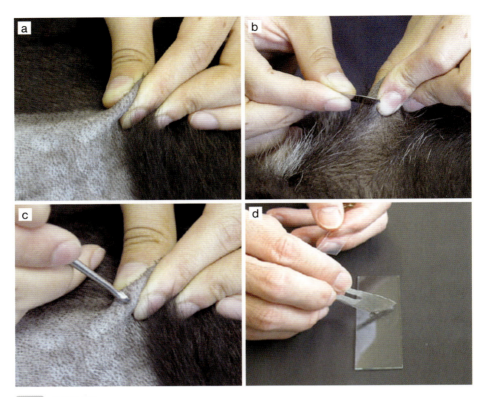

図8 搔爬試験
搔爬にはメス刃（b）または鋭匙（c）を用いる。

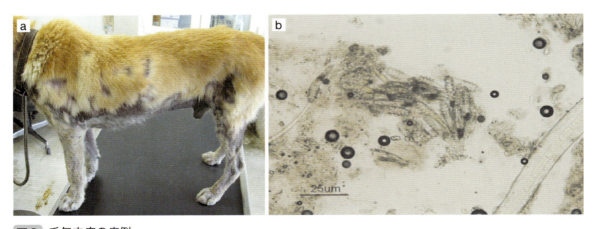

図9 毛包虫症の症例
症例の外貌（a）と分離された毛包虫（b）。

2　犬アトピー性皮膚炎の臨床

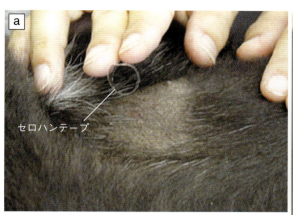
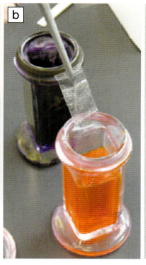
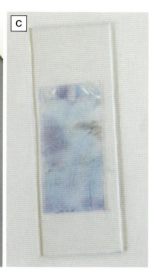

図10　テープ貼付試験
セロハンテープを用いる検査。皮膚表面の病原体（マラセチア，細菌）の検出に有効である。セロハンテープを病変部に貼付後（a），簡易染色キットで染色し（b），テープをスライドグラスに貼り付けて（c）鏡検する。

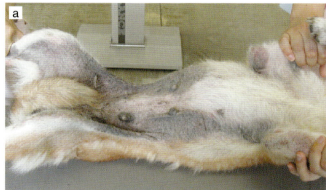
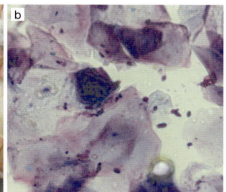

図11　マラセチアの過剰増殖を認めた症例
マラセチアの過剰増殖が認められた症例の外貌（a）と，その皮膚病変部よりセロハンテープによって採取したケラチノサイトとマラセチア（b）。

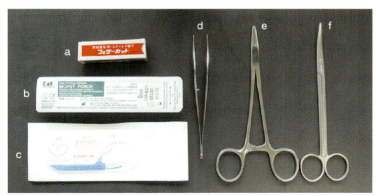

図12　皮膚生検に用いる器具
a：カミソリ。皮膚サンプルを採取後，サンプルを分割する際に用いる
b：生検パンチ（直径4〜6mm）
c：縫合糸
d：ピンセット
e：持針器
f：剪刀

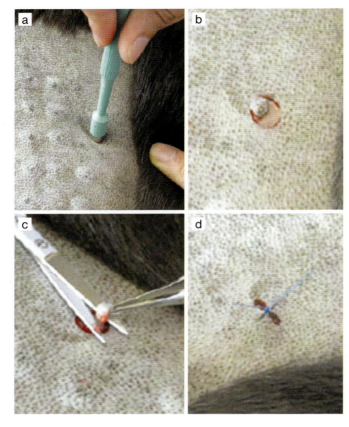

図13 皮膚生検の実際
生検部を十分に剃毛した後、皮膚に生検パンチを強く当て、一方向に2～3回転させる（a, b）。皮下織を剪刀で切離（c）した後、縫合する（d）。採取したサンプルは必要に応じカミソリで分割し、1カ所の生検サンプルから通常の病理組織学的検査用、免疫組織化学検査用および遺伝子検査用サンプルを採取してもよい。

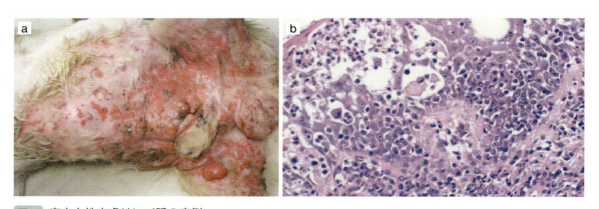

図14 表皮向性皮膚リンパ腫の症例
症例の下腹部の所見（a）。病理組織学的検査の結果、表皮向性皮膚リンパ腫と診断された（b）。

6-3. 免疫学的検査

アレルギーの免疫学的検査法の原理および意義についてはChapter IIで述べているので、本稿ではその詳細については割愛する。免疫学的検査の多くは定量的であり、論理的なアレルギー診療を実践していくための次に示すような明確な指針を我々に与えてくれるため、積極的に活用してほしい。

表4 ダニ・カビの対策

目的	対策	備考
湿度対策 （湿度60%以下にする）	換気	調理中，入浴中は必ず実施する 留守宅では機械換気が望ましい
	除湿機および エアコンの除湿機能	数日間以上の長期使用が効果的である
アレルゲン除去	掃除機がけ	特に布団はダニアレルゲンが多いため，念入りに行う
	寝具の洗濯	洗濯により，ダニの糞が除去される
	空気清浄機	室内に入った花粉や，ハウスダストの除去に効果的である
	エアコンフィルターの掃除	カビが発生しやすいため，優先的に掃除する
ダニアレルゲンの侵入防止	医療用防ダニ布団	繊維密度が高く，ダニの侵入を防ぐことができる

1．アレルギー素因の確認
　アレルギー強度（CCR4/CD4）検査，
　IgE定量検査
2．感作アレルゲンの同定
　皮内反応試験，IgE定量検査
　リンパ球反応検査（食物アレルギーの可能性を探索）
3．治療効果の判定
　アレルギー強度（CCR4/CD4）検査，
　リンパ球反応検査，IgE定量検査

---

7. 犬アトピー性皮膚炎の治療

7-1. アレルゲンの回避

　免疫学的検査によって犬アトピー性皮膚炎の原因アレルゲンが明らかになったら，治療としてまずはこれらのアレルゲンを回避する必要がある。環境アレルゲンは主に，室内アレルゲンであるダニ，カビと室外アレルゲンである花粉であり，それぞれについての対策を解説する（**表4**）。

　アレルギーの原因となるダニとして重要なヤケヒョウヒダニおよびコナヒョウヒダニは，ヒトの居住環境に広く生育しており，屋内の塵やほこりが集まったハウスダスト中に多く認められるダニであるため，ハウスダストマイトとも呼ばれている。これらのダニは，ヒトや動物のフケ・アカなどの不飽和脂肪酸やカビを摂食して生活している。繁殖場所は主に畳や絨毯などの床部，ソファーおよび寝具など，急激な温湿度変化がなく，光が届きにくい場所である。アレルギーの原因となるカビには，アスペルギルス，アルテリナリア，クラドスポリウム，ペニシリウムなどがあり，ヒトや動物の毛，木材，紙，塵などの有機物すべてを栄養源とする。発生場所はハウスダスト，エアコン内部，浴室，台所，洗面所，靴箱などである。これら室内アレルゲンであるダニ，カビは湿度70％以上，気温20℃以上になると増殖が活発になるといわれている。

7-1-1. 室内アレルゲン対策

　ダニ，カビの対策として最も重要なことは換気を行い，湿度60％以下の環境を保つことである。具体的には，こまめな換気，除湿機の設置，エアコンの除湿機能を利用することが挙げられる。換気は，調理中や入浴中の水蒸気を排出するため，浮遊アレルゲンや浮遊塵などを室外に放出して衛生的な室内環境を保つために行う。除湿機やエアコンの除湿機能で湿度を制御する場合，ダ

ニ，カビへの効果を得るためには数日以上の長期使用が推奨される。なぜなら，室内湿度を下げるためには数時間で十分だが，建材の含水率を下げるためには数日以上かかるためである。

こまめに掃除や洗濯をしたり，ダニ，カビが生育しづらい環境を整えることも効果的である。特に布団や寝具は，毎日ヒトの体温で温められ，汗を吸収して湿気を帯びるため，ダニの生息に最適な高温多湿の環境になりやすい。布団に掃除機をかけてダニの死骸や糞を除去し，寝具をこまめに洗濯し水溶性であるダニの糞を除去するとよい。さらなるダニ防御の方法として，医療用防ダニ布団の使用も効果的である。医療用防ダニ布団は，緻密な繊維でつくられており，ダニが布団内部に侵入できない構造になっているため有用である。また，カビは湿気の多いところによく生育するが，特に注意して掃除すべき場所はエアコン内部のフィルターである。エアコンフィルターにカビが生えた状態で起動すると，カビアレルゲンを空気中に撒き散らすことになるため，定期的に掃除を行っておきたい。さらにダニ，カビが生息しづらい環境を整備するため，畳や絨毯からフローリングに変更することも効果的であるといえる。

7-1-2. 室外アレルゲン対策

室外アレルゲンである花粉の回避の基本は，アレルギーの原因となる花粉が飛ぶ季節には外出を控え，最小限の散歩に留めることである。散歩のときにはイヌに服を着せてアレルゲンが直接皮膚に接触することを防ぐ。また，外出から帰ってきたら，ブラッシングやタオルでの清拭により，身体に付着した花粉を落とすようにする。特に，腋窩，内股，趾間などアレルギー症状の好発部位には花粉が蓄積している可能性が高いため，拭き取りや水洗いを行い，念入りに花粉を除去する。環境アレルゲンタンパク質の多くには酵素作用があるため，皮膚にアレルゲンが付着したままにしておくと，やがて皮膚バリアを通り抜けて侵入してしまうため，なるべく早く取り除くようにする。また，花粉アレルゲンを屋内に持ち込まないよ

う，ヒトの衣服に付着した花粉も除去する必要がある。屋内に入って床に落ちた花粉は，そのままでは取り除かれないため，掃除機をかけたり，空気清浄機を設置することで取り除く。

以上のように，アレルゲンを回避するためには，換気，掃除，洗濯を実施し，なるべく頻回に行うことによって室内にアレルゲンを蓄積させないことが重要である。また，これらの対策は徹底して行い，長期にわたって継続することが必要であり，飼い主にとっての負担も大きい。しかしながら，アレルギーはアレルゲンの暴露がなければ起こり得ないため，アレルゲン暴露量を減らすことは非常に重要であるといえる。

7-2. 炎症反応のコントロール
7-2-1. 抗ヒスタミン薬

抗ヒスタミン薬は，肥満細胞が細胞表面のIgEによってアレルゲンを捉えた後に放出するヒスタミンが，ヒスタミン受容体に結合する前に先回りしてブロックする薬剤である。そのため，作用機序から考えるとアレルゲンの暴露が始まる前から投与しておくことでヒスタミンによるアレルギー炎症や痒みを予防することができると考えられる。

具体的な使用方法としては，すでに起きている炎症をステロイド等で抑えた後，さらなるアレルゲン暴露への対処として投与する方法や，環境アレルゲンが飛散する時期の1カ月ほど前から投与する早期介入療法がある。いったん開始した抗ヒスタミン薬は，アレルゲン暴露の季節が終了するまで継続する。途中で投与を中止したり投薬量を減量すると，十分なブロック効果が得られなくなるため，必ず使用量を守って継続して投与する。なお，抗ヒスタミン薬単独では，すでに生じているアレルギー炎症を鎮静化することはできないため，犬アトピー性皮膚炎を発症している症例では，ステロイドなどとの併用が必要となる。

イヌにおいて使用する抗ヒスタミン薬として，これまではフマル酸クレマスチン（例：タベジール®錠）が広く使われてきたが，近年，イヌでは

犬アトピー性皮膚炎の臨床

表5 犬アトピー性皮膚炎に使用する抗ヒスタミン薬

成分	製品例	用法・用量	投与期間	備考
ヒドロキシジン	アタラックス®錠	2 mg/kg, BID	アレルゲン飛散時期の1カ月前から飛散終了まで継続投与する	イヌでの血中半減期が長いため，効果的
セチリジン	ジルテック®錠	1 mg/kg, SID		
フマル酸クレマスチン	タベジール®錠	0.1 mg/kg, BID		イヌでの代謝速度が速いため，効果が得られにくい

※抗ヒスタミン薬には，すでに生じているアレルギー性炎症を抑える効果はない。早期介入療法として，アレルゲンが飛散する時期の1カ月前から投与しておくことで，症状の悪化を予防できる。

代謝速度が速いことが分かり，その活性が期待できる量は投与量の3％程度であるとされ[16]，ヒトよりも抗ヒスタミン効果が期待できないとされるようになった。そのため現在では，イヌでの血中半減期が比較的長いヒドロキシジン（例：アタラックス®錠）とその活性代謝物セチリジン（例：ジルテック®錠）が効果的であると考えられている。それぞれの薬剤投与量はヒドロキシジンが2 mg/kg，1日2回，セチリジンが1 mg/kg，1日1回で有効であるとされている[17]（**表5**）。

7-2-2. ステロイド（経口薬）

ヒトにおいて多用される抗ヒスタミン薬は，即時相反応で放出されるヒスタミンがヒスタミン受容体に結合することを防ぐものであり，アレルギー予防の色合いが濃い。臨床獣医師が遭遇する動物のアレルギー性皮膚炎の病態では，即時相反応後に生じる遅発相反応，つまりサイトカイン介在性の炎症反応が主体であることから，この病期にある皮膚炎に対して抗ヒスタミン薬は効果的でない理由がよく分かると思う。遅発相反応によって生じた炎症を迅速に軽減するためにはステロイドを用いる必要がある。

犬アトピー性皮膚炎の場合，プレドニゾロン（例：プレドニン®錠）の経口薬を用いることが一般的である。当然のことながらステロイドの強力な抗炎症作用により，瘙痒感および皮膚病変は劇的に改善するため，継続投与を希望する飼い主は多い。しかしながら臨床獣医師は，ステロイド

の投薬治療は根本治療ではなく，あくまで対症療法であり，漫然と使用することによる弊害についても飼い主に説明する必要がある。ステロイドの使い方で重要なのは，環境改善や抗ヒスタミン薬を併用しながら，必要な時期に必要な量のステロイドを投与することである。複数の治療法を組み合わせることによって，犬アトピー性皮膚炎の症状をうまくコントロールすることが最終的な目標となる。

具体的な投薬量として，重症例の場合にはプレドニゾロン1 mg/kg，1日1回の経口投与，3日間によりアレルギー性炎症を抑え，その後，いったん落ち着いたアレルギー反応を引き続き抑えるため半量の0.5 mg/kg，1日1回に減量し，3～5日間投与する。軽症例の場合には，0.5 mg/kg，1日1回の投与を3日間，その後必要に応じて半量に減量して数日間継続する（**表6**）。

後述するシクロスポリンやオクラシチニブも，アレルギー性炎症を抑制する作用はあるが，筆者の経験上，即効性のあるステロイドが一番使いやすいと考えている。その理由は，ステロイドはこれまで長きにわたって使用されてきた歴史があり，副作用についてもよく知られているからである。ステロイドの副作用として有名なのが医原性副腎皮質機能亢進症であるが，これは可逆的なものであり，ステロイドの投与を中止すれば改善する。また，ステロイドは高用量投与によって免疫

171

Chapter Ⅲ　臨床編

表6　犬アトピー性皮膚炎に使用する炎症反応コントロール薬（抗ヒスタミン薬を除く）

成分	製品例	用法・用量および投与期間	備考
プレドニゾロン	プレドニン®錠	【重症例】 1 mg/kg, SID, 3日間 →0.5 mg/kg, SID, 3〜5日間 【軽症例】 0.5 mg/kg, SID, 3日間 →必要に応じて半量に減量して数日間	・第一選択薬 ・副作用に注意する（医原性副腎皮質機能亢進症など）
シクロスポリン	アトピカ®	5mg/kg, SID で4週間連続投与 →症状に応じて投与間隔を隔日または週2回に漸減	・食後2時間以上あけて投与，また投与後2時間は食事を与えない ・長期投与による感染症などに注意
オクラシチニブ	アポキル®錠	0.4 mg/kg, BID を最長14日間。さらに継続する場合は1日1回（SID）に減量して投与し，投与期間は1年を超えないこと	・免疫抑制作用がある
インターフェロン-γ	インタードッグ®	体重1kgあたり1万単位（0.2 mL/kg）を皮下注射，投与回数は週3回隔日投与とし，投与期間は4週間を限度とする	・理論上，発症初期の症例に使用するとよいと思われる

抑制がかかる薬剤ではあるが，上述のような用法・用量での投与では，通常，免疫抑制はかからないことが経験的に分かっている。以上のことから，犬アトピー性皮膚炎におけるアレルギー炎症の抑制には，ステロイド投与を第一に選択するとよいだろう。

7-2-3. シクロスポリン

シクロスポリンはステロイドと同等の鎮痒効果があり，ステロイドに代わる経口薬として獣医療ではよく使用される。免疫抑制薬に分類される薬剤で，そのターゲットはT細胞であり，T細胞から産生されるIL-2，IL-4，IFN-γ，TNF-αなどのサイトカインの転写を抑制する。これらのうち，特にT細胞の活性化に重要なIL-2を選択的に阻害するため，細胞性免疫が特異的に阻害される。元々は臓器移植後の免疫反応を軽減させる薬剤として開発された。2000年に入ってイヌのア

レルギー性皮膚炎に対する治験が実施され，有効性が示された[18]。ちなみに，人医療でもアトピー性皮膚炎の適応はあるが，「16歳以上で，既存の治療に抵抗性のある最重症のアトピー性皮膚炎患者で，3カ月以内に休薬すること」が使用指針により求められている[19]。人医療では，シクロスポリンの免疫抑制作用によって感染症が引き起こされることが問題になっていることから，長期にわたる連続使用は禁忌である。動物薬として使用されているシクロスポリンも，添付文書には「使用期間は8週間を超えないこと」と記載されている。つまり，イヌにおいてもヒトと同じように長期にわたる連続使用によって免疫抑制がかかり，感染症のリスクが増す可能性があるといえる。また，「他の免疫抑制薬と同様に潜在的な腫瘍を悪化させる可能性があるため，本剤を悪性腫瘍の病歴または疑いのあるイヌには使用しないこと」と

いう記載もある。このように，免疫抑制薬であるがゆえにリスクも大きいため，筆者はステロイド投与によって医原性副腎皮質機能亢進症を発症した症例，あるいはその徴候が出始めた症例に限ってシクロスポリンの投与を実施している。ただし，シクロスポリンを投与する場合でも，その連続使用は2カ月程度に抑え，医原性副腎皮質機能亢進症の徴候が落ち着いたら，再びステロイドの使用に切り換えることにしている。

イヌにおけるシクロスポリンの投与量は，5 mg/kg，1日1回で4週間連続投与となっている。投与開始4週間以降に臨床症状の改善が認められた場合には，症状に応じて投与間隔を隔日または週2回に漸減することができる。なお，シクロスポリンは食事から2時間以上あけて空腹時に投与し，投与後2時間は食事を与えないこととなっている（**表6**）。

7-2-4. オクラシチニブ

近年，JAK阻害薬であるオクラシチニブ（アポキル®錠）が犬アトピー性皮膚炎の治療薬として発売された。オクラシチニブは瘙痒誘発性サイトカインであるIL-31等のJAKを介したシグナル伝達を阻害し，犬アトピー性皮膚炎の瘙痒を緩和する薬剤である。作用機序等の詳細は「Chapter Ⅲ-3. 犬アトピー性皮膚炎におけるサイトカインに関連した治療薬」にて述べるが，オクラシチニブはIL-31以外のサイトカイン（IL-2，IL-4，IL-6など）のはたらきも抑制するため，シクロスポリンと同様に免疫抑制作用のある薬剤であるという認識が正しく，それゆえに感染症の悪化や潜在性腫瘍の顕在化が懸念される。そのため，筆者はシクロスポリンと同様にステロイド投与によって医原性副腎皮質機能亢進症を発症した症例に限ってオクラシチニブの投薬を検討すべきと考えている。

イヌにおけるオクラシチニブの投与量は，0.4 mg/kg，1日2回を最長14日間であり，さらに継続する場合は1日1回に減量して投与し，投与期間は1年を超えないこととなっている（**表6**）。

7-2-5. インターフェロン-γ

インタードッグ®は，1型ヘルパーT細胞（Th1細胞）を誘導するイヌインターフェロン-γ（組換え型）の製剤である。Th1細胞はIgG産生にかかわるヘルパーT細胞であり，正常犬でも多く認められる。一方，2型ヘルパーT細胞（Th2細胞）はIgE産生にかかわっており，正常犬では寄生虫感染の際にしか認められないが，犬アトピー性皮膚炎の症例では増加する。そこで，インターフェロン-γの投与によってTh1細胞を増やし，1型と2型のアンバランスを調整することでTh2細胞が優位な免疫状態を正し，IgEが関連するアレルギー症状を改善するという作用機序が考えられている。作用機序等は，「Chapter Ⅲ-3. 犬アトピー性皮膚炎におけるサイトカインに関連した治療薬」にて詳しく述べる。

インタードッグ®は1バイアル中にインターフェロン-γ（組換え型）を30万単位含有している。1バイアルを生理食塩水6.0 mLにて溶解し，体重1 kgあたり1万単位（0.2 mL/kg）を皮下注射する。投与回数は週3回隔日投与とし，投与期間は4週間を限度とする（**表6**）。筆者の経験上，慢性化した犬アトピー性皮膚炎の症例では効果が認められにくい印象があり，さらにIgEではなくIgGを誘導することによってその効果を期待することから，理論上においても発症初期の症例に使用するとよいだろう。

7-3. 減感作療法（アレルゲン特異的免疫療法）
7-3-1. 減感作療法とは

減感作療法とは，症例の反応するアレルゲンを少量ずつ長期間にわたって投与することにより，そのアレルゲンに対する免疫反応を減弱させる治療法である。IgEの関与するアレルギー症状に対して，本治療法は長期寛解や治癒が期待できる唯一の根本的治療であり，完全寛解できなくとも，症状の軽減や減薬することが可能となる。本治療法はヒトで100年以上も前から実施されており，

経験的に効果が得られることは知られていたが，その機序は長い間不明な部分が多かった。近年，多くの研究により減感作療法の機序が解明されつつある。具体的にはアレルゲンに対する新規IgGを上昇させること（即効性），およびアレルゲン特異的制御性T細胞（根治性）を誘導することが主であると考えられている（詳細は「ChapterⅢ-4. 犬アトピー性皮膚炎における減感作療法」を参照）。さらにアレルゲン特異的な制御性T細胞（Treg）を誘導することが，減感作療法で寛解させるために重要であることが分かってきており，このTregが産生する抑制性サイトカイン（IL-10，TGF-βなど）によってヘルパーT細胞の活性化を抑え，最終的にはIgEの産生を抑制することでアレルギー反応の減弱が起こると考えられている。

7-3-2. 粗抗原液を用いた減感作療法

イヌにおける粗抗原を用いた既存の減感作療法の効果は報告によって様々であるが，多くが60〜75％で何らかの改善が認められている。前田ら（岐阜大学）が以前行った研究では，減感作療法を行った40頭のうち，29頭（73％）において臨床症状の改善が認められ，そのうち9頭（23％）は完全寛解した。皮膚症状の改善は平均して治療開始2カ月前後から認められる症例が多いが，中には半年もしくは1年経過してから認められることもあるため，治療継続の判定は減感作療法開始後1年経過してから行う必要があると考えている。ヒトにおいて，減感作療法によるTregの誘導には1年ほどかかることが報告されており[20,21]，効果発現までに時間がかかる症例がいることに納得できる。そのため，より効率よくTregを誘導することが重要となる。

これまでの粗抗原液を用いた減感作療法では，治療期間が長いこと，治療の反応が症例ごとに異なり安定しないことや副作用（アナフィラキシーショック）の発現，粗抗原液の入手が困難などのデメリットがあり，一部の専門家のみが使用してきた。これまでの減感作療法で使用するアレルゲ

ン液は，粗抗原と呼ばれるアレルゲン原材料からの抽出物である。しかし，実際のアレルギー反応は粗抗原液中に含まれる一部のタンパク質のみに起こり，しかもこの反応するタンパク質は症例ごとに異なるため，減感作の誘導に必要なタンパク質が治療に使用する粗抗原液に十分に含まれていないことが問題であった。これが治療の効果が症例ごとに異なる要因となっている。逆にいえば，症例ごとに適切なアレルゲン量を含んだ抗原液を用いることができれば，奏功率は高くなる。これを実現した減感作薬が，後述する単一抗原液を用いた減感作療法である。

減感作療法に用いる粗抗原液は，Greer社のものが使用されることが多く，Greer社によって標準化された犬用のプロトコールが一般的に用いられている（表7）。

7-3-3. 単一抗原液を用いた減感作療法

減感作効果をより効率よく誘導するためには，症例が反応する特定のアレルゲンタンパク質を十分量含む抗原液を使用することが重要である。このような抗原液を用いた治療法として日本全薬工業㈱の減感作療法薬アレルミューン®HDMが上市されている。アレルミューン®HDMは，環境アレルゲンであり臨床上重要であるコナヒョウヒダニをターゲットにした減感作療法薬で，コナヒョウヒダニ中の35種（2017年現在）あるアレルゲンタンパクの中でもイヌのアトピー性皮膚炎の症状に強く関連する主要なアレルゲンタンパクのDer f 2だけを用いた減感作療法薬である。アレルゲン特異的IgE検査によって，Der f 2に対するIgEを有する症例を予め選択し，Der f 2だけを含む単一抗原液によって減感作療法を実施することで，粗抗原液を用いた減感作療法より効率よく制御性T細胞を誘導できる。本治療法では従来の減感作療法の問題点とされている，注射液中に含有するアレルゲンタンパク質と減感作を誘導するアレルゲンタンパク質の不一致を改善しており，高い有効性を実現している。

アレルミューン®HDMはDer f 2タンパクとプ

ルランが結合しており，Der f 2-IgE の結合部位を多糖類のプルランがブロックする。そのため，アナフィラキシーショックが起こらず，比較的速やかに投与量を増量することができる。よって，そのプロトコールはおよそ１カ月と短い。このように Der f 2 に反応する症例を選択して Der f 2 を大量に投与する減感作療法が実現したため，その奏功率は高く，通常プロトコール６回投与終了後１年経過時点において，症状が消失していた割合はおよそ70％となっている（日本全薬工業㈱の治験データ）。一方で，現段階ではコナヒョウヒダニ中の Der f 2 にアレルギーを有する症例にその適応が限られるため，今後，さらに犬アトピー性皮膚炎の発症に関連が強いアレルゲンタンパク質の解析，そしてその単一抗原液の開発が期待される。

アレルミューン®HDM のプロトコールを**表8**に示した。１カ月という短期間で症状改善が認められる場合，その効果機序にはこれまで体内に存在しなかった，新しい結合部位を有する Der f 2-IgG の誘導がかかわっていると考えられる（肥満細胞上の IgG 受容体を介した脱顆粒抑制シグナル）。そのため，この IgG が誘導された時点においては本来の根治治療誘導作用を発揮する制御性 T 細胞は誘導されておらず，その誘導には理論上は最高濃度を１年間程度追加接種して維持することが望ましいと考えられる。しかし，現段階では適切な接種間隔が分かっておらず獣医師の判断による適応外使用になるため，飼い主へのインフォームド・コンセントが重要である。また，減感作療法実施の前には，外部寄生虫や細菌感染，食物アレルギーの除外診断も非常に重要である。これら疾患を併発している場合には，減感作療法を実施しても効果が現れないため注意が必要である。

表7 粗抗原液を用いた減感作療法のプロトコール

Greer 社のプロトコールに基づく。
PNU：protein nitrogen units

	アレルゲン (2,000 PNU/mL)	アレルゲン (20,000 PNU/mL)
0日目	0.1 mL	
3日目	0.2 mL	
6日目	0.4 mL	
9日目	0.8 mL	
12日目	1.0 mL	
15日目		0.1 mL
18日目		0.2 mL
21日目		0.4 mL
24日目		0.8 mL
27日目		1.0 mL
30日目		1.0 mL
33日目		1.0 mL
36日目		1.0 mL
46日目		1.0 mL
56日目		1.0 mL
76日目		1.0 mL
96日目		1.0 mL
以後は20日ごと		1.0 mL

表8 単一抗原（Der f 2）液を用いた減感作プロトコール

アレルミューン®HDM 使用時のプロトコールに基づく。

プロトコール	投与バイアル
0日目	HDM 0.1
7日目	HDM 0.5
14日目	HDM 1
21日目	HDM 2
28日目	HDM 5
35日目	HDM 10

Chapter III 臨床編

表9 ステロイド外用薬の分類

薬効	成分名	製品例
strongest	ジフロラゾン酢酸エステル	ジフラール®
very strong	ベタメタゾンジプロピオン酸エステル	リンデロン®-DP
strong	ベタメタゾン吉草酸エステル ヒドロコルチゾンアセポン酸エステル	リンデロン®-V コルタバンス®
mild	クロベタゾン酪酸エステル	キンダベート®
weak	プレドニゾロン	各種プレドニゾロン軟膏

7-4. 膿皮症の治療

　アレルギー性皮膚炎に罹患している症例は再発性・難治性の膿皮症を併発している症例が多く，そのような症例では適切な抗菌薬を十分な期間服用する必要がある。抗菌薬を 1 〜 2 週間投与すると，肉眼的病変は改善するため安易に休薬することが多い。しかしながら，このような症例で組織学的検査を実施すると，皮膚深層には細菌が生存しているため，休薬後間もなく症状が再発してしまう。これを繰り返すことが耐性菌の生じる一因ともなる。よって，肉眼的に病変が改善してから少なくとも 1 カ月は抗菌薬の投与を継続することが，再発を繰り返さないために重要である。

　初期治療薬はセファレキシン（20〜40 mg/kg，1 日 2 回）もしくはアモキシシリン・クラブラン酸（10〜20 mg/kg，1 日 2 回）で十分であるが，難治症例や転院症例では耐性菌出現の可能性も考慮し，必ず薬剤感受性試験を行う。多剤耐性を示している場合でも，塩酸ドキシサイクリン（5〜10 mg/kg，1 日 2 回），塩酸ミノサイクリン（5〜15 mg/kg，1 日 2 回）およびホスホマイシン（10〜30 mg/kg，1 日 2 回）は感受性がある場合が多い。感染が重度の場合には，これらの抗菌薬の全身投与に加えて，除菌作用を有する中性水などを用いた消毒（1 日 2 回）が有効である。

7-5. 外用薬
7-5-1. 外用薬の分類

　部分的に発症したアレルギー性炎症を抑えたい場合には，外用薬を局所的に使用することも非常に効果的である。ステロイドの外用薬は，その効果の強さによって色々な種類がある（**表9**）。例えば，キンダベート® 軟膏は弱いステロイド外用薬であり，安全に使用できるが，イヌのアレルギー性炎症の重症例には効果をあまり期待できない。リンデロン®-V 軟膏は，キンダベート® 軟膏より強い中等度の作用をもつステロイド外用薬であり，イヌにおけるアレルギー性病変に効果的に作用する。強力な作用をもつステロイド剤のジフラール® 軟膏 0.05％は経験的にイヌにおいても非常に効果的であるが，その副作用の発現については検討されておらず，慎重に使用しなければならない。

　一般的に，ステロイド外用薬は患部に薄く塗布することが基本であり，その効果は大量に塗布したときと変わらないといわれている。また，ステロイド外用薬は十分に伸ばして塗布しなければ，局所的に皮膚菲薄化，毛包萎縮，皮膚コラーゲンの減少などを容易に起こすため注意が必要である。臨床現場において筆者はリンデロン®-V 軟膏あるいはリンデロン®-VG 軟膏を白色ワセリンで予め 20 倍程度に薄めたものを使用している。白色ワセリンが固く塗りにくい場合には，ヒルドイド® クリーム 0.3％を適量混ぜクリーム状の軟らかさにすると，ちょうどよい堅さになり患部に塗りやすくなる。

　ワセリンやヒルドイド® は，乾燥した肌の保護・保湿作用としての効果もあり，ヒルドイド®

表10 シャンプーの一例

目的	主成分	商品名
殺菌＋殺真菌（2％のみ）	クロルヘキシジン	ノルバサン®
殺菌＋殺真菌	ポピドンヨード	ヨードシャンプー
角質溶解	サルファサリチル酸	サルファサリチル酸シャンプー
角質溶解＋脱脂	コールタール	セボリティック®
殺菌＋角質溶解＋脱脂（弱い）	乳酸エチル	エチダン®
殺菌＋角質溶解＋脱脂（強い）	過酸化ベンゾイル	ビルバゾイル®
保湿シャンプー	グリセリン，キトサン	セボダーム®
保湿コンディショナー	尿素，乳酸，グリセリン	ヒュミラック®
保湿スプレー	フィトスフィンゴシン	デュクソ®スプレー

は血流改善作用もあるため，病変部皮膚の修復に役立つ。表皮細胞の壊死組織からは通常は分泌されない核内サイトカイン（IL-33）が放出され，それによって皮下のリンパ球が刺激され炎症が増長する。したがって，ワセリンによって表皮細胞を保護することは皮下の炎症を抑えることに役立つ。また，病変部皮膚に浸潤した炎症細胞は多くの酸素を消費するため，病変部皮膚は低酸素状態に陥っていることが多く，そのため酸素要求量の高い毛包に十分な酸素が行きわたらずに退行し，脱毛につながる。ヒルドイド®によって血流を改善することは，病変部皮膚の低酸素状態を改善すると考えられる。このように，塗り薬はその基剤によって補助的な作用が期待できる。

7-5-2. 外用薬によるプロアクティブ療法

プロアクティブ療法とは，ステロイド外用薬でいったん炎症が治まっても，病変があった部位に1週間に2回程度はステロイド外用薬の塗布を継続する方法である。皮膚炎の発症期には抗炎症外用薬を連日塗布して治療を行い，皮膚炎が十分に改善された段階でプロアクティブ療法を実施する。ヒトのアトピー性皮膚炎罹患患者では一見して正常にみえる皮膚でも，組織学的には皮膚バリア障害や炎症が持続的に起こっていることが示さ

れており[22]，イヌでも同様であることが報告されている[23]。このことから，アレルギー性皮膚疾患により一度炎症を起こした病変部位は症状を再燃しやすい状態にあるといえる。そのため，プロアクティブ療法によって皮膚のバリア機能を修復し，活性化した表皮細胞のサイトカイン産生を予防的に抑えることは，皮膚の状態をより長く良好に保ち，症状の再発を防止するために有効である。

また，2014年上市されたイヌのアレルギー性皮膚炎を治療するための外用薬であるコルタバンス®はスプレータイプであり，飼い主にとっても患部に塗布しやすい外用薬である。このコルタバンス®を用いたプロアクティブ療法の検討もされており，症状の再燃リスクを減らすことに有効であることが報告されている[24]。スプレータイプであることから，広範囲の病変があるときに使いやすい。ただし，ワセリンなどのように皮膚のバリア機能を保護する作用がないため，炎症が治まり塗り薬が適用できる病変範囲になったときには塗り薬に移行した方がよいであろう。

7-6. シャンプー療法（表10）

犬アトピー性皮膚炎が基礎疾患として存在する症例は，膿皮症や脂漏症を二次的に発症し易くな

Chapter III 臨床編

る。そのような症例には，薬用シャンプーによる補助療法が効果的なことが多い。シャンプーはその使用目的（殺菌，殺真菌，脱脂，角質溶解および保湿）に応じて様々な種類が市販されているので，症例ごとに最適なものを選択する必要がある（**表10**に一例を挙げる）。また，各使用効果の他に，体表に付着したアレルゲンを物理的に落として皮膚に蓄積しないようにする効果もある。シャンプー後はドライヤーを使わず（使う場合には冷風を用いる）タオルおよびブラシを用いて水分をよくとる。

脂漏や感染が重度な症例の初期治療では週に2〜3回シャンプーを行うが，イヌはヒトとくらべて表皮が薄いため，過度のシャンプーはかえって皮膚のバリア機能の低下を引き起こす。そのため，症状の改善を認め次第，1〜2週間に1回程度に留めるようにする。マラセチア性皮膚炎に関しては局所的（頸部，腋窩部，下腹部）にクロルヘキシジン製剤（手術用5％を水で2倍希釈）を使用することも効果的である。

まとめ

イヌにおけるアトピー性皮膚炎に対する検査や治療はここ15年で大きく進歩した。アレルゲンを特定する検査や痒みをコントロールする薬剤，そして減感作療法薬を臨床現場で使用できるようになったことにより，その病態をより把握できるようになっただけでなく，様々な治療戦略をとれるようになった。そのため，現場の獣医師は症例によって異なる病態や病状に適宜合わせた診療プロトコールを実践できる。本稿にはその概要から具体的な情報までを盛り込んだので，日々の診療で遭遇する症例の状況に応じてそれらを活用し，適切な治療戦略を立てることに役立ててほしい。

[参考文献]

1）Favrot C, Steffan J, Seewald W, et al. A prospective study on the clinical features of chronic canine atopic dermatitis and its diagnosis. *Veterinary Dermatology* 21, 2010, 23-30.

2）Lund EM, Armstrong PJ, Kirk CA, et al. Health status and population characteristics of dogs and cats examined at private veterinary practices in the United States. *J Am Vet Med Assoc* 214, 1999, 1336-1341.

3）Halliwell REW, Schwartzman RM. Atopic disease in dog. *Vet Rec* 89, 1971, 209-213.

4）Scott DW. Observation on canine atopy. *J Am Anim Hosp Assoc* 17, 1981, 91-100.

5）Scott DW, Paradis MA. survey of canine and feline skin disorders seen in a university practice: Small Animal Clinic, University of Montreal, Saint-Hyacinthe, Quebec (1987-1988). *Can Vet J* 31, 1990, 830-835.

6）Willemse T. Atopic skin disease: a review and a reconsideration of diagnostic criteria. *J Small Anim Pract* 27, 1986, 771-778.

7）Schwartzman RM. Immunologic studies of progeny of atopic dogs. *Am J Vet Res* 45, 1984, 375-378.

8）Schwartzman RM, Massicot JG, Sogn DD, et al. The atopic dog model: report of an attempt to establish a colony. *Int Arch Allergy Appl Immunol* 72, 1983, 97-101.

9）DeBoer DJ, Hill PB. Serum immunoglobulin E concentrations in West Highland White Terrier puppies do not predict development of atopic dermatitis. *Vet Dermatol* 10, 1999, 275-281.

10）Sousa CA, Marsella R. The ACVD task force on canine atopic dermatitis (II): genetic factors. *Vet Immunol Immunopathol* 81, 2001, 153-157.

11）Fartasch M, Diepgen TL. The barrier function in atopic dry skin. Disturbance of membrane-coating granule exocytosis and formation of epidermal lipids? *Acta Derm Venereol Suppl (Stockh)* 176, 1992, 26-31.

12）Olivry T, Hill PB. The ACVD task force on canine atopic dermatitis (IX): the controversy surrounding the route of allergen challenge in canine atopic dermatitis. *Vet Immunol Immunopathol* 81, 2001, 219-225.

13）Chamlin SL, Kao J, Frieden IJ, et al. Ceramide-dominant barrier repair lipids alleviate childhood atopic dermatitis: changes in barrier function provide a sensitive indicator of disease activity. *J Am Acad Dermatol* 47, 2002, 198-208.

14）Chesney CJ. Measurement of skin hydration in normal dogs and in dogs with atopy or a scaling dermatosis. *J Small Anim Pract* 36, 1995, 305-309.

15）長谷川篤彦 監修．小動物の皮膚病マニュアル 第二版，学窓社，東京，2005．

16）Hansson H, Bergvall K, Bondesson U, et al. Clinical pharmacology of clemastine in healthy dogs. *Vet Dermatol* 15, 2004, 152-158.

17）Bizikova P, Papich MG, Olivry T. Hydroxyzine and cetirizine pharmacokinetics and pharmacodynamics after oral and intravenous administration of hydroxyzine to healthy dogs. *Vet Dermatol* 19, 2008, 348-357.

18）Fontaine J, Olivry T. Treatment of canine atopic dermatitis with cyclosporine: a pilot clinical study. *Vet Rec* 148, 2001, 662-663.

19）片山一朗 監修．アトピー性皮膚炎診療ガイドライン 2015, 協和企画．

20）Ryan JF, Hovde R, Glanville J, et al. Successful immunotherapy induces previously unidentified allergen-specific CD4+ T-cell subsets. *Proc Natl Acad Sci U S A* 113, 2016,

E1286-1295.

21) Bae JM, Choi YY, Park CO, et al. Efficacy of allergen-specific immunotherapy for atopic dermatitis: a systematic review and meta-analysis of randomized controlled trials. *J Allergy Clin Immunol* 132, 2013, 110-117.

22) Mihm MC Jr, Soter NA, Dvorak HF, et al. The structure of normal skin and the morphology of atopic eczema. *J Invest Dermatol* 67, 1976, 305-312.

23) Marsella R, Olivry T, Carlotti DN. Current evidence of skin barrier dysfunction in human and canine atopic dermatitis.

Vet Dermatol 22, 2011, 239-248.

24) Lourenço AM, Schmidt V, São Braz B, et al. Efficacy of proactive long-term maintenance therapy of canine atopic dermatitis with 0.0584% hydrocortisone aceponate spray: a double-blind placebo controlled pilot study. *Vet Dermatol* 27, 2016, 88-92e25.

※本稿の 1〜6 は月刊 CAP 2007 年 11 月号 前田貞俊先生の原稿を元に増田健一が加除・修正した。

（1〜6：増田健一）
（7-1〜7-2：鈴木温菜）
（7-3〜7-6：宇都宮奈穂子）
（一部画像提供：前田貞俊）

Chapter III 臨床編

3 犬アトピー性皮膚炎における サイトカインに関連した治療薬

　アレルギー反応にはリンパ球が産生するサイトカインが関連していることはよく知られている。サイトカインによって炎症が増長されたり，痒みの神経を刺激する機序も知られるようになってきた。近年，臨床獣医学分野においても，免疫抑制薬をはじめとしてこれらサイトカインを調整する作用をもつ薬剤が使えるようになってきた。そこで，本稿においてはそのような薬剤の作用機序をまとめ，実際の治療に使用する際の基本的知識を充足したい。

1. IgE 産生とその制御

　健常な個体では寄生虫性疾患でない限り，B 細胞から産生される抗体クラスは IgG であるが，アレルギーの患者では，B 細胞からの抗体産生を補助するヘルパー T 細胞からインターロイキン-4（IL-4）産生が起こり，これに加えて IL-21 の過剰産生を伴うことによって[1]，IgE が大量に産生される。IgE は肥満細胞の表面に結合して I 型過敏症によるアレルギー反応を起こすため，この IgE 産生を停止させるか，あるいは低下させるような薬剤がアレルギーの治療として望まれてきた。

　ヒトにおけるそのような薬剤として，抗体医薬の一種であるヒト化抗ヒト IgE モノクローナル抗体，オマリズマブ（ゾレア®）がある。オマリズマブは IgE と結合し，IgE が肥満細胞に結合することを防ぎ，血中の IgE 濃度を急速に低下させる作用がある[2]。しかし，抗体医薬のためにその費用は高く，ヒトにおいても既存の治療によって効果が得られない重症の喘息患者に使用されるのみである。また，抗体医薬といえども免疫系にはやがて異物として認識されてしまい，投与を続けると次第にオマリズマブに対する抗体を獲得してしまうため，投与回数にも制限がある。イヌにおいてはそのような薬剤は実用化されていない。

1-1. 犬アトピー性皮膚炎における IFN-γ の使用

　そこで次に，IgE 産生自体を調節する治療法に着目することになる。インターフェロン-γ（IFN-γ）は IL-4 とは対極に位置するサイトカインで，抗原提示細胞から IFN-γ が優位に産生されれば，未熟な T 細胞からは 1 型ヘルパー T 細胞（Th1 細胞）が分化し，さらにそれらが IFN-γ を産生するため，B 細胞から産生される抗体クラスは IgG となる。しかし，抗原提示細胞からのサイトカイン産生が IL-4 優位なら 2 型ヘルパー T 細胞（Th2 細胞）が出現し，これらがさらに IL-4 を産生するため，B 細胞から産生される抗体クラスは IgE となる。アレルギー患者では IgE が産生されるため，Th2 細胞が体内で出現している。したがって，この Th2 細胞を IFN-γ でコントロール

犬アトピー性皮膚炎におけるサイトカインに関連した治療薬

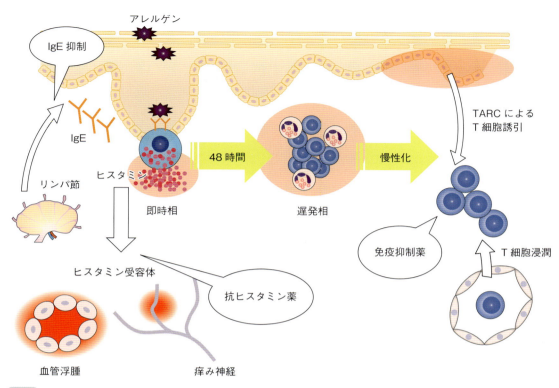

図1 アレルギー性皮膚炎の病変部形成と各種薬剤の作用ポイント

リンパ節でIgEが産生されることにより，Ⅰ型過敏症が起こる．このIgE産生を抑える試みとして，イヌにおいてはIFN-γ製剤の投与がある．
Ⅰ型過敏症の即時相により肥満細胞からヒスタミンが放出され，そのヒスタミンはヒスタミン受容体をもつ血管内皮細胞や痒み神経（C線維）に作用し，血管浮腫や痒み神経を刺激する．抗ヒスタミン薬は予め投与しておくことでヒスタミン受容体をブロックするため，これら急性期の炎症反応を防止する．
Ⅰ型過敏症の即時相の後には，好酸球やリンパ球が浸潤して遅発相を形成する．これが慢性化すると表皮細胞からT細胞を誘引するケモカインの一種，TARC（thymus and activation-regulated chemokine）が産生され，主に血中のT細胞が病変部に集簇し，炎症を増悪させる．免疫抑制薬はT細胞の活性化を抑えることで，慢性の炎症を鎮静化させる．

しようとする方法，すなわちIFN-γを投与する方法がイヌでは行われてきた（**図1**）[3]．ただし，すでに発生したTh2細胞がIFN-γによって死滅するか，あるいはその機能を失うかどうかについては議論の余地があるため，IFN-γによるアレルギー治療は，IFN-γを投与し続けることによって新たなTh2細胞の出現を抑制することを目的とした長期的なものであると考えられる．そのため，即効性を期待することは難しい場合がある．犬用の製剤として，イヌインターフェロン-γ（組換え型製剤）；インタードッグ®が使用できる．

2. 従来の免疫抑制薬

ChapterⅠで解説したとおり，IgE産生をコントロールすることは難しいため，対症療法としてアレルギー反応を減弱，あるいは鎮静化する治療法が望まれる．アレルギー反応を抑制する方法として，IgEを介した肥満細胞脱顆粒によって放出されるヒスタミンがヒスタミン受容体に結合して起こる血管浮腫やC線維の痒み刺激（Ⅰ型過敏症即時相反応）を，抗ヒスタミン薬によってブロックする方法がある．しかし，予防的な方法である

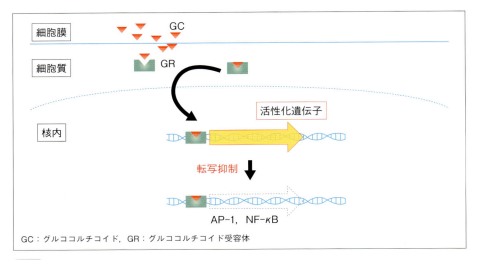

図2 ステロイドの作用機序
ステロイドは細胞膜を通過し、細胞質内のステロイド受容体（グルココルチコイド受容体）と結合する。結合したステロイド受容体は核内に移行して、様々な遺伝子の転写を抑制し、炎症細胞の活性化を鎮静化する。
参考文献6より引用・改変

ため長期にわたって完全にアレルギー反応を抑制することは難しく、やがては即時相反応に続く遅発相反応や炎症部位の表皮から産生されるケモカイン（例、thymus and activation-regulated chemokine、TARCなど）によりT細胞が病変部に浸潤する。このようなT細胞浸潤を抑えるためには免疫抑制薬が有効である（図1）。

アレルギー治療における免疫抑制薬として、（その投与量を高く設定すれば）ステロイドが最もよく知られている。ステロイドはその投与量により抗炎症用量〜免疫抑制量まで幅広く調節が可能であり、臨床獣医師にとっては非常に使いやすい薬剤である。しかし、その漫然とした使用による医原性副腎皮質機能亢進症という副作用の発現が獣医臨床現場では問題ともなる。そこで、ステロイドの作用機序をよく考慮して、他の免疫抑制薬への切り替えを常に考えながら適切に使用しなければならない。

ステロイドは低分子であるため迅速に細胞膜を通過し、細胞質内のグルココルチコイド受容体に結合し、そのまま核内に移行して各種遺伝子の転写抑制を行う（図2）。そのため、サイトカインなどリンパ球の活性化に重要な遺伝子も幅広く抑制され、免疫抑制量で使用すると全体的に幅広い免疫抑制がかかると考えられる。その即効性効果と幅広く炎症を抑えることから、飼い主の高い満足度を得られるであろう。しかし、その幅広い作用範囲は逆に副作用の発現につながる。

ステロイドの副作用が問題になれば、ステロイドに代わるアレルギーの免疫抑制薬として、シクロスポリンを使用することができる。シクロスポリンは幅広い免疫抑制作用をもつステロイドと違ってT細胞を対象として作用するため、その基本的な免疫抑制はT細胞の機能抑制に限定される。T細胞が活性化する際、細胞内へのカルシウム流入が起き、流入したカルシウムはカルモジュリンを介して、カルシニューリンを活性化する。活性化したカルシニューリンは、細胞内でリン酸化によって不活性化されているNFAT（nuclear factor of activated Tcell）を脱リン酸化する。脱リン酸化されたNFATは核内に移動することができ、T細胞を活性化する遺伝子群を転

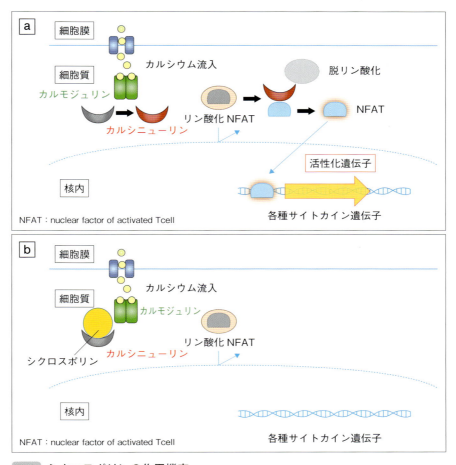

図3 シクロスポリンの作用機序
a：カルシウムが細胞内に流入することで，カルモジュリンを刺激し，それによってカルシニューリンが活性化する．活性化したカルシニューリンは，通常はリン酸化されて核内に移行できないNFATを脱リン酸化する．脱リン酸化されたNFATは核内に移動することができ，核内に移行したNFATによってT細胞の活性化に必要な遺伝子（各種サイトカイン遺伝子など）の転写を開始する．
b：シクロスポリンによってカルシニューリンの活性化が抑制されることで，それ以降のシグナルが止まる．

写させる（図3a）．その結果，T細胞は活性化し，サイトカインを産生したり細胞遊走を行う．シクロスポリンは活性化したカルシニューリンに結合してその作用を抑制するため，それ以降のカスケードが停止してT細胞の活性化が起こらなくなる（図3b）．

シクロスポリンは血中濃度が十分でなければその効果を発揮しないため，即効性がなく，ステロイドから切り替える際には少なくとも2週間程度併用した方がよいといわれている．イヌのアレルギー性皮膚炎における鎮痒効果はステロイドと同等であると考えられている[4]．

3. ヤヌスキナーゼ（JAK）阻害薬

JAKはヤヌスキナーゼ（Janus kinase, JAK）と呼ばれる，サイトカイン受容体の細胞質部位に結合する酵素であり，JAK1，JAK2，JAK3，

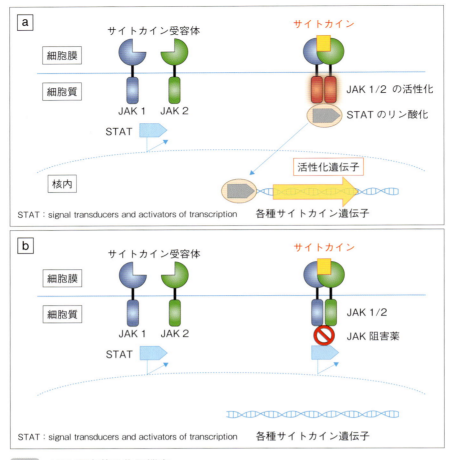

図4 JAK阻害薬の作用機序
a：サイトカインによるJAK-STAT系シグナルによるT細胞の活性化機序。T細胞の細胞表面においてサイトカインとサイトカイン受容体が結合すると，二量体となったサイトカイン受容体の細胞質内部分でJAKの活性化が起こる。活性化したJAKはSTATをリン酸化し，リン酸化されたSTATは核内に移行できるようになり，各種サイトカイン遺伝子の転写を行う。それによって細胞はサイトカインを産生する。
b：JAK阻害薬はサイトカインが結合したサイトカイン受容体のJAK活性化を抑制する。STATはリン酸化されず，核内に移行できない。

TYK2（tyrosine kinase2）の4つに分類される。それぞれが各種サイトカイン受容体を構成する単量体の細胞質側に位置している。サイトカイン受容体は多くの場合，二量体で構成されるため，4種類のJAKにより様々な組み合わせが可能である。そして，その組み合わせによって異なった細胞内シグナルが起こる。サイトカインがその受容体に結合するとJAKが活性化し，細胞質内でその基質となる潜在型転写因子（signal transducers and activators of transcription, STAT）をリン酸化して活性化する。リン酸化されたSTATは，核内に移行して標的遺伝子に作用してその転写を開始し，その結果，産生されるタンパク質により様々なサイトカイン効果が発現する（**図4a**）。このようにして，サイトカインは細胞表面のサイトカイン受容体に結合し，細胞内におい

犬アトピー性皮膚炎におけるサイトカインに関連した治療薬

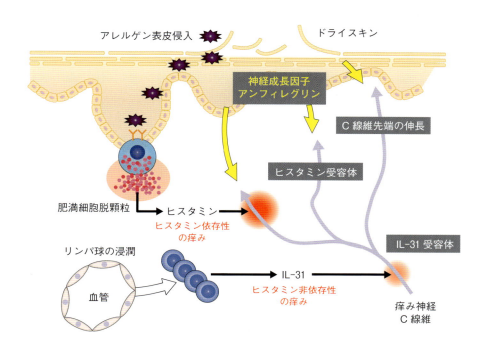

図5 IL-31による痒みの発生機序
アレルギー性皮膚炎の病変部には，痒みを起こす神経であるC線維が表皮に向かって伸長している。アレルギー性皮膚炎の病変部表皮はバリア機能の破綻によりドライスキン状態となる。その表皮からは神経成長因子であるアンフィレグリンが産生され，それに向かって痒み神経であるC線維は神経先端部を伸長させるため，表皮内にまで痒み神経が侵入し，過敏な痒みを起こす。C線維にはヒスタミン受容体とIL-31受容体があり，それぞれ，肥満細胞脱顆粒によって放出されたヒスタミンと病変部に浸潤したリンパ球が産生するIL-31の結合によって痒みを起こす。

てJAK-STAT系を介してその効果を発揮する。

JAK阻害薬によってこのJAKの機能が阻害されると，たとえサイトカインがその受容体に結合しても細胞内におけるシグナル伝達は起こらず（**図4b**），結果として細胞にはサイトカインによるシグナルが入らなくなる。サイトカインは免疫細胞の刺激伝達手段であるため，それを抑制することによりJAK阻害薬は免疫抑制薬として人医領域においては以前から使用されてきた。ヒトにおいて抗リウマチ薬（トファシチニブ），抗悪性腫瘍薬（ルキソリチニブ）がある。

3-1. イヌのアレルギー性疾患における
オクラシチニブの使用

近年，JAK阻害薬の一種がイヌのアレルギー性疾患の対症療法薬として使用されるようになった。オクラシチニブ（アポキル®，ゾエティス・ジャパン㈱）はイヌのアレルギー性皮膚炎の瘙痒を緩和する薬として使用されている。

オクラシチニブは免疫細胞におけるサイトカインシグナルを制御する他に，神経細胞にも直接作用して瘙痒をコントロールすると考えられている。IL-31は痒みにかかわる神経であるC線維のIL-31受容体に結合して痒みの刺激を起こすとされ（**図5**），オクラシチニブによってIL-31受容体からの細胞内シグナルが特に阻害されることで，C線維を介した痒みが抑制されると考えられている。イヌのアレルギー性皮膚炎におけるその鎮痒効果についてはステロイドと同等の即効性があるため[5]，臨床現場で使いやすい薬剤である。

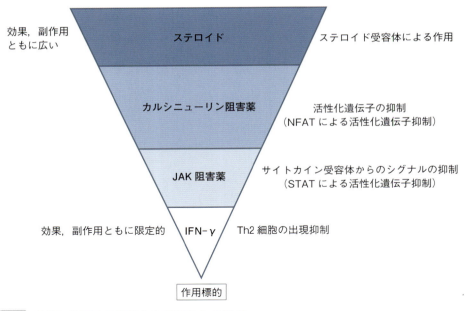

図6 免疫に作用する薬剤と作用標的との関係
作用標的が広ければ広いほど，効果の範囲も広いが副作用も出やすい．作用標的が狭いと薬効を得るタイミングが難しい．

ただし高用量ではJAKの阻害はIL-31だけでなく，他のサイトカインのシグナルも阻害するため，リンパ球が抑制される，すなわち免疫抑制作用があることに注意しなければならない．

4. 免疫に作用する薬剤と作用標的との関係

このように，免疫に作用する薬剤は，結果として免疫を抑制してアレルギー反応を抑える作用をもつが，その作用機序によって作用範囲がそれぞれ大きく異なる（図6）．そのため，それらを十分に理解して使用しなければ，その薬効を最大限に引き出すことができない．さらに，副作用の範囲もそれぞれ異なるため，投薬中の患者の免疫反応の変化に注意しながら，適切な薬剤を選択して使用するのがよい．例えば，広く炎症を抑えたいときにはステロイド，作用点を絞って抑えたいときにはオクラシチニブを使用するといった使い分けが重要であろう．

5. 免疫抑制薬がアレルギー検査に及ぼす影響

一般的に免疫抑制薬が作用する対象となる細胞はT細胞である．なぜなら，抗体産生を開始したB細胞は薬剤の影響を受けることなく，免疫抑制薬投与中であってもその抗体産生を継続する．よって，免疫抑制薬による治療はIgE検査結果には影響を与えず，一方でリンパ球反応検査，アレルギー強度検査の結果に影響を与えると考えられる．そのため，免疫抑制薬の治療を開始する前にリンパ球反応検査やアレルギー強度検査を済ませておくのが賢明である．

IgEは1，2カ月の間であれば急速にその値が変動することもないため，治療を開始してから検査を実施してもよい．これを応用して，獣医師はすべての検査を一度に実施せずともIgE検査だけは後日実施するという方法も可能で，一度に検査費用がかさむことを避けることもできる．

リンパ球反応検査やアレルギー強度検査の実施

の前に免疫抑制薬をいったん使用した場合には，念のため2週間程度の休薬が理想的であるが，たとえ2週間の休薬を経た検査であってもうまく反応が検出されない場合もあるため，そのような場合には検査会社と連絡を取り，相談の上，休薬の必要性と検査実施のタイミングを決めるのがよい。IFN-γ製剤はその作用範囲が限定的であり（**図6**），IgE検査およびリンパ球反応検査，アレルギー強度検査のいずれにも影響を与えないと考えられる。

まとめ

　免疫を調整する薬剤を使用する場合，その作用機序をよく理解する必要がある。それによってその有効性を最大限に引き出すことができ，また副作用の発現を減らすことが可能である。臨床獣医師は，目的や思慮なしに漫然と免疫抑制薬を使用してはならない。

[参考文献]

1）McGuire HM, Vogelzang A, Warren J, et al. IL-21 and IL-4 Collaborate To Shape T-Dependent Antibody Responses. *J Immunol* 195, 2015, 5123-5135.

2）Lin H, Boesel KM, Griffith DT, et al. Omalizumab rapidly decreases nasal allergic response and FcepsilonRI on basophils. *J Allergy Clin Immunol* 113, 2004, 297-302.

3）Iwasaki T, Hasegawa A. A randomized comparative clinical trial of recombinant canine interferon-gamma (KT-100) in atopic dogs using antihistamine as control. *Vet Dermatol* 17, 2006, 195-200.

4）Olivry T, Rivierre C, Jackson HA, et al. Cyclosporine decreases skin lesions and pruritus in dogs with atopic dermatitis: a blinded randomized prednisolone-controlled trial. *Vet Dermatol* 13, 2002, 77-87.

5）Gadeyne C, Little Peter, King Vickie, et al. Efficacy of oclacitinib (Apoquel®) compared with prednisolone for the control of pruritus and clinical signs associated with allergic dermatitis in client-owned dogs in Australia. *Vet Dermatol* 25, 2014, 512-518, e86.

6）一般社団法人　日本アレルギー学会．アレルギー疾患診断・治療ガイドライン 2010．協和企画，270.

（増田健一）

Chapter Ⅲ　臨床編

4 犬アトピー性皮膚炎における減感作療法

　アレルゲンタンパク質を投与する減感作療法は，現在，臨床現場で実施されている唯一のアレルギー症状の根治的治療である。その作用機序は長い間よく分かっていなかったが，新規IgGの産生と制御性T細胞の誘導によって，減感作療法の即効性，根治効果をそれぞれ説明できるようになった。本稿においてはこれらのメカニズムについて解説し，実際の症例を交えることで理解を深めたい。

1. 制御性T細胞（regulatory T cell, Treg）

1-1. CD25とFoxp3

　1970年頃，ヘルパーT細胞の一部に免疫反応を抑制する細胞集団が存在することが分かり，当時このT細胞分画をサプレッサーT細胞（suppressor T cell）と呼んだ。しかし，この細胞集団の出現頻度が低く，再現性がとれなかったため，詳細な解析が進まずにいた。1995年に坂口らにより免疫抑制能をもつヘルパーT細胞がCD25を発現していることが示されたことで，これらT細胞が同定され，制御性T細胞（regulatory T cell, Treg）と名づけられた[1]。2003年にはForkhead box P3（Foxp3）がTregのマスター遺伝子であることが分かったことから[2]，CD25とFoxp3の発現によってTregを検出できるようになった。

　Tregは活性化したT細胞を不活化することで免疫寛容に関与している。そのため，Treg数の減少やその機能異常により免疫寛容が誘導されなくなると，免疫過剰反応を止めることができず，自己免疫疾患，アレルギーが起こる。

　また，Tregは生体がもつ抗腫瘍免疫反応も抑制してしまうため，Tregの機能が高まると腫瘍増殖を促進することも分かってきた[3]。Tregは移植片生着において過剰な免疫応答が起こらないように制御できることも分かっており[4]，現在ヒトの医療において，このTregを抑制したり，刺激したりすることによるアレルギー以外の疾患の治療法の研究が盛んに行われるようになってきた。

　Tregが遺伝的に欠損した疾患はヒトで報告されており，IPEX症候群（immune dysregulation, polyendocrinopathy, enteropathy, X-linked syndrome：X染色体連鎖免疫制御異常多発性内分泌障害消化器病）と呼ばれている。IPEXはヒトのX染色体劣性遺伝病で，Foxp3の突然変異によりTregの発生が阻害されることで発症する。患者はⅠ型糖尿病や甲状腺炎のような臓器特異的自己免疫疾患，炎症性腸疾患，アレルギー性皮膚炎，食物アレルギー，溶血性貧血や血小板減少症などの血液疾患，高IgE血症や重度の感染症を引き起こす。ちなみに，IPEXのイヌはこれまでに報告されていない。おそらく離乳期のころに重度の食物アレルギーを起こすことで生存できずに

表1 制御性T細胞（Treg）の種類とその主な違い

	内在性制御性T細胞（nTreg）	誘導性制御性T細胞（iTreg）		
タイプ分類	なし	Foxp3陽性iTreg	Th3	Tr1
発生部位	胸腺	末梢臓器		
産生サイトカイン	TGF-β	IL-10 TGF-β		
治療との関係	自己免疫疾患抑制 移植片寛容	減感作療法		

自然淘汰されているためであろう。

2. Tregの種類

このようにTregは，T細胞が抗原に対して過剰にはたらくことを抑制する役割を担い，免疫反応の恒常性を保つためには重要な細胞である。

2-1. 内在性Tregと誘導性Treg

Tregの免疫抑制作用は，自己のタンパク質に反応するT細胞を抑制する場合と，外来抗原に対するT細胞の反応を抑制する場合があり，それぞれ別々のTregが担当している。前者は胸腺で自然発生する内在性Treg（naturally occurring regulatory Tcell，nTreg）であり，後者は末梢に存在する誘導性Treg（inducible regulatory Tcell，iTreg）である（**表1**）。

nTregは自己免疫疾患の抑制に重要なはたらきを担うとともに，細菌や腫瘍細胞，移植細胞などの非自己抗原に対する様々な免疫反応も抑制する[5]。また，nTregはヘルパーT細胞以外に，細胞傷害性T細胞，ナチュラルキラー（NK）細胞，ナチュラルキラーT（NKT）細胞，B細胞や樹状細胞など幅広い細胞の活性化，増殖を抑制すると考えられている[6]。この機能を活用してnTregを治療に応用する試みもある。臓器移植の場合のように非自己抗原に対する免疫寛容を誘導したり[5]，自己免疫疾患を治療するために，nTregを誘導する治療も期待されている。

nTregが自己抗原に作用するのに対し，iTregは外来抗原に対して末梢で分化誘導され，同じ抗原に反応するエフェクターT細胞のみを抑制する。この作用から，減感作療法が奏功した場合にはiTregが誘導されていると考えられている。iTregはサイトカインの産生パターンやFoxp3発現によって，3つのサブクラスに分かれている（**表1**）。典型的な，Foxp3を発現するiTreg（Foxp3陽性iTreg）についてはすでに述べたが，それ以外に，Foxp3を発現しないiTregもあり，誘導に必要なサイトカインの種類やサイトカインの産生パターンによって3型ヘルパーT細胞（Th3細胞）と1型制御性T細胞（type1 regulatory Tcell，Tr1細胞）とに分類される。

Th3細胞はTGF-βやIL-10存在下でCD4陽性T細胞から分化し，主にTGF-βを産生する。Th3細胞は粘膜における抗原提示によって活性化され，粘膜免疫の制御を行っており，この作用により，私たちが口にする外来異物である食物に対して，腸管における免疫反応が過剰にならないように常に免疫寛容が誘導されている。そのため，この細胞の欠損は腸における自己免疫疾患や炎症性腸疾患に至る。Tr1細胞はIL-10存在下で分化誘導され，IL-10を産生する。Tr1細胞がアレルギーの際に出現するTh2細胞の活性化と増殖を抑制して，アレルギーの発症の抑制にかかわることが考えられており，減感作療法による誘導が期待されるであろう。

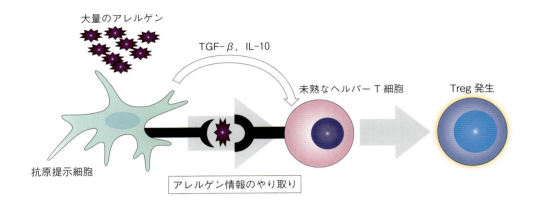

図1 減感作療法の際のTreg誘導1
大量のアレルゲンが体内に入ると，抗原提示細胞は抑制性サイトカイン（TGF-βやIL-10）を産生する。抑制性サイトカインは抗原提示細胞とアレルゲン情報をやり取りする未熟なヘルパーT細胞に作用し，活性化ヘルパーT細胞ではなくTregに分化させる。

3. アレルギーとTreg

アレルギーとTregは密接に関連している。Tregが減少すると血中IgE濃度を上昇させるだけでなく，炎症性細胞の誘発とTh2型サイトカインの発現の増加などによりアレルギー性皮膚炎を悪化させる[7]。また，牛乳アレルギーが自然治癒した患者ではTregの数が増えていることも知られている[8]。さらにアレルギーの患者においては，Tregの成熟が明らかに遅れており，この免疫異常がアレルギー性疾患を罹患しやすくする要因といわれている[9]。これらのことから，Tregを誘導することがアレルギーの根治的治療につながると考えられ，減感作療法が奏功する要因もTregの誘導であると考えられるようになってきた。

4. Tregの誘導と減感作療法

減感作療法においては，大量のアレルゲンが体内に入ることで，まず最初に樹状細胞から抑制性サイトカインが産生される。産生された抑制性サイトカイン（TGF-β, IL-10など）は，抗原提示細胞からアレルゲンの抗原提示を受ける未熟なヘルパーT細胞（CD4陽性T細胞）に作用し，アレルゲン特異的Tregへ分化する（図1）。この現象により減感作療法はTregを誘導すると考えられる。そして，誘導されたTregも抑制性サイトカインをさらに産生することで，抗原提示細胞からの抑制性サイトカインの産生をさらに促進すると同時に，アレルギー患者の体内にすでに存在する，同じアレルゲンに対して活性化しようとするエフェクターT細胞（アレルゲン特異的Th2細胞）の増殖を抑制する（図2）。アレルゲン特異的Th2細胞の活性が抑制されると，IgE産生B細胞も出現できなくなり，やがてアレルギー患者では抗原特異的なIgE産生が抑制される。すでにIgE産生を開始しているB細胞はこれら誘導されたTreg（iTreg）に影響されないものの，Th2細胞が抑制されることで，アレルゲンに対して新しくIgE産生B細胞が追加されなくなるため，既存のIgE産生B細胞の寿命が尽きれ

犬アトピー性皮膚炎における減感作療法

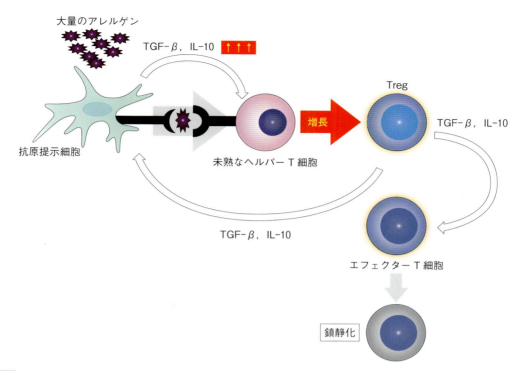

図2 減感作療法の際の Treg 誘導2
図1で分化，発生した Treg も抑制性サイトカインを産生し，すでに存在するエフェクター T 細胞（アレルゲン特異的 Th2 細胞）を鎮静化する。同時に抗原提示細胞にも作用して抗原提示細胞からの抑制性サイトカインの産生を増やし，未熟なヘルパー T 細胞の Treg 分化を増長させる。このようにして減感作療法では Treg 誘導のサイクルが進み，アレルギー反応が根治的に消失していく。

ば，体内における IgE 産生は低下することになる。

一方で，減感作療法が成功するとヒトにおいては，特殊な IgG サブクラスの IgG4 がアレルゲン特異的に産生されることが分かっている[9]。そのため，アレルゲン特異的な IgG4 の有無を測定することで，ヒトにおいては減感作療法の成否を判定することも可能である。イヌの減感作療法においてヒトの IgG4 に相当するような抗体サブクラス出現に関する精緻な報告はまだない。

4-1. Treg の出現には時間がかかる

減感作療法において効果発現に必要な Treg が出現するためには時間がかかる。減感作療法は少なくとも1年以上継続した方がよいと考えられるが[10]，それは Treg を十分に出現させるために必要な期間であると考えられる。一般的にヒトにおいては減感作療法は5年以上実施する方がよいとされている[11]。

5. 減感作療法の即効性

5-1. 特殊な IgG の出現

上述のように減感作療法は Treg が誘導されて根治的に作用するが，Treg が誘導されるためには長期にわたる治療が必要である[11]。ヒトにおいては減感作療法開始後3カ月目に末梢血中の Treg の数が増えることが確認されており[12]，減感作の根治的効果の発現には数カ月の単位が必要であると考えられる。しかしながら，実際にイヌにおいて減感作療法を開始すると2，3週間でアレルギー症状が減弱される場合がある。これは

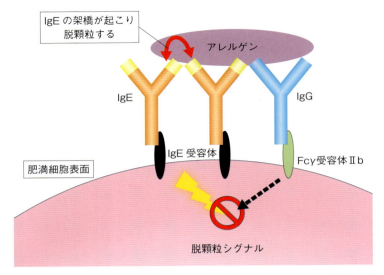

図3 特殊な IgG による肥満細胞の脱顆粒の抑制（減感作療法の即効性効果）
減感作療法によって，IgE とは違ったアレルゲン結合部位をもった IgG が出現し，これによって即効性効果が生じる．この新しい IgG により肥満細胞上の Fcγ 受容体Ⅱb から抑制性シグナルが入り，アレルゲンによる IgE 架橋によって生じる脱顆粒シグナルを抑制できる．既存の IgG にはこの作用がない（既存の IgG は IgE と同じ部位に結合するため，IgE がアレルゲンに結合すれば結合することができない）．

Treg 出現には非常に短期間であるため，Treg による効果とは考えにくい．

IgE が関与するアレルギー反応は肥満細胞の脱顆粒を引き起こしてアレルギー症状を惹起するが，IgE が原因アレルゲンを認識する部位とは異なる部位でアレルゲンを認識する IgG が存在すると，肥満細胞の脱顆粒が抑制される場合がある[13]．肥満細胞表面には IgG 受容体の一種である Fcγ 受容体Ⅱb が発現しており，その細胞内シグナルによって IgE 架橋による肥満細胞の脱顆粒シグナルを抑制するはたらきがある．そのため，1つのアレルゲンにおいて IgE が結合する部位以外の場所に結合できる特殊な IgG がともに存在する場合，たとえアレルゲンによって IgE が架橋されたとしても，同時にアレルゲンにその特殊な IgG が結合するため，Fcγ 受容体Ⅱb の細胞内シグナルにより肥満細胞の脱顆粒が抑制されてしまう（図3）．

通常の感染症のワクチン効果でよく知られているように，一般的には IgG の産生はおおよそ2週間で十分に起こる．減感作療法を開始して2週間程度が経過すれば，このような特殊な IgG が誘導されており，それによって IgE が関与するアレルギー反応が抑制され始める．そのため，症例によっては Treg が誘導される前に減感作療法の効果を実感できる．このことによって減感作療法の即効性効果を説明することができる．

しかし，減感作療法を実施したすべての症例において，特殊な IgG が誘導されるわけではない．粗抗原液を用いた古典的な減感作療法ではこの即効性効果の有無は偶然によるところが大きい．

個々の症例においてアレルゲンの IgE 認識部位は同じではないため，意図的にこのような特殊な IgG を誘導する方法は，現時点では後述する Der f 2 プルラン結合体による減感作療法のみである．

減感作療法中に即効性効果が得られたとしても，治療は継続しなければならない．すなわち IgG による肥満細胞の脱顆粒抑制効果は IgE と IgG の微妙なバランスで成立する効果であり，根

治的な治療には至っていないことを認識しなければならない。根治的効果はTregの出現であり，そのためには即効性効果の有無にかかわらず，Tregを誘導するために1年以上の治療継続が必要である。

6. 減感作療法の実際

いわゆる減感作療法はアレルギーの原因アレルゲンを投与することでそのアレルゲンに対するアレルギー反応を制御する方法であり，アレルゲン特異的免疫療法とも呼ばれる。そして，アレルゲンの投与経路によって2つの呼び名がある。

6-1. 皮下抗原特異的免疫療法（SCIT）

皮下抗原特異的免疫療法（subcutaneous immunotherapy, SCIT）は，アレルゲン液を皮下に注射する方法であり，いわば古典的な減感作療法である。アレルゲンをそのまま皮下に注射するため，アナフィラキシーショックのような全身性の副作用発現が最も大きな問題である。そこで，副作用の根源であるIgEの認識部位を回避し，Th2細胞が認識する部位（主要アレルゲンのT細胞エピトープ部位）だけを皮下注射する方法（ペプチド療法と呼ぶ）も考えられた。これまで，ネコアレルゲン（Fel d 1），ハチ毒アレルゲンや花粉アレルゲンで開発が進められてきたが，ネコアレルギーによる喘息患者で期待した効果が得られなかったこと[14]，T細胞エピトープ部位が個体によって異なることから，汎用性がないことが問題となっている。また，DNAワクチンの手法によって，生体内の細胞に原因アレルゲンタンパク質を産生させ，それによって減感作を誘導しようとする方法も考えられているが[15]，遺伝子治療の範疇に入ってしまうことで法規的に課題が多く，実用化に至っていない。

6-1-1. 接種プロトコール

アレルゲンタンパク質の接種方法に厳密な決まりはなく，アナフィラキシーショックの発現を警戒して非常に少量投与から開始し，数日ごとに接種し，徐々に増量しながら1～2カ月かけて最大投与量にもっていく。最大投与量に達した後は1カ月1回の投与で，1年間継続する。成功すれば開始2，3カ月で症状の改善がみられる（**図4**）。

6-2. 舌下免疫療法（SLIT）

もう1つの投与経路は，舌下免疫療法（sublingual immunotherapy, SLIT）で，抗原液または抗原錠を舌下に置くことで粘膜からのアレルゲン吸収により減感作を行う方法である。

舌下から吸収させるとアナフィラキシーショックが起きにくいことが知られており，SCITの問題点を克服できる。現在ヒトではダニおよびスギ花粉に対する抗原錠がある。さらに，SLITの治療効果と血中IL-10産生性Treg細胞の出現の間には相関性が報告されており[16]，SLITでは，舌下に存在する高親和性IgE受容体を発現するランゲルハンス様樹状細胞に抗原を取り込ませることで，IL-10やTGF-βが産生されてTreg細胞が増殖すると考えられている[17]。さらにSLITで誘導されるTregによって，口腔粘膜上の肥満細胞や好塩基球，好酸球が抑制されると同時に，粘膜下においてアレルゲン特異的エフェクターT細胞をTr1細胞へ分化させることによっても，減感作効果を増強する[7]。Tr1細胞はIL-10やTGF-βを産生することでアレルギー性炎症にかかわるTh2細胞やエフェクターT細胞を抑制する。

7. Der f 2の組換えタンパク質を用いた次世代減感作療法薬

獣医学領域においてはDer f 2プルラン結合体を用いて減感作を誘導する方法が近年，臨床現場で利用できるようになった。Der f 2プルラン結合体減感作療法薬は，コナヒョウヒダニの主要アレルゲンの一種であるDer f 2組換えタンパク質にプルランという多糖類を結合させたもので，

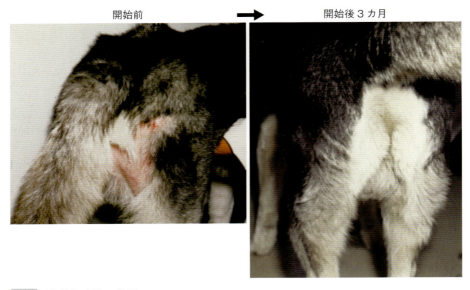

図4 減感作療法の効果
減感作療法が著効する症例では，減感作療法開始後1カ月頃には症状が改善し始め，2，3カ月すると完全に症状が消失する場合がある。

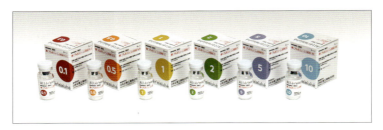

図5 アレルミューン®HDM（日本全薬工業㈱）

IgE結合部位をプルランでマスクすることでアナフィラキシーの危険性を低減したものである。また，プルランは抗原タンパク質と結合することにより，徐放作用やIgG抗体産生の増強などの作用を示すことが知られており，減感作誘導には好都合である[18]。この治療薬はアレルミューン®HDM（日本全薬工業㈱）として上市されている（**図5**）。ちなみに，ヒトにおいても，プルラン複合体花粉症ワクチンとして，スギ花粉に含まれる主要アレルゲンのCry j 1とCry j 2を多糖体であるプルランと結合させた物質が，アナフィラキシーのリスクを低減し，より効果の高い免疫療法として期待されていたが[19]，ヒトにおいては臨床試験で効果を確認できず開発は中止された。しかし，アレルミューン®HDMは後述の治療例の項（p196〜197）にあるように犬アトピー性皮膚炎に対して治療効果が認められており，Der f 2-IgEが上昇した症例を正確に選択して治療することで高い有効性が得られる。アレルミューン®HDMによる減感作療法も，これまでの通常の減感作療法の効果発現に必要な期間，再発させない治療期間などを考慮すれば，理論上は少なくとも1年間以上は継続した方がよいであろう（推奨注射回数の6回を終了した後，毎月1回の注射を1年ほど継続する）。

まとめ

　アレルギーの根治的治療はアレルギー患者にとっては対症療法薬の服用から解放されるため，夢の治療法でもある。従来から実施されてきたアレルゲンタンパク質を投与する減感作療法は，免疫を抑制する Treg や新規の IgG 産生によって効果が出ることが分かりつつある。次世代の減感作療法として，DNA ワクチンなども考えられているが，従来からのアレルゲンタンパク質投与による減感作療法もその効果的な投与プロトコールが明確になれば，臨床現場で使いやすいアレルギーの根治的治療になるであろう。

［参考文献］

1 ）Sakaguchi S, Sakaguchi N, Asano M, et al. Immunologic self-tolerance maintained by activated T cells expressing IL-2 receptor alpha-chains (CD25). Breakdown of a single mechanism of self-tolerance causes various autoimmune diseases. *J Immunol* 155, 1995, 1151-1164.

2 ）Hori S, Nomura T, Sakaguchi S. Control of regulatory T cell development by the transcription factor Foxp3. *Science* 299, 2003, 1057-1061.

3 ）工藤千恵．悪性腫瘍制御における制御性 T 細胞．アレルギー・免疫 16，2009．

4 ）李　頴　坂志．臓器移植免疫寛容における制御性 T 細胞．アレルギー・免疫 16，2009，84-91．

5 ）Sakaguchi S, Wing K, Onishi Y, et al. Regulatory T cells: how do they suppress immune responses? *Int Immunol* 21, 2009, 1105-1111.

6 ）Sakaguchi S, Ono M, Setoguchi R, et al. Foxp3+ CD25+ CD4+ natural regulatory T cells in dominant self-tolerance and autoimmune disease. *Immunol Rev* 212, 2006, 8-27.

7 ）Zhang H, Kong H, Zeng X, et al. Subsets of regulatory T cells and their roles in allergy. *J Transl Med* 12, 2014, 125.

8 ）Karlsson MR, Rugtveit J, Brandtzaeg P. Allergen-responsive CD4+CD25+ regulatory T cells in children who have outgrown cow's milk allergy. *J Exp Med* 199, 2004, 1679-1688.

9 ）Soyer OU, Akdis M, Ring J, et al. Mechanisms of peripheral tolerance to allergens. *Allergy* 68, 2013, 161-170.

10）Bae JM, Choi YY, Park CO, et al. Efficacy of allergen-specific immunotherapy for atopic dermatitis: a systematic review and meta-analysis of randomized controlled trials. *J Allergy Clin Immunol* 132, 2013, 110-117.

11）Larenas-Linnemann DE, Gupta P, Mithani S, et al. Survey on immunotherapy practice patterns: dose, dose adjustments, and duration. *Ann Allergy Asthma Immunol* 108, 2012, 373-378 e373.

12）Ajduk J, Marinic I, Aberle N, et al. Effect of house dust mite immunotherapy on transforming growth factor beta1-producing T cells in asthmatic children. *Ann Allergy Asthma Immunol* 100, 2008, 314-322.

13）Burton OT, Tamayo JM, Stranks AJ, et al. Allergen-specific IgG antibody signaling through FcgammaRIIb promotes food tolerance. *J Allergy Clin Immunol*, 2017.

14）岡野光博．ペプチド免疫療法の現状と展望．アレルギー・免疫 23，2016，38-46．

15）Masuda K. DNA vaccination against Japanese cedar pollinosis in dogs suppresses type I hypersensitivity by controlling lesional mast cells. *Vet Immunol Immunopathol* 108, 2005, 185-187.

16）Fujimura T, Yonekura S, Horiguchi S, et al. Increase of regulatory T cells and the ratio of specific IgE to total IgE are candidates for response monitoring or prognostic biomarkers in 2-year sublingual immunotherapy (SLIT) for Japanese cedar pollinosis. *Clin Immunol* 139, 2011, 65-74.

17）Moingeon P, Batard T, Fadel R, et al. Immune mechanisms of allergen-specific sublingual immunotherapy. *Allergy* 61, 2006, 151-165.

18）Yamaguchi R, Iwai H, Otsuka Y, et al. Conjugation of Sendai virus with pullulan and immunopotency of the conjugated virus. *Microbiol Immunol* 29, 1985, 163-168.

19）Ishii Y, Nozawa R, Takamoto-Matsui Y, et al. Alpha-galactosylceramide-driven immunotherapy for allergy. *Front Biosci* 13, 2008, 6214-6228.

（増田健一）

減感作療法を実施した症例

品種：ミニチュア・ダックスフンド

性別：去勢オス

年齢：9歳10カ月齢（2016年2月時点）

治療経過：

　2歳齢頃から眼瞼周囲，耳介，頚部腹側の瘙痒がみられた。症状に季節性は認められないことから食物アレルギーの関与を疑い，IgE検査とリンパ球反応検査を実施した（**表1**）。リンパ球反応検査においてジャガイモに強い反応がみられたため，リンパ球反応を重視しダックとタピオカが原材料のフード（セレクトプロテインダック＆タピオカ，ロイヤルカナンジャポン）を選択することとした。

　フード変更後2カ月間で眼周囲，口唇周囲の瘙痒が減少した。その後しばらくは良好な維持が認められたが，約4カ月目に体幹腹側に瘙痒がみられ，それは夏場に悪化する傾向がみられ

表1　IgE検査とリンパ球反応検査

発症閾値と考えられるIgE検査100 ng/ml以上の値，食物アレルギーの原因と考えてよいリンパ球反応検査1.2%以上の値を色で示した。これらが原因アレルゲンと考えられる。

食物アレルゲン

主要食物アレルゲン	IgE (ng/ml)	リンパ球反応 (%)	除去食アレルゲン	IgE (ng/ml)	リンパ球反応 (%)
牛肉	282	0.1	羊肉	90	0.4
豚肉	40	0.1	七面鳥	61	0.3
鶏肉	58	0.1	アヒル	69	0.5
卵白	0	0.3	サケ	69	0
卵黄	48	0.1	タラ	128	0.3
牛乳	30	0.3	ナマズ	94	0.1
小麦	129	0.5	シシャモ	13	0.2
大豆	93	0.1	ジャガイモ	57	5.1
トウモロコシ	106	0	米	110	0.9

環境アレルゲン

節足動物	IgE (ng/ml)	カビ	IgE (ng/ml)
ヤケヒョウヒダニ	141	アスペルギルス	88
コナヒョウヒダニ	118	アルテリナリア	29
ノミ	29	クラドスポリウム	8
蚊	97	ペニシリウム	128
ゴキブリ	32		

牧草	IgE (ng/ml)	雑草	IgE (ng/ml)	樹木	IgE (ng/ml)
カモガヤ	58	ヨモギ	19	ニホンスギ	0
ハルガヤ	29	オオブタクサ	62	シラカンバ	78
オオアワガエリ	55	アキノキリンソウ	46	ハンノキ	42
ホソムギ	46	タンポポ	33		
ギョウギシバ	16	フランスギク	19		

た（除去食で食物アレルギーが治った後に，何らかの環境アレルゲンによる犬アトピー性皮膚炎が加わった）。特に，衣替え時やほこりの多い場所にて明らかに悪化が認められた。表1のIgE検査において，ヤケヒョウヒダニ・コナヒョウヒダニに対するIgEが比較的高い値を示したことから，これらハウスダストマイトに対する犬アトピー性皮膚炎による症状悪化が疑われた。よって，本症例は，食物アレルギーと犬アトピー性皮膚炎を併発した症例と考えた。

　その後に実施したZENOAQチリダニグループ2（Der f 2）アレルゲンIgE抗体検査において陽性結果が認められ，Der f 2に感作されたハウスダストマイトに対するアレルギーであることが分かったため，アレルミューン®HDM（日本全薬工業㈱）による減感作療法を**表2**のとおり実施したところ，開始後22日目（3回の注射を実施済み後の診察時）に明らかに瘙痒が減少した。その後は順調に症状の改善がみられ，126日目には脱毛部に発毛が完全に認められたため（**図1，2**），減感作療法を終了することとした。

表2 アレルミューン®HDMによる治療経過

投与回数	治療開始後の日数	投与量（μg）	症状の変化
1回目	0日目	0.1	
2回目	7日目	0.5	
3回目	16日目	1	長年の瘙痒でほぼ無毛だった頚部腹側に発毛が認められた
4回目	22日目	2	明らかに瘙痒が減少した
5回目	29日目	5	さらに改善傾向であった
6回目	37日目	10	頚部はさらに育毛あり。胸部の毛量も増え始めた
7回目	70日目	10	頚部の毛は生えそろった
8回目	98日目	10	
9回目	126日目	10	いったん，追加投与を休止することにした

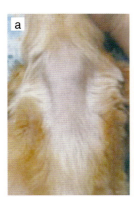
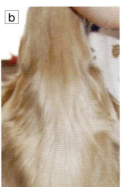

治療開始前　　　治療開始から126日目

図1 アレルミューン®HDM投与時の頚部腹側の変化

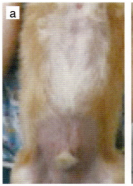
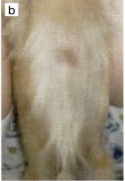

治療開始前　　　治療開始から126日目

図2 アレルミューン®HDM投与時の体幹腹側の変化

症例提供：鶏徳 友 先生（ひの動物病院）

Chapter Ⅲ　臨床編

5 食物アレルギーの皮膚症状

　皮膚症状を呈する食物アレルギーは小動物獣医診療において最も頻繁に遭遇する疾患のひとつであるが，その診断治療アプローチ方法については実はあまりよく知られていない。これまでは，有効性の確証がない除去食試験を漫然と実施することだけがその疾患に対する唯一の対策であり，それは科学的に論理構築された手法とはいえないものであった。その結果，長い間，食物アレルギーの実態は不明のままであった。しかし，本疾患の特徴的な臨床徴候を把握することによってその診断に要する労力は大幅に節約され，また，食物に対するアレルギーの実態を把握することで的確な除去食療法の実施と期待する治療効果が得られることが分かってきた。そこで，本稿においては食物アレルギーの皮膚症状の特徴を詳細に解説し，次の診療アプローチの検査実施につながる情報を提供する。

1. 食物アレルギーの定義

　食物の摂取に関連して何らかの臨床症状を発症することを食物有害反応（adverse food reaction）と呼ぶ。ヒトにおいては，その中で免疫反応が介在するものを，食物アレルギーあるいは食物過敏症と呼ぶ[14]。American College of Veterinary Dermatologyの犬アトピー性皮膚炎対策会議では，イヌの食物アレルギーの標記として，免疫反応の関与が不明な場合は，adverse food reaction（食物有害反応）という言葉を使用している[3]。この場合は，免疫関与と免疫非関与による疾患の両方を含むことになる[7]。本稿では，免疫反応の関与が明らかな場合，「食物アレルギー」という言葉を，免疫反応の関与が不明の場合あるいは免疫検査の証拠がない場合は，「食物有害反応」を使用する。したがって，食物有害反応は食物アレルギーという言葉と比較すると，かなりあいまいな定義であるといえる。

2. 食物有害反応・食物アレルギーの発症率

　皮膚病のイヌのうち，1～5％の症例が食物摂取に対して何らかの臨床症状を起こすとされる[19]。非季節性のアレルギー性皮膚炎症状を呈するイヌの23％が，食物摂取に関連して発症しているといわれている[19]。もちろん犬種によって発症率の差はあると推測されるが，好発犬種もまだ特定されていないため，さらに詳細な情報は得られていない。また，イヌの食物アレルギーは主に皮膚症状を起こすが，消化器症状を単独で示すものもあり，それは食物アレルギー全体のおおよそ30％程度である[8]。皮膚症状を示すイヌの食物有害反応の中では，消化器症状が合併する割合は10％程度といわれている[18]。

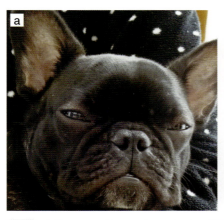 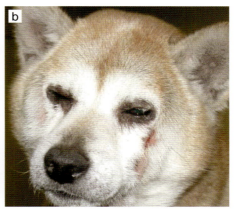

図1 食物アレルギーのイヌにおける顔面の皮膚病変
眼の周囲の痒みのため，顔面を何かに擦りつけることから，最初は眼の周囲の被毛が脱毛する（a）。慢性化すると眼の周囲は苔癬化が起こる（b）。また，眼の周囲を後足で掻くため頬部に外傷ができることがある。

3．シグナルメント

イヌにおける食物有害反応の発症は1歳齢未満が多い[8,18]。これは，離乳期において最初に大量に暴露されるアレルゲンが食物であり，また，その中でも特にアレルゲン性が強い食物に対して幼齢の個体では容易にアレルギー反応を獲得してしまうことを示している。

スギ花粉などの環境アレルゲンは，近年になってヒトの乳幼児の感作も報告されてきたが[10]，多くの場合，その感作が成立するためには，2，3年の期間が必要である。このことは，イヌにおいても環境アレルゲンの感作による犬アトピー性皮膚炎の発症年齢が2，3歳齢であることと一致する。

3-1．好発犬種について

食物アレルギーの好発犬種を明確に示した報告は，その臨床診断基準があいまいであることからも，未だに存在しない。そのため，当然ながらイヌのサイズ（大型犬種，小型犬種）の差も報告されていない。しかし，日本において54頭の食物アレルギー犬を用いた報告では，トイ・プードル，フレンチ・ブルドッグ，ミニチュア・ダックスフンド，パピヨンなど小型犬が多かったと記されている[21]。経験的にはフレンチ・ブルドッグに多発するように思われる。フレンチ・ブルドッグでは，後述する食物アレルギーの特徴のひとつである顔面の病変が比較的高頻度に認められることが，食物アレルギーの頻度の高さと関連しているであろう。

性差は認められていない。また，ネコにおいてもイヌと同様に，性差，好発品種などは報告されていない。

4．特徴的な病変部位

4-1．顔面

イヌの食物アレルギーの症状として最も特徴的なものは，顔面，特に眼の周囲，口の周囲における痒みを伴う慢性皮膚炎である（図1）[20,22]。痒みだけを呈して肉眼的に明らかな病変を伴わないものから，発赤しているもの，さらに軽度～中等度の鱗屑を伴うものまであり，獣医師は痒みの有無を重視して皮膚病変の重症度に惑わされないようにしたい。

4-1-1．寄生虫性疾患の除外

上記の病変部は慢性化すると一般の皮膚炎同様

に苔癬化を起こす。寄生虫性疾患を除外できれ
ば，ほとんどの場合，このような部位の痒みの症
状は食物アレルギーの症状としてよいであろう。
寄生虫性疾患では，特に毛包虫症で顔面に症状を
認める場合があり，食物アレルギーの症状と間違
いやすいので獣医師は診断の際に注意が必要であ
る。筆者の経験においても，口唇の毛包虫症を皮
膚掻爬試験で診断することができず，皮膚生検で
ようやく確定診断ができたことがある。近年，特
にシー・ズーの顔面の発赤と強い痒みを伴う皮膚
炎（脱毛はない）は，皮膚掻爬試験で虫体を検出
できない毛包虫症といわれているので注意する。
皮膚掻爬試験で虫体や虫卵が検出できなくても，
寄生虫性疾患の疑いのある症例（1歳齢以上で発
症している場合）では，イベルメクチンなどによ
る試験的治療を実施しておくとよいであろう。

4-1-2. 貯蔵ダニに対するアレルギー反応の除外

　近年，ドッグフードに混入した貯蔵ダニに対す
るアレルギー反応から，食物アレルギーと類似し
た臨床症状が起こる可能性が報告されている
が[15]，この疾患は食物アレルギーと鑑別されるべ
きである[16]。このアレルギーは，ドッグフード中
にダニが増殖し，ドッグフードを食べるときに口
周囲の皮膚から経皮的にダニアレルゲンが侵入す
ることによって起こるアレルギーである。多くの
場合，経皮感作であるため，IgEが関与すると考
えられる。IgE介在性アレルギー反応はアレルゲ
ン暴露後15分程度の即時相反応が起こるため，
食事が始まって比較的早く痒がるであろう。食事
中や食事直後から痒みが出た場合には，このアレ
ルギーを疑ってみるのがよい。一方，類似した皮
膚病変として亜鉛欠乏症があるが，痒みがないた
め鑑別することができる。よって，痒みの有無を
飼い主から聴取することは重要である。

4-2. 腰背部から尾根部

　顔面の症状のほかに，イヌの食物アレルギーの
特徴的な病変として腰背部から尾根部にかけて粟
粒性毛包炎が認められることがある。この部位の

皮膚炎はノミアレルギー性皮膚炎によるものがよ
く知られているが，その場合の毛包炎は表層性
で，表面に痂皮を伴っていることが多い。一方，
食物アレルギーによる毛包炎は最初は深層性であ
るため痂皮がなく，獣医師は症例の腰背部に表面
がゴツゴツした隆起を触知する程度である。特に
フレンチ・ブルドッグやダックスフンドなどの短
毛種の犬種においては，この部位を触診すると皮
膚の比較的深い部分に明らかな凹凸を触知するこ
とができる。

4-2-1. 皮脂腺炎の除外

　この部位に明らかな粟粒病変がみられなくて
も，被毛が背中全体で薄くなったり，アンダー
コートがなくなり被毛が粗剛になり，鱗屑が多く
みられるような病変の場合もイヌの食物アレル
ギーにおいては経験する（図2）。これは一見す
ると皮脂腺炎の病変に類似することがあるが，こ
の場合も痒みの有無の聴取が重要になってくる。
皮脂腺炎では食物アレルギーのように痒みは強く
ないため，このような部位に強い痒みを伴う場合
は食物アレルギーを疑うとよいであろう。

4-3. 肛門周囲や会陰部

　肛門周囲や会陰部に痒みを伴う皮膚炎があれ
ば，食物アレルギーを疑うべきである（図3）。
この部位になぜ食物アレルギーの皮膚病変が出る
のかは不明であるが，現在のところ糞便中に食物
アレルゲンが残留しており，それが肛門周囲に付
着するためと考えられている。ダニ，カビ，花粉
による犬アトピー性皮膚炎ではこの部位に病変が
出ることはないので，これら環境アレルゲンによ
るアレルギーと鑑別するために有用な病変部位で
ある。

4-4. 軽度の初期症状

　また，発症初期ではこれら部位の病変が決して
明確ではないことから，獣医師は飼い主に，眼の
周囲をソファーなどに擦りつけたり，肛門部分を
床に擦りつけながら前足だけで歩く動作がないか

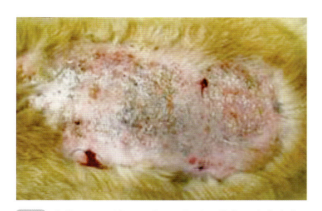

図2 食物アレルギーのイヌにおける背中の皮膚病変
慢性化すると発赤や痂皮を伴う広範囲の皮膚炎となる。

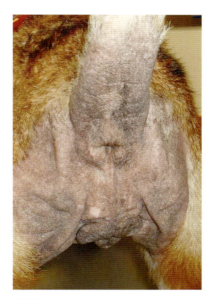

図3 食物アレルギーのイヌにおける
肛門周囲や会陰部の皮膚病変
肛門周囲や会陰部にかけて慢性の皮膚炎が認められる。

を稟告で確認しておきたい。1日1回でもこのような動作がみられた月齢はいつなのかを確認することは，食物アレルギー診断のヒントとして非常に重要である。

また，前述の部位に病変がまだなく，趾間部や肉球の間のみに皮膚炎がみられたり，外耳炎だけがみられることがあるため（図4），子犬の頃の初発症状としてこれらには注意したい。よって，食物アレルギーは子犬の頃から発症するため，子犬で足先を舐めたり，外耳炎がある場合には上記の特徴的な病変部位がなくても食物アレルギーを疑うとよいであろう。

4-5. 原発性の痒みを伴う 特徴的な病変部位を認めるか

痒みが強い場合や無治療で放置された場合は，これらの病変部に自傷や二次感染を伴う。そのため，慢性症例で特に転院を繰り返している症例では，痒みが二次感染によるものか，原発性のものか，判断がつきにくくなる。このような場合には顔面の病変も天疱瘡のようにみえることもあり，鑑別診断には注意を要する。したがって，自傷や二次感染がある場合にはまず，それらを抗菌薬や外用薬で集中して治療を行い，原発性の痒みがどの程度あるのかを獣医師は見極めなければならない。重症例においては，診断までに日数がかかる旨を飼い主に予め伝えておくことは重要であろう。

原発性の痒みを伴った状態で，前述のような特徴的な病変部位があれば，食物アレルギーから疑って診療を進めるとスムーズかつ比較的短時間で診断できる。ただし，注意しておかなければならないことは，たとえこれらの特徴的な病変がないからといって食物アレルギーを否定できないことである。犬アトピー性皮膚炎と同じような部位（腋窩，肘内側，内股など）のみに症状が出るタイプの食物アレルギーもあるため，前述の特徴的病変がないからといって食物アレルギーを否定してはならない。次に記すような特徴的な臨床徴候をさらに加味して食物アレルギーを疑うようにすべきである。特に通年性の症状を呈する場合には

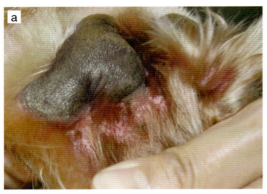 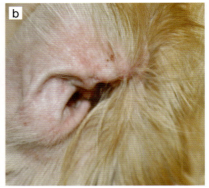

図4 食物アレルギーのイヌにおける初期症状
食物アレルギーのイヌでは，初期症状として趾間部の発赤（a）や外耳炎による耳介の発赤（b）がみられることがある。

食物アレルギーを常に考慮しておかねばならない。

5. 特徴的な臨床徴候

① 1歳齢未満の発症

食物アレルギーの獲得は，アレルギー反応を獲得しやすい時期に大量のアレルゲン暴露が起こる時期，つまり胎子から離乳が完了するまでの期間にアレルギーの獲得が起こると考えられる。そのため，症状の初発は子犬の頃に起こることがほとんどである。よって，飼い主に子犬の頃から痒みがあったかどうかを獣医師は聴取しておかなければならない。発症は最も早い例では，2，3カ月齢の離乳期ですでに外耳炎や趾間皮膚炎を起こし，痒みを呈している場合がある。

② 通年性の症状

食物アレルギーの症状は摂取する食物に対して起こるため，季節によって食事内容を変更しない限り，一年中一定の症状がある。そのため，獣医師は症状が季節によって出たり出なかったりするか否かを稟告で聴取しなければならない。

このように，初発年齢が1歳齢未満であることと一年中症状がある場合，食物アレルギーを積極的に疑うようにするとよいであろう。同じアレルギー性皮膚炎でも，環境アレルゲンのダニ，カビ，花粉によって起こる犬アトピー性皮膚炎は，初発年齢が2，3歳齢であり，また，それらアレルゲンの季節に症状が発症あるいは増悪し，季節を過ぎると症状が消失あるいは軽減する傾向があるため，一年中症状が出ている食物アレルギーと見分けることが可能である。

③ 排便回数

また，食物アレルギーの症例においては排便回数が多いという傾向がある。1日3回以上の排便があれば，便の性状が正常であっても食物アレルギーを疑うようにするとよい。

このように，食物アレルギーには特有の臨床徴候がある。特有の病変部位と臨床徴候を組み合わせることで，食物アレルギーをアレルギー検査前にかなり絞り込むことが可能であり，それによって獣医師は効率よく診療を行うことができる。特に①と②は食物アレルギーの症例の多くで起こるため，必ずチェックしておきたい徴候である。

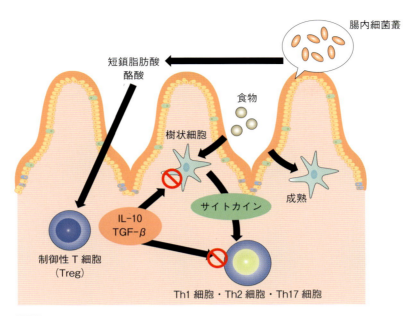

図5　腸管内における腸内細菌叢による制御性T細胞（Treg）の誘導
腸内細菌叢がうまく構築されると，食物繊維が分解されて短鎖脂肪酸が産生される．その中でも特に酪酸は腸粘膜を通過し，腸粘膜下で制御性T細胞（Treg）の誘導に直接関与する．制御性T細胞は，腸管で吸収される食物アレルゲンに対して活性化するT細胞（Th1，Th2，Th17細胞）を抑制する作用がある．

6．食物アレルギーの発症機序

6-1．アレルギーの獲得時期

　出生後は母乳を通じて，離乳期には離乳食を通じて，生体は体内に入るアレルゲンに対してアレルギーを獲得しやすい状況にある．ヒトでは一般的に，妊娠後期の妊婦や授乳中の母親はアレルゲン性の強い食べ物を控えることが胎児および乳児のアレルギー獲得を回避するためにはよいとされる．また，離乳をできるだけ遅くすることで食物アレルゲンへの暴露の機会を減らすことができると考えられている．離乳食に使用する食物もアレルゲン性が低いもの（アレルギーを獲得しにくいタンパク質；例として白身魚など）から開始するのがよいとされる．

6-2．腸内細菌叢の役割

　一般的に生体は，腸管粘膜免疫や腸内細菌叢が整うと簡単には食物に対して免疫反応を起こさなくなる．腸内細菌叢の中には酪酸を産生する酪酸菌が存在する．酪酸は腸粘膜を通過して直接，制御性T細胞（Treg）を誘導する作用をもつ（図5）[1]．制御性T細胞は活性化T細胞を抑制する作用をもつため，制御性T細胞がうまく誘導できる状態になると，食物アレルギーが容易に獲得されることはない．筆者の経験上も，成犬に強力なアレルゲン物質（卵白アルブミンなど）を腸粘膜萎縮作用をもつ非ステロイド系抗炎症薬とともに給与したことがあるが，アレルギー反応を獲得することはなかった．このように，アレルギーの獲得には腸管免疫が成熟する前の離乳期までに，アレルゲン性の強い食物を摂取しなければならない．イヌの離乳期の完了する月齢が2，3カ月齢であるとした場合，ペットショップでイヌを購入するのが一般的である日本ではちょうど離乳期がその販売時期に相当するため，離乳期までの食物

Chapter III 臨床編

アレルゲン回避に対する配慮はあまり行われていないであろう。このような状況が，日本における食物アレルギーのイヌを多く生む背景となっているのではないかと推測される。

6-3. IV型過敏症の成立

　食物アレルギーの獲得は妊娠後期から離乳期に起こったとしても，この時点ではまだ発症していない場合がある。それは，食物アレルギーの原因である食物に反応するリンパ球（この場合，主にヘルパー T 細胞）がリンパ節や脾臓で増殖している段階にあるためである。ある程度これらリンパ球が増殖すると，次に「コップから水があふれる」ようなイメージで，リンパ節や脾臓から血中にこれらリンパ球は移行する。血中に移動したリンパ球は自身が反応する食物アレルゲンを提示する抗原提示細胞を体内で探すことになる。その抗原提示細胞を見つけると，これらリンパ球は抗原提示を受けるため，その周囲に集まってくる（図5）。このリンパ球が関与するアレルギー反応は数時間かけて発症する遅発性であり，クームスの分類ではIV型過敏症と呼ぶ。イヌの食物アレルギーはほとんどがこのタイプである[5,8,9,21]。一方，血中トウモロコシ IgE が上昇した食物アレルギー自然発症実験犬では，トウモロコシ給与によって症状が悪化することが報告されている[17]。IgE が関与する食物アレルギーの割合はリンパ球がかかわるタイプであるIV型過敏症と比較して少ない[8]。

　IV型過敏症においては食物アレルゲンに反応するヘルパー T 細胞が出現さえすれば，それらが病変部で直接的にアレルギー反応を起こすが，IgE が関与する I 型過敏症の発症には様々な免疫細胞と多くの免疫反応が必要であり，その成立までに年数が必要となる。そのため，子犬の頃に発症する食物アレルギーは，病態が比較的単純なリンパ球がかかわるタイプであるIV型過敏症の食物アレルギーであると考えてよいであろう。

6-4. 食物アレルギーの炎症が なぜ特定の病変部位に生じるのか？

　食物アレルギーの皮膚症状を引き起こすためには，経口摂取した食物アレルゲンタンパク質が皮膚に到達し，そこでアレルギー性炎症を起こさなければならない。経口摂取した食物アレルゲンは消化管を通過している間に消化酵素によってすべて分解されると考えてしまいがちであるが，実はすべてのタンパク質が消化管内で完全なペプチドまで分解されるわけではなく，一部はタンパク質のまま腸管から体内へ吸収される。腸管から吸収された食物アレルゲンタンパク質は食後一定時間，血中に検出されることがヒトやげっ歯類で分かっている[23]。しかし，このようにして血中に入ったアレルゲンタンパク質は高分子であり，これまでは末梢血管から組織に漏れ出ることはないと考えられてきたため，食物アレルギーの炎症がなぜ特定の病変部位に生じるのかは疑問であった。ところが，高分子の物質であっても血管外に漏れることが分かってきており，マウスでは血中の抗原抗体複合物が耳介や四肢端に漏れ出ることが報告されている[2]。そこで，イヌでもこのようなことが，例えば眼や口周囲，背中などの特定の部位で起こるのであれば，そこに食物アレルゲンを貪食して抗原提示する抗原提示細胞が集まり，続いてそれに反応するヘルパー T 細胞が血中から集まってくることによって抗原提示を受けて刺激され，最終的にアレルギー性皮膚炎を惹起する病態も考えられるであろう。

7. 特殊な食物アレルギーの臨床症状

7-1. 口腔アレルギー症候群

　一般に食物アレルゲンと環境アレルゲンの間には IgE の交差反応が起こることが知られている（表1）。環境アレルゲンの花粉に対する IgE を獲得した症例においては，IgE が生じた花粉と類似した食物を摂取した際に口腔にアレルギー反応が起こる。これを口腔アレルギー症候群（oral al-

食物アレルギーの皮膚症状　5

表1　食物に関連する特殊なアレルギー

アレルギー	病変部位	病変	病態
口腔アレルギー症候群	口唇，口腔内	発赤	花粉 IgE による野菜への交差反応
食物依存性運動誘発アナフィラキシー	顔面腫脹全身性ショック症状	浮腫	運動による急激な食物アレルゲン吸収
貯蔵ダニアレルギー	口唇，口腔内	発赤	ドッグフード中のダニアレルゲンの経皮感作

lergy syndrome, OAS）と呼ぶ。OAS においては，花粉 IgE が花粉タンパク質に類似したタンパク質をもつ植物系の食物に対して反応し，アレルギー炎症が起こる。OAS はヒトのアレルギー患者でよく報告されるが[4,13]，イヌにおいてもスギ花粉症のイヌでトマトのアレルゲンに対する OAS の報告がある[6]。よって，イヌにおいても口腔や口唇部分のみに食事と同調して症状が出る場合には，OAS を疑う必要がある。OAS を疑う場合，血中の花粉 IgE を検査してみるのがよいであろう。花粉 IgE が血中で上昇していることが確認されて，かつ花粉と交差反応が報告されているような食物を摂取した直後に口腔に炎症が生じる場合，臨床現場では OAS と診断してよいと考えられる。OAS が確認されたなら，そのような食物の摂取を避けると発症を防ぐことができる。

7-2. 食物依存性運動誘発アナフィラキシー

　実際に IgE が関連するかどうかは不明であるが，イヌでは即時型を思わせるような食物アレルギーの臨床症状を発することがある。それは原因不明でときどき顔面が腫脹する症例である。このような症例の場合，獣医師も飼い主も食事が怪しいとする場合が多いが，食事と発症との間に一定の関連が得られることはほとんどない。つまり，同じ食物を摂取していても，あるときは顔面が腫脹し，またあるときは何も起こらない。ヒトにおいても症状が出たり出なかったりする食物アレルギーが知られており，食物依存性運動誘発アナフィラキシーと呼ばれる。このアレルギーは，食物アレルゲンが血中に急激に，かつ大量に循環し

たときのみ発症するアレルギーで，臨床症状として全身の蕁麻疹やショック症状が起こる。原因アレルゲンは食物だが，食後に運動することで急激に食物アレルゲンが体内に吸収された場合にのみ発症する。したがって，普段は原因食物を摂取していても食後に運動しなければ何の症状も起こらないため，原因食物を認識することが難しく，なかなか診断に至らない。ヒトにおいて，この疾患の病態には IgE が関与していると考えられているが，IgE 検査ではそれほど高い値はみられないことが多く[11]，低値あるいは検出されない。そのため，この疾患を事前に検査で診断することは不可能であり，ヒトでは患者を入院させ，アレルゲン摂取後に運動負荷をかけて発症を確かめる。イヌでこの疾患の論文報告はないが，ヒトの食物依存性運動誘発アナフィラキシーは食後2時間以内に運動すると起こるとされるため，顔面腫脹が不定期に起こる症例では，食後2時間以内の散歩や運動の有無を確認しておきたい。そのようなイヌで食後安静にしておくことでもし二度と顔面腫脹が起こらなくなれば，本疾患の可能性は高いであろう。ヒトにおいて，この疾患の原因食物アレルゲンとしてよく知られているのは小麦である[12]。

8. 診療の方法

　このように，食物アレルギーの診断の第一歩は病変部位と臨床徴候の確認である。そのため，獣医師は飼い主から稟告を聴取する場合，丁寧に聞きとらなくてはならない。特に，1歳齢未満からの発症があるかどうか，一年中の発症があるかど

Chapter Ⅲ　臨床編

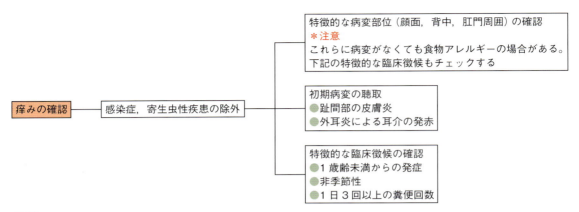

図6 食物アレルギーの診断フローチャート
感染症や寄生虫性疾患によらない痒みがあり，特徴的な病変や臨床徴候があれば，食物アレルギーを臨床的に診断してもよい。そして，その原因食物はアレルギー検査によって行う。

うかについては，飼い主にしか分かり得ない情報である。診療を組み立てるのに図6の診断フローチャートを参考にしてほしい。

まとめ

本稿では主に食物アレルギーの発症，臨床症状や臨床徴候について述べた。食物アレルギーに典型的なこれらの項目をチェックすることで臨床獣医師は，より的確で効率のよい診療を進めることができるであろう。

[参考文献]

1) Arpaia N, Campbell C, Fan X, Dikiy, et al. Metabolites produced by commensal bacteria promote peripheral regulatory T-cell generation. *Nature* 504, 2013, 451-455.
2) Binstadt BA, Patel PR, Alencar H, et al. Particularities of the vasculature can promote the organ specificity of autoimmune attack. *Nat Immunol* 7, 2006, 284-292.
3) DeBoer DJ, Hillier A. The ACVD task force on canine atopic dermatitis (XV): fundamental concepts in clinical diagnosis. *Vet Immunol Immunopathol* 81, 2001, 271-276.
4) Egger M, Mutschlechner S, Wopfner N, et al. Pollen-food syndromes associated with weed pollinosis: an update from the molecular point of view. *Allergy* 61, 2006, 461-476.
5) Fujimura M, Masuda K, Hayashiya M, et al. Flow cytometric analysis of lymphocyte proliferative responses to food allergens in dogs with food allergy. *J Vet Med Sci* 73, 2011, 1309-1317.
6) Fujimura M, Ohmori K, Masuda K, et al. Oral allergy syndrome induced by tomato in a dog with Japanese cedar (*Cryptomeria japonica*) pollinosis. *J Vet Med Sci* 64, 2002, 1069-1070.
7) Hillier A, Griffin CE. The ACVD task force on canine atopic dermatitis (X): is there a relationship between canine atopic dermatitis and cutaneous adverse food reactions? *Vet Immunol Immunopathol* 81, 2001, 227-231.
8) Ishida R, Masuda K, Kurata K, et al. Lymphocyte blastogenic responses to inciting food allergens in dogs with food hypersensitivity. *J Vet Intern Med* 18, 2004, 25-30.
9) Kawano K, Oumi K, Ashida Y, et al. The prevalence of dogs with lymphocyte proliferative responses to food allergens in canine allergic dermatitis. *Pol J Vet Sci* 16, 2016, 735-739.
10) Kimura M, Obi M, Saito M. Japanese cedar pollen-specific interleukin-4 production develops immediately after the first exposure to pollens in infants with atopic dermatitis. *Clin Exp Allergy* 34, 2004, 1032-1036.
11) Mittag D, Akkerdaas J, Ballmer-Weber BK, et al. Ara h 8, a Bet v 1-homologous allergen from peanut, is a major allergen in patients with combined birch pollen and peanut allergy. *J Allergy Clin Immunol* 114, 2004, 1410-1417.
12) Morita E, Matsuo H, Chinuki Y, et al. Food-dependent exercise-induced anaphylaxis -importance of omega-5 gliadin and HMW-glutenin as causative antigens for wheat-dependent exercise-induced anaphylaxis. *Allergol Int* 58, 2009, 493-498.
13) Nash S, Burks AW. Oral allergy syndrome. *Curr Allergy Asthma Rep* 7, 2007, 1-2.
14) Niggemann B, Reibel S, Roehr CC, et al. Predictors of positive food challenge outcome in non-IgE-mediated reactions to food in children with atopic dermatitis. *J Allergy Clin Immunol* 108, 2001, 1053-1058.
15) Nuttall TJ, Hill PB, Bensignor E, et al. House dust and forage mite allergens and their role in human and canine atopic dermatitis. *Vet Dermatol* 17, 2006, 223-235.
16) Olivry T, Deboer DJ, Prelaud P, et al. Food for thought: pondering the relationship between canine atopic dermatitis and cutaneous adverse food reactions. *Vet Dermatol* 18, 2007, 390-391.
17) Olivry T, Kurata K, Paps JS, et al. A blinded randomized

controlled trial evaluating the usefulness of a novel diet (aminoprotect care) in dogs with spontaneous food allergy. *J Vet Med Sci* 69, 2007, 1025-1031.

18) Paterson S. Food hypersensitivity in 20 dogs with skin and gastrointestinal signs. *J Small Anim Pract* 36, 1995, 529-534.

19) Reedy LM, Miller WH, Willemse T. Allergic Skin Diseawses in Dogs and Cats 2nd ed. Philadelphia, Saunders, 1997, pp173-178.

20) Rosser EJ Jr. Diagnosis of food allergy in dogs. *J Am Vet Med Assoc* 203, 1993, 259-262.

21) Suto A, Suto Y, Onohara N, et al. Food allergens inducing a lymphocyte-mediated immunological reaction in canine atopic-like dermatitis. *J Vet Med Sci* 77, 2015, 251-254.

22) Wills J, Harvey R. Diagnosis and management of food allergy and intolerance in dogs and cats. *Aust Vet J* 71, 1994, 322-326.

23) 日本皮膚科学会アトピー性皮膚炎診療ガイドライン作成委員会. 日本皮膚科学会アトピー性皮膚炎診療ガイドライン. 日皮会誌 118, 2008, 325-342.

（増田健一）

Chapter Ⅲ 臨床編

6 食物アレルギーの消化器症状

食物アレルギーは皮膚症状，呼吸器症状など様々な症状を出すことが知られているが，食物と直接接触する臓器である消化管も発症臓器として重要である（**表1**）。原因食物の摂取後すぐに嘔吐などの症状を示す即時型の反応は，その原因と発症の因果関係を把握しやすいが，遅延型反応の場合，数時間〜翌日にかけて軟便や下痢症状を起こすことがあり，飼い主も獣医師も食物アレルギーを疑うまでに至っていないケースがある。そこで，本稿では消化器症状を呈する食物アレルギー，特にイヌにおける食物アレルギーと炎症性腸疾患（IBD）の関係について解説し，それら疾患の理解を深めたい。

1. 食物アレルギーの消化器症状におけるアレルギー反応

ヒトにおける食物アレルギーで消化器症状を発症する割合は約2割に過ぎず，皮膚症状を発症する患者の約9割と比較して少ないといえる。ヒトにおける消化器症状には悪心，嘔吐，腹痛，下痢などがあるが，特殊な症状として口唇周辺や口腔内に発赤，腫脹を認める場合もある。これら消化器症状がIgEに起因する場合には，原因食物摂取後2時間以内に発症するとされており（**図1**），問診により原因食物と発症の因果関係を把握しやすいことから臨床上発見されやすい。

1-1. Ⅰ型過敏症（IgE 介在性）食物アレルギー

イヌにおいてもⅠ型過敏症による食物アレルギーの消化器症状が報告されている[5]。Ⅰ型過敏症は即時型の反応を示すため，ヒトの場合と同様に原因食物摂取から発症までの時間が短く，そのため症状は下痢よりも嘔吐が多い。嘔吐は原因食物摂取後，比較的早く起こるため，飼い主自身がすでに原因食物に気付いていることが多く，動物病院を受診する症例は実際の発症率よりも少なくなっているであろう。よって，イヌの場合にはⅠ型過敏症の食物アレルギーによる消化器症状の発症率は正確に掴めていないと考えられる。ただし，一般的にⅠ型過敏症は即時相と遅発相の2つの炎症反応が起こるため（**図1**），即時相が軽症で遅発相が重度の場合がある。遅発相の発症時間は原因食物摂取後2時間〜2日間であり，後述するⅣ型過敏症の発症時間と区別することは難しい。よって，食物摂取後1，2時間以内に発症しなかった場合においても，Ⅰ型過敏症を否定することは危険であり，IgEが関与する反応は検査しておくのがよいであろう。

特殊なⅠ型過敏症による食物アレルギー
口腔アレルギー症候群（OAS）

IgEがかかわる特殊な消化器症状を示す食物アレルギーとして，口腔アレルギー症候群（oral allergy syndrome，OAS）がある。OASは，花粉

食物アレルギーの消化器症状　6

表1　鑑別に注意しなければならない消化器症状を呈する疾患の比較分類

食物アレルギーは IgE 介在性か，リンパ球介在性かによって診断が大きく異なるため，各種検査によって特定しなければならない。また，イヌの炎症性腸疾患（IBD）は除外診断が主体であるため，食物アレルギーを検査で鑑別することによって誤診しないようにしなければならない。

		IgE 介在性 （Ⅰ型過敏症）	非 IgE 介在性 リンパ球介在性 （Ⅳ型過敏症）	原因不明
検査方法		アレルゲン特異的 IgE 検査 皮内反応試験 プリックテスト（ヒト）	リンパ球刺激試験（ヒト） リンパ球反応検査（イヌ）	臨床徴候 他の疾患の除外診断（イヌ）
診断名 および 症状	ヒト	食物アレルギー 　消化器症状 　皮膚症状 　呼吸器症状 　全身症状（アナフィラキシー） OAS	新生児·乳児消化管アレルギー セリアック病	クローン病 潰瘍性大腸炎
	イヌ	食物アレルギー 　消化器症状 　呼吸器症状 　全身症状（アナフィラキシー） OAS	食物アレルギー 　消化器症状 　皮膚症状 アイリッシュ・セターの 　グルテン過敏性腸症	炎症性腸疾患（IBD）

OAS：oral allergy syndrome（口腔アレルギー症候群）

症患者が野菜や果物を摂取すると，花粉に対する IgE の交差反応によって，野菜や果物を摂取した際に口腔粘膜に何らかの症状を引き起こすアレルギー疾患である。症状は食物が最初に接触する部位の口腔に限定され，口腔内の瘙痒感のほか，口唇，口蓋，咽頭などに浮腫を起こす。ヒトにおいてその診断方法は，問診，アレルゲン特異的 IgE 検査，プリックテスト（「Chapter Ⅱ-1．皮内反応試験」を参照），舌下投与試験によって行う。

　OAS を発症する代表的なものとしては，スギ花粉-トマト（ナス科），シラカバ花粉-リンゴ（バラ科）がある。スギ花粉症のイヌがトマトを摂取したところ，ヒトと同様に口唇の腫れなどのアレルギー症状を発症したことが報告されており，イヌにおいても OAS が存在すると考えられている[3]。

1-2. Ⅳ型過敏症（非 IgE 介在性）食物アレルギー

　近年，Ⅳ型過敏症による食物アレルギーの消化

器症状がヒト[6]およびイヌ[4]で報告された。Ⅰ型過敏症と異なり，Ⅳ型過敏症は原因食物摂取から発症までの時間が数時間～数日と長いため，原因食物との因果関係を把握しにくいことから，これまであまり注目されてこなかった。ヒトにおけるⅣ型過敏症による食物アレルギーの消化器症状は，日本では近年，新生児・乳児消化管アレルギーとして定義されており（以前は食物蛋白誘発性腸炎，food protein induced enterocolitis syndrome，FPIES と呼ばれていた），その主たる臨床症状は嘔吐のほか，血便，下痢，腹部膨満などである[6]。原因食物アレルゲンは新生児，乳児において限定されており，人工乳に含まれる牛乳成分や大豆成分であることが多く，その他，母親が摂取した食物に対し母乳を介して発症することもある。また，離乳食の固形食品（米，大豆など）が原因食物となることがある。

　イヌにおいても食物アレルギーによって軟便や

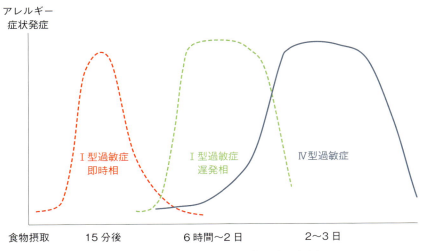

図1 食物アレルゲンに対するアレルギー発症時間の違い（理論上）
IgEに起因するⅠ型過敏症反応（即時相と遅発相）と，IgEが関与しないⅣ型過敏症とでは発症時間が異なる。Ⅰ型過敏症は即時相と遅発相の2つの炎症反応が起こるが，即時相が軽度で遅発相が重度の場合は，発症時間によってⅣ型過敏症と区別することは難しい。

下痢が慢性的に続く症状を呈する場合があり，新生児・乳児消化管アレルギーと同じ病態が存在する可能性が示唆されている[7]。このような症例は原因食物摂取から発症までの時間が比較的長いため（図1），臨床現場では食物アレルギーと診断されずに炎症性腸疾患（inflammatory bowel disease, IBD）として治療される場合が多く，原因食物アレルゲンの特定よりも免疫抑制薬による対症療法で維持されてしまう場合がある[7]。食物アレルギーであれば，適切な除去食療法により薬物療法から離脱できるため，慢性の消化器症状の症例に遭遇した場合には臨床獣医師は食物アレルギーにも注意しておきたい。

1-2-1. イヌの炎症性腸疾患（IBD）と食物アレルギー

ヒトのIBDはクローン病（crohn's disease, CD）と潰瘍性大腸炎（ulcerative colitis, UC）の2つに分けられ，食物アレルギーとは全く異なる疾患である（表1）。これらは免疫異常，遺伝的要因や環境因子，さらに腸内細菌叢などが複雑に関与して起こると考えられており，その詳細なメカニズムは未だ不明である。

クローン病と潰瘍性大腸炎は，特徴的な臨床徴候および画像所見があり，内視鏡検査，X線検査，病理組織学的検査で診断が可能である。クローン病は小腸から大腸まで腸全体に起こり得る炎症で，浮腫や潰瘍，消化管の狭窄を伴い，腸粘膜には敷石状変化と縦走潰瘍が特徴的に認められる疾患である。一方，潰瘍性大腸炎は，肛門周囲から直腸部位にかけて，びらんと潰瘍がはじまり，その病変が上行性に進む疾患である。イヌのIBDは，「小腸や大腸の粘膜固有層における炎症細胞浸潤によって特徴づけられる原因不明の慢性腸障害」と広義に解釈されているだけであり，ヒトのクローン病や潰瘍性大腸炎と違って特徴的な病変が特定されていない。そのため，イヌのIBDは臨床徴候や画像所見に特徴的なものはなく，現在の診断基準は，①3週間以上の持続性，再発性の胃腸炎症状を示す，②病理組織学的な粘膜の炎症の検出，③胃腸炎症状を示す他の疾患がない，④食事療法，抗菌薬，駆虫薬に十分な反応を示さない，⑤抗炎症薬や免疫抑制薬により臨床症状の改善が認められるとされ，以上の5項目を満たした際にIBDと診断できるとしている[9]。こ

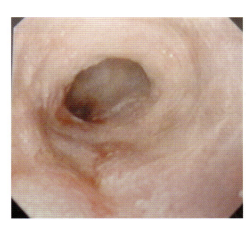

図2 消化器症状の食物アレルギー症例における内視鏡でみた腸粘膜の病変
腸粘膜表面が全体的に粗造で軽度の充血，出血部位も確認できる．本症例は，病理組織学的検査において十二指腸粘膜固有層にリンパ球および形質細胞の浸潤が認められたため，炎症性腸疾患（IBD）と診断し，免疫抑制治療によって維持されていた．後にアレルギー検査を実施し食物アレルギーが特定され，適切な除去食療法によって薬物療法から離脱した．
写真提供：周藤明美先生（浦安中央動物病院）

れら主観的な項目は IBD 特異的ではないため，他の疾患が混入してくる可能性が問題となっている．

1-2-2. イヌの IBD 診断の問題点

以上のことから，イヌの IBD 診断には，消化管の粘膜固有層に炎症を起こすその他の疾患を除外診断することが重要である．除外診断しなければならない疾患には，Ⅳ型過敏症による食物アレルギーも含まれるが，その除外方法は低アレルゲン食を用いた除去食療法により症状の改善の有無を確認することであった．しかし，低アレルゲン食の原料である食物タンパク質に反応する症例も存在し，特に加水分解タンパク質にリンパ球は反応することから[6]，低アレルゲン食を用いた除去食療法によって完全に食物アレルギーを除外することはできない．その結果，これまでに IBD と診断されたイヌの症例の中には食物アレルギーが混ざっていた可能性があった．実際に，IBD と臨床診断されたイヌにおいて，食物アレルギーの関与を示唆する症例も存在することがある（図2）．そして，これら症例犬で食物アレルゲンに対するリンパ球反応検査を実施したところ，ほとんどの症例において複数の食物に反応が認められ，その約6割の症例ではリンパ球が反応した食物を除外した除去食療法を実施することだけで，症状の改善が認められた[7]．

このように，イヌの IBD の診断基準では食物アレルギーの除外は不十分であることから，リンパ球反応検査を補助的に実施しておくとよい．

特殊なⅣ型過敏症による食物アレルギー

ヒトにおけるセリアック病も消化器症状を示す非 IgE 依存性食物アレルギーである．本疾患は小麦に含まれるグルテンに反応することで，消化器症状を示す．食生活の欧米化に伴い，日本でも患者数が増加してきている疾患であり，獣医師もその概要を知っておく必要がある．本疾患の臨床診断は，病歴や血清学的検査，十二指腸や胃の内視鏡検査などを組み合わせることで行われるが，血清学的検査で抗トランスグルタミナーゼ IgA 抗体（TTG）や抗筋内膜抗体（EMA）を検出することで診断の一助とする[1]．

イヌにおいても同様の疾患としてアイリッシュ・セターのグルテン過敏性腸症が知られており，ヒトのセリアック病と類似した疾患であると考えられるが，その病態は明らかではない．現段階ではヒトのように有用な検査は存在しないため，リンパ球反応検査において小麦に反応するリンパ球が検出された際に注意しておくのがよいであろう．

2. 食物アレルギーの診断

2-1. 除去食試験・食物暴露試験

Ⅰ型過敏症，Ⅳ型過敏症にかかわらず，食物アレルギーの診断方法として最も確実で説得力がある検査は除去食試験・食物暴露試験である。患者に原因となる食物を除去して症状を改善させた後（除去食試験），原因として疑われる食物を少量から給与し，徐々に増量させながら症状発症を確認する方法である（食物暴露試験）。しかし，現実にはそもそもの原因食物が判明していない状態で適切な除去食試験を実施することは難しいため，いったん症状を落ち着かせることさえも困難である。また，食物暴露試験においても原因食物を，どの程度の量をどの程度の期間にわたって暴露すればよいのかは，症例ごとに異なることが実施上の課題である。さらに発症させた症状が重症化しないかどうかなどの懸念が残る。

このように，除去食試験・食物暴露試験は，それらによって原因食物を特定できた場合には信頼できるものの，その実施は長期の入院が必要で，現実的ではない。

2-2. Ⅰ型過敏症反応の検出：
皮内反応試験，アレルゲン特異的 IgE 検査

ヒトにおいては，*in vitro* のアレルギー検査が代用されている。Ⅰ型過敏症反応の検出は，すなわち IgE 介在性反応の検出であるため，食物アレルゲン抽出液を用いたプリックテスト，血中抗原特異的 IgE 検査，好塩基球ヒスタミン遊離試験が行われている。臨床現場では，臨床徴候とこれらの検査結果を併せて判断することで，除去食・食物暴露試験を行わずに診断していることが多い。イヌにおいては皮内反応試験およびアレルゲン特異的 IgE 検査が実施できる（**表1**）。

2-3. Ⅳ型過敏症反応の検出：
リンパ球反応検査

Ⅳ型過敏症の診断方法として，末梢血リンパ球を用いて食物アレルゲンへの反応を検査する方法が臨床的に使用されている（**表1**）。ヒトにおいては，放射性同位元素を用いたアレルゲン特異的リンパ球刺激試験（antigen-specific lymphocyte stimulation test，ALST）が有用であり[8]，新生児・乳児消化管アレルギーの補助的診断検査として用いられている（アレルゲン特異的リンパ球刺激試験，㈱ビー・エム・エル）。特にアレルゲン特異的 IgE 検査によって原因食物に対する IgE が検出されない場合においても，ALST では何らかの食物に陽性反応を示す症例が存在するため，その重要度は高いと考えられる。同様に，イヌにおいてもⅣ型過敏症による食物アレルギーの原因食物特定にはリンパ球反応を検出することが有用であり，フローサイトメトリー法を用いてリンパ球活性化反応を検出することにより原因食物を推測することが可能である（リンパ球反応検査，動物アレルギー検査㈱）[2]。これによって，慢性の下痢症状を示す症例はこれまで IBD と診断されてきたが，食物に対するリンパ球反応を検出することによりⅣ型過敏症の食物アレルギーであることが分かるようになった（**図2**）[7]。

2-4. 消化管型リンパ腫との鑑別

消化管型リンパ腫と食物アレルギーの鑑別を忘れてはならない。低グレードの消化管型リンパ腫と診断され，抗がん薬で維持されている食物アレルギーの症例を臨床現場では経験するようである。抗がん薬治療で免疫を抑制してしまうと食物アレルギーの症状も抑えることができるが，そもそも食物アレルギーであれば除去食療法でよく，抗がん薬治療は必要がない。この2つの疾患を鑑別する特異的な検査はないため，鑑別は臨床徴候や内視鏡検査，バイオプシー検査などを総合して行うしかないが，消化管型リンパ腫としていったん診断したものの，その経過がリンパ腫と合致しない（比較的良好な経過）場合には，一度食物アレルギーを疑ってみるのもよいであろう。

3. 食物アレルギーの治療

3-1. 除去食療法

　消化器症状の食物アレルギーの治療は原因食物を特定し，それを除外した除去食療法によって行われる。いったん症状を抑えるためにステロイドやシクロスポリンなどの免疫抑制薬を使用してもよい。ただし，これらの対症療法によって症状のコントロールができるからといって，長期的な投薬を継続してはならない。食物アレルギーは原因食物を特定すれば，除去食療法により薬物から離脱することができる。

　消化器症状の食物アレルギーの症例に除去食療法を実施する場合，除去食の選択方法は皮膚症状の食物アレルギーの場合と同じである。検査で検出された原因食物を肉類，魚類，野菜類の大きく3つに分類して，反応のない／低い分類の中から単一タンパク質原料を選択する（「Chapter Ⅲ-7. 食物アレルギーの除去食療法」を参照）。この方法によって，類似したタンパク質に反応する交差性を回避することができ，より安全な除去食選択が可能である。

　また，消化管は食物と直接接触する臓器であるため，微量の原因タンパク質の残留にも注意しなければならない。例えば，大豆油やエキス，でんぷんやスターチの原料タンパク質が検査で原因として特定されている場合には，それらはもちろんのこと，それらの類似タンパク質をできる限り排除した除去食を選択する。

3-1-1. 除去食療法の効果判定

　消化器症状の場合，除去食療法の効果判定に少なくとも1カ月を要する皮膚症状の食物アレルギーと異なり，数日で判定が可能である。たとえ免疫抑制薬による対症療法を実施していても，適切な除去食に変更すると，すぐに便の性状が変わってくることを確認することができる。もし除去食に変更してさらに軟便や下痢を呈する場合には，選択した除去食を見直す必要がある。主原料の交差性はもちろんであるが，副原料にも注意する。除去食療法が成功したら，その除去食製品を食べ続けるのがよい。

3-1-2. ホームメード食／既製品

　ホームメード食で除去食療法を開始した場合には，栄養の偏りが懸念されるため，約1，2カ月以内に様々な食材を少量ずつ添加して症状再燃の有無を確認することで，食べてよいものを増やさなければならない。既製の除去食の場合には栄養の偏りの心配はないためそのまま継続するのでよいが，飼い主がおやつを与えることなどを望む場合には，除去食製品の主原料タンパク質源と同じ食材であれば，給与してもよい。ただし，あまり大量に給与すると栄養バランスが崩れるので注意する。

3-2. 乳酸菌製剤など

　消化管の腸内細菌叢を整えるために，乳酸菌製剤や酪酸菌製剤の給与は有効である。ただし，乳酸菌や酪酸菌の培養に乳成分を使用している場合があり，その残留タンパク質に反応してしまうこともあるため，肉類にアレルギー反応が検出されている症例では注意しながら与える。さらに，これらの菌のエネルギー源として茹でたキャベツなどを適量与えて，食物繊維を補給するとよいであろう。食物繊維の給与が面倒な場合，あるいは食物繊維の原料に対してアレルギー反応が気になる場合には，オリゴ糖を使用するとよい。市販のオリゴ糖製品の中にはその有効性が知られているものもあるが，オリゴ糖の種類や含有割合が様々であるため，ラクチュロースを処方するとよい（過剰投与は下痢を起こすため注意が必要である）。菌製剤で補給した菌は腸内細菌叢として定着しないといわれているため，基本的に菌製剤は毎日摂取する方が好ましい。

Chapter III 臨床編

まとめ

　イヌにおいても食物アレルギーによる消化器症状を示す症例は存在することが分かっており，その病態には IgE が関与する I 型過敏症とリンパ球が関与する IV 型過敏症がある。その病態はヒトの新生児・乳児消化管アレルギーと類似したところが多く，適切な除去食療法によって治療可能である。炎症性腸疾患（IBD）と診断されてしまうことがあるため，獣医師は注意が必要である。

[参考文献]

1）Elli L, Branchi F, Tomba C, Villalta D, et al. Diagnosis of gluten related disorders: Celiac disease, wheat allergy and non-celiac gluten sensitivity. *World J Gastroenterol* 21, 2015, 7110-7119.

2）Fujimura M, Masuda K, Hayashiya M, Okayama T. Flow cytometric analysis of lymphocyte proliferative responses to food allergens in dogs with food allergy. *J Vet Med Sci* 73, 2011, 1309-1317.

3）Fujimura M, Ohmori K, Masuda K, Tsujimoto H, et al. Oral allergy syndrome induced by tomato in a dog with Japanese cedar (Cryptomeria japonica) pollinosis. *J Vet Med Sci* 64, 2002, 1069-1070.

4）Ishida R, Masuda K, Kurata K, Ohno K, et al. Lymphocyte blastogenic responses to inciting food allergens in dogs with food hypersensitivity. *J Vet Intern Med* 18, 2004, 25-30.

5）Ishida R, Masuda K, Sakaguchi M, Kurata K, et al. Antigen-specific histamine release in dogs with food hypersensitivity. *J Vet Med Sci* 65, 2003, 435-438.

6）Kabuki T, Joh K. Extensively hydrolyzed formula (MA-mi) induced exacerbation of food protein-induced enterocolitis syndrome (FPIES) in a male infant. *Allergol Int* 56, 2007, 473-476.

7）Kawano K, Shimakura H, Nagata N, Masashi Y, et al. Prevalence of food-responsive enteropathy among dogs with chronic enteropathy in Japan. *J Vet Med Sci* 78, 2016, 1377-1380.

8）Miyazawa T, Imai T, Itabashi K. Prospective Multicenter Survey on Predictive Factors for Positive Oral Food Challenge Tests in Diagnosis of Gastrointestinal Food Allergy in Neonates. *Arerugi* 65, 2016, 776-784.

9）Washabau RJ, Day MJ, Willard MD, Hall EJ, et al. Endoscopic, biopsy, and histopathologic guidelines for the evaluation of gastrointestinal inflammation in companion animals. *J Vet Intern Med* 24, 2010, 10-26.

10）大田　健 監，一般社団法人　日本アレルギー学会．アレルギー総合ガイドライン 2016，協和企画．

11）宇理須厚雄，近藤直実，日本小児アレルギー学会食物アレルギー委員会．食物アレルギー診療ガイドライン 2012，協和企画．

（増田健一，宇都宮奈穂子）

Chapter Ⅲ 臨床編

7 食物アレルギーの除去食療法

　食物アレルギーの臨床徴候を示す症例に遭遇したら，次に原因食物を特定してそれを除去した除去食療法を実施する。そうすることで簡単に食物アレルギーの発症を抑えることができる。除去食療法は薬剤を使用しないため，飼い主にとって受け入れやすい「治療法」である。
　本稿では除去食選びのポイントとともに除去食療法の実施方法，注意点について解説する。

1. 除去食の選択と検査結果

　個々の症例で原因食物が異なるため，当然のことながら適切な除去食も個々の症例で異なる。すべての食物アレルギーの症例に有効な除去食は存在しないため（後述の「5. 加水分解タンパク質の意義と特性を理解する」の項を参照），漫然とどの症例にも低アレルゲン食を処方していると，偶然，処方した除去食がその症例に合致していればよいが，合致していない場合は治らないことになる。したがって，これまでは古くから食物アレルギーの診断に「除去食試験」が使用されてきたが，実際の臨床現場ではこの方法はあまり有用ではない。まず，アレルギー検査によって原因となる可能性が高い食物についてできる限り把握し，それらを除外した除去食を選択することで獣医師は除去食療法にすぐに取り掛かることができる。その際，獣医師は除去食療法の成功率を上げる方法（厳密な除去食の選択）を知っておくべきである（**図1**）。

1-1. IgE検査とリンパ球反応検査
　アレルギーの病態はIgEが関与するⅠ型過敏症とリンパ球が関与するⅣ型過敏症があるため，原因食物を網羅的に検出するためには，IgE検査とリンパ球反応検査の両方を実施しなければならない。獣医師はそれら両方の検査結果をみて，それぞれの検査で反応を示した食物（IgE検査は100 ng/mL以上，リンパ球反応検査は1.2％以上）をすべてピックアップする。このとき明らかな反応を示した食物は当然除外するが，弱い反応であっても可能な限りピックアップしておく方が安全である〔例：リンパ球反応検査は通常なら0.6％以上（ステロイドなどの免疫抑制薬による治療を行った症例であれば，たとえ休薬後の検査であっても0.4％以上）。後述参照〕。なぜなら，アレルギー検査結果の反応の強さと症状発症との関係性は時に相関しないことがあるためである。

1-2. 原因食物が多い場合
　原因食物として検出された食物の種類が多い場合，理想的にはそれらすべての食物を除去しなければならなくなるが，その種類が多ければ今度は逆に食べてよいものがなくなってしまうことがある。このような場合，検出された食物の中でも検

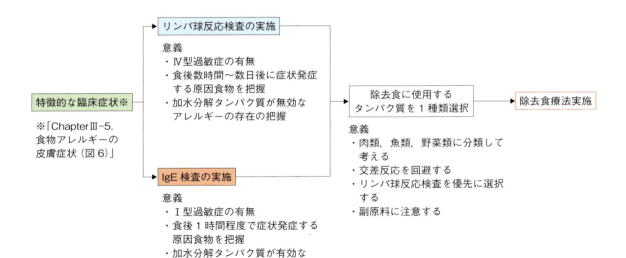

図1 除去食療法実施までのフローチャート

「Chapter Ⅲ-5. 食物アレルギーの皮膚症状（図6）」に示したような，食物アレルギーに特徴的な臨床症状があれば，アレルギー検査を実施する。リンパ球反応検査とIgE検査の2つを実施するのがよいが，どちらか片方だけ実施する場合，リンパ球反応検査を実施する。検査で原因食物を把握したら，原因食物を大きく肉類，魚類，野菜類に分類して捉え，交差反応を避けるようにして単一タンパク質を選択する。多くの食物が原因として検出された場合には，リンパ球反応検査の結果の方を重視して食物を選択する。さらに，除去食製品中の副原料にも注意し，副原料の種類が少ないものを選択すると安全である。

査数値が比較的低いものから容認していくとよい。そして，その際にはIgE検査で数値の低い食物から容認する方がよい。それは，IgEによる過敏症反応よりもリンパ球による過敏症反応の方が症状が強いこと（IgEによる反応は，たとえ原因食物を摂取して発症しても比較的軽症が多いと考えられる），そしてIgEによるアレルギー発症は抗ヒスタミン薬や肥満細胞の脱顆粒を抑制するクロモグリク酸ナトリウムなどの薬剤で低減できるためである。リンパ球反応を低減するためにはステロイドや免疫抑制薬を使用するしかないが，抗ヒスタミン薬やクロモグリク酸ナトリウムであればその副作用は限定的であり，その発現頻度も低いことから長期服用にも耐え得る。よって，あまりにも多くの食物が原因として検出された場合には，リンパ球反応検査の結果を重視して除去すべき食物を選択する。

2. 交差性に注意して除去食を選択する

IgEによるアレルギー反応もリンパ球によるアレルギー反応も，アレルゲンとなるタンパク質を構成するアミノ酸配列に対して反応する。そのアミノ酸配列に類似した構造をもつ食物タンパク質であれば，体内の免疫反応においてはIgEもリンパ球も区別がつかずに同じように反応してしまう。つまり，原因食物と類似したタンパク質構造をもつ食物にもアレルギー反応が起こる。このことを交差性，または交差反応と呼ぶ。

食物間の交差性はよく知られており，例えば，ヒトのピーナッツアレルギーでは，ピーナッツ以外のマメ科植物にも反応することがあるため，患者はマメ科全体を食べることができなくなる。イヌにおけるアレルゲンの交差性についてはほとんど報告がないが，牛製品－羊肉や卵－鶏肉間での交差性が示唆される[2]。よって，交差性を考える

食物アレルギーの除去食療法 7

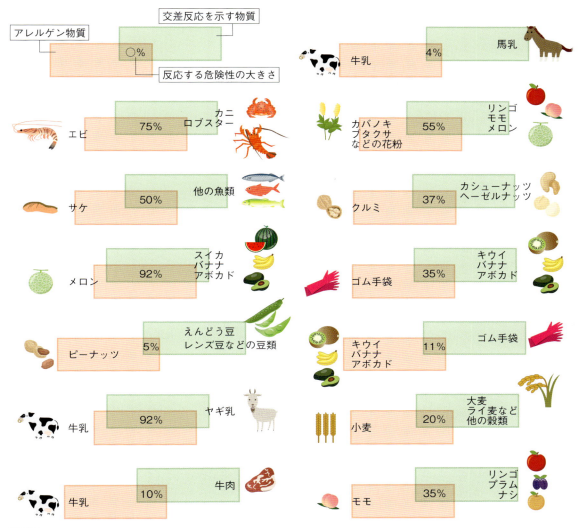

図2 ヒトの食物アレルギーにおけるIgEの交差反応
類似した食物にIgEは反応してしまう。その反応の仕方も食物ごとに異なる。
参考文献3を参考に作成

場合はヒトの報告を参考にして（**図2**）[3]，交差性を示す可能性のある食物をできる限り除外するのがよい。

3．主原料を肉類，魚類，野菜類に分けて考える

　獣医師は除去食を選択する際，アレルギー検査で検出された個々の食物の交差性を考慮しながら，安全な原材料を吟味しなければならない。し
かし，個々の食物についてこの作業を行うことは獣医師および飼い主にとって大変な負担となる。特に交差性は一見問題ないとみえる食物に反応する場合もあるため，個々の食物で厳密に交差性を回避することは難しい。そこで，食物タンパク質源を大きく3つに分類して考えると，その作業が簡単になる。具体的には，食物タンパク質源を肉類，魚類，野菜類に分けて考え，アレルギー反応が検出された食物を含まない分類の原材料を使用した除去食を選択するとよい（**図3**）。分類が異

217

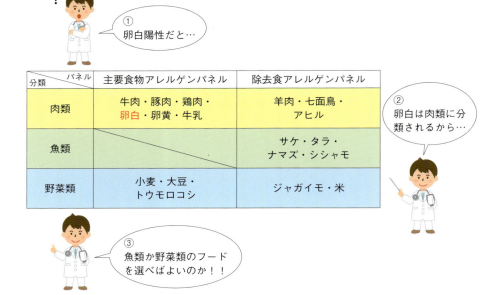

図3 検査項目の食物を肉類，魚類，野菜類の3つに分類して除去食を考える

なれば，食物のアレルゲンタンパク質の種類が大きく異なり，その構造も全く別のものである可能性が高い．そのため，アレルゲンタンパク質の交差性の可能性が非常に低くなり，必然的に安全な除去食選択ができる．

分類は，肉類（牛肉，豚肉，鶏肉，羊肉，七面鳥，アヒル，卵白，卵黄，牛乳），魚類（サケ，タラ，ナマズ，シシャモ），野菜類（小麦，大豆，トウモロコシ，ジャガイモ，米）の3つとし，例えば，卵白がIgE検査（100 ng/mL以上）あるいはリンパ球反応検査（1.2%以上）で検出された場合には，卵白は肉類に含まれるため，肉類に属する食物すべてを避けるようにする．すなわち，除去食は魚類か野菜類を選ぶようにする（図3）．この方法は交差性を加味して除去すべき食物を広く回避することが目的であるため，たとえアヒルが検査で陰性であったとしてもアヒルは卵白と同じ肉類に分類されるため，除去食に使用しない方がよいと判断する．

4. 除去食フード

4-1. ホームメード vs 既製品

そして次に，選択した分類の食物を原材料に使用している除去食製品を選択する．ホームメード食は除去食としては正確に管理できるが，自宅で飼い主が毎回準備するという手間がかかり除去食療法が長続きしないこと，そしてどうしても栄養面での偏りが出てしまうことから，あまり積極的に勧めることができない．一方，すでに除去食フードとして製品化されているものなら，給与も簡単であり，栄養の偏りの心配もなく，長期間給与でも問題が起きない．そのため，安心して長期間給与できる．

この方法では，主原料の食物タンパク質が1種類に限定されている除去食製品の方が選びやすい．数種類の食物タンパク質が主原料として含まれる製品は，分類を超えて肉類，魚類，野菜類にまたがって原材料がいくつか組み合わされていることが多く，上記の分類に基づいた除去食選択法が取れないためである．そしてさらに可能であれ

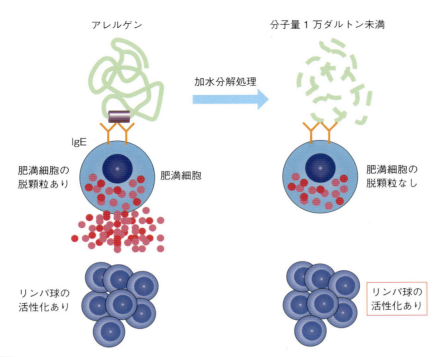

図4 加水分解処理
加水分解タンパク質はその立体構造が失われるため，立体構造を認識する IgE の架橋を起こさず，肥満細胞の脱顆粒につながらない．しかし，加水分解タンパク質はリンパ球には認識されるため，リンパ球が反応する場合には加水分解タンパク質を除去食に用いることは賢明ではない．

ば，副原料についてもチェックし，あまりその種類や数が多くない製品がよいであろう．また，単一のタンパク質による除去食であれば，おやつや投薬時にそのタンパク質源と同一の食材を使うことも可能であり，除去食療法中の飼い主のストレスを緩和できる．例えば，鶏肉を食べてよいと判断された症例では，鶏肉が単一タンパク質として使用されている除去食製品を選択した上で，茹でたササミをおやつや投薬時の嗜好性を高める手段として使用してかまわない．

5. 加水分解タンパク質の意義と特性を理解する

タンパク質の構造は，アミノ酸が連なった一次構造（ペプチド）が折れ曲がったり，らせん構造をとることで最終的に立体構造を形成する．この

アミノ酸同士を結合するペプチド結合が破壊されると，アレルゲンタンパク質は立体構造が壊れ，ペプチドに分解される．IgE はアレルゲンタンパク質の立体構造を認識することが多いため，ペプチドに分解されて一次構造になってしまうと結合できなくなる（**図4**）．この現象を利用して，加水分解タンパク質を用いた除去食製品が開発され，アレルギー用の除去食として臨床現場で利用されるようになった．

5-1. 加水分解タンパク質によるアレルギー防止の限界

加水分解タンパク質によるアレルギー反応の防止には限界があることはあまり気付かれていない．IgE は組織中の肥満細胞の表面の IgE 受容体によって結合しており，1分子のアレルゲンが2分子の IgE に結合することにより（これを IgE の

Chapter Ⅲ 臨床編

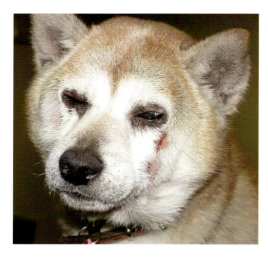

図5 牛乳アレルギーを認めた症例
ヒトの乳幼児用の加水分解ミルク（分子量800ダルトン未満）に反応して症状を悪化させた牛乳アレルギーのイヌの症例。加水分解ミルク給与の数時間後に全身の膨疹と顔面の瘙痒を呈した。頬部の傷は後足で引っ掻いたことによってできた。

架橋と呼ぶ）肥満細胞内にシグナルが伝達され、最終的に肥満細胞が脱顆粒することにより、顆粒内のヒスタミンが組織に放出され、痒みや炎症を引き起こす。2分子のIgEが架橋するためにはアレルゲン分子にはある程度の大きさが必要で、その分子量は1万ダルトン以上でなければならない。加水分解によってアレルゲンの分子量が1万ダルトン未満になるとIgEの架橋が起こらず、よって肥満細胞の脱顆粒も起きなくなり、IgEによるアレルギー反応を防ぐことができる。そのため、たとえある食物にIgEが検出された場合であっても、その食物が加水分解処理されたものを給与すれば理論上はIgEによる過敏症反応は起こらない（図4）。

具体的には、大豆タンパク質を感作した実験犬において、大豆由来タンパク質の加水分解物を給与したところ反応しなかった[8]。また、鶏肉に対してアレルギーをもつ症例犬に加水分解した鶏肉を給与したところ、臨床症状の大きな改善がみられた[7]。現在市販されている加水分解タンパク質を用いた除去食製品においては、タンパク質のほとんどが1,000〜3,000ダルトン以下となっているため、そのタンパク質に対してIgEが上昇した食物アレルギーの症例においては、加水分解タンパク質は有効である。

しかし、リンパ球（ヘルパーT細胞）が認識する部位はIgEのそれよりもさらに小さいことが分かっており[4]、その分子量が1,000ダルトン未満の場合もあり得る。したがって、リンパ球が反応している場合にはその原因食物タンパク質の加水分解物に対してもリンパ球は反応するため（図4）、除去食としての効果を得ることは期待できない。実際に筆者は加水分解ミルクタンパク質（分子量800ダルトン未満）に反応して症状を悪化させた牛乳アレルギーの症例犬を経験した（図5）。よって、リンパ球反応がみられた場合には安易に加水分解タンパク質食を給与するのではなく、加水分解タンパク質の原料に着目し、前述の分類に当てはめて除去食を選択しなければならない。

6. 副原料への注意

除去食製品の主原料はタンパク質源であるが、副原料として油脂やスターチなどが使用されている。これらの精製過程においてはタンパク質が残留している可能性があり、すべての症例が当てはまるわけではないものの、その残留タンパク質に対してアレルギー反応が起こる可能性があるため、副原料についても注意したい。副原料によるヒトの食物アレルギーの発症の危険性については、消費者庁の「アレルギー物質を含む食品に関

する表示指導要領」にその注意点がよくまとめられている。

6-1. 油脂

　油中のタンパク質残留は比較的多いことがよく知られている[1,6]。アレルギーの発症閾値，すなわち，どの程度のアレルゲンタンパク質を摂取するとアレルギーを発症するのかが症例によって異なるため，微量の残留タンパク質であっても反応する場合がある。油中の残留アレルゲンタンパク質にどれほどの症例が反応するとは明言できないが，経験的には，例えば大豆アレルギーで皮膚症状を示すアトピー性皮膚炎のイヌでは，その1割程度が反応するのではないかと筆者は考えている。実際の臨床現場においても，大豆にアレルギー反応が検出されたアトピー性皮膚炎のイヌにおいて，大豆油を含む除去食の摂食によりアレルギー症状が発症することがあるといわれている。

6-2. スターチ，でんぷん

　油脂以外にアレルゲンタンパク質が残留する副原料として，スターチやでんぷんが挙げられる。コーンスターチはトウモロコシから抽出した糖類で，残留アレルゲンタンパク質は非常に微量であると考えられる。例えば，トウモロコシに対するIgE が上昇した自然発症食物アレルギー（皮膚症状）をもつ実験犬にコーンスターチを含む除去食を給与しても発症しなかった[5]。この実験犬はコーンスターチには反応しなかったが，粗挽きトウモロコシを1頭当たり2 g（400 mg/kg/day）の量で，しかも5日間連続給与しなければ皮膚症状を起こさないことが分かっており，除去食の副原料に使用されているほどの量のコーンスターチでは，たとえ微量のトウモロコシ由来タンパク質が残留していてもトウモロコシアレルギーの発症には至らないといえる。このように，スターチやでんぷんについては，残留アレルゲンタンパク質によりアレルギー症状が惹起される懸念は油よりも低いのであろう。

6-3. その他

　副原料として，油脂やスターチのほか，嗜好性を高めるために様々なエキスが除去食製品に使用されている場合があり，個々の材料でどの程度のアレルゲンタンパク質の残留があるかは分からない。

　発症する危険性があるものを看過して除去食療法を開始した場合，その効果が得られなかったときの代償は時間的にもコスト的にも小さくない。そのため，除去食療法の開始当初は最大限に注意を払い，できる限りこのような副原料も使用していない製品を選ぶ方が賢明である。食物アレルギーでは，いったん症状が治まってしまえば，様々なものを食べさせてアレルギー発症を確認することができるようになる。特に，消化器症状を呈する食物アレルギーの場合，微量の残留であっても大量に摂取した食物と発症臓器が接触するため，皮膚症状の症例よりも注意しておいた方が安全であろう。

7. 検査結果の注意点

　除去食療法の選択はリンパ球反応検査の結果を基軸として考えると，その成功率が高くなる。これは，イヌの食物アレルギーにおいてリンパ球によるIV型過敏症が関与する割合が高いこと，そして，前述のように加水分解タンパク質に対してもリンパ球は反応するためである〔例えばリンパ球が鳥系タンパク質（鶏肉，アヒル，七面鳥，卵など）に反応する場合には，鳥系タンパク質の加水分解タンパク質食は効果を出さない場合が多い〕。最初からすべての検査を実施すると検査費用もかかるが，少なくともリンパ球反応検査を実施しておくと，後々診療で「遠回り」をしなくて済む。

　リンパ球反応検査では，基本的には1.2％以上を示した食物はアレルギー症状に直結するアレルギー反応が起こる可能性があるとしている。しかし，このような細胞の検査は厳密な数値による境

Chapter III 臨床編

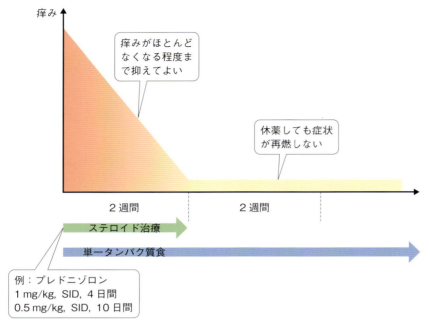

図6 皮膚症状を呈する食物アレルギーにおける1カ月間の除去食療法
開始後2週間はプレドニゾロンを使って症状を抑え，その後の2週間は除去食（単一タンパク質食）だけで様子をみる。きちんと除去食管理がされていれば，1カ月目には症状は再燃しないはずである。消化器症状を呈する場合には，1カ月も必要としない。便の状態はすぐに除去食の効果が反映されるため（下痢や軟便が良化する），除去食に変更後2，3日間の便の状態をみれば除去食の効果が得られたかどうかが分かる。

界設定がそもそもそぐわない場合がある。つまり，検体中の細胞の状況によっては，本来1.2%以上の反応が出るものであっても若干低下した値として検出される場合がある。例えば，ステロイドやシクロスポリン，オクラシチニブのようにリンパ球の活性化に影響を及ぼす薬剤を投薬した場合，たとえ休薬期間を通常の薬剤で推奨される2週間以上設けたとしても，リンパ球の活性化がまだ十分に戻りきっていない場合がある。さらにいえば，採血から培養開始までの時間や検体の保存状況によっても，そして採血のタイミングによっても（例，絶食でアレルゲン暴露がない状態や血中リンパ球の日内変動の影響など）リンパ球の活性化が多少低くなることがある。

そこで，そのような場合，つまり本来高い値が得られるはずの検体で思ったよりも高い値が検出されなかった場合には，陰性域の値にも注意した方がよい。経験的にはそのような場合，検査値が0.4〜0.6%以上の食物はアレルギーの可能性があるとして，それらを除去した除去食療法を実施すると成功率が高まると感じている。そして，0.4%未満の値しか検出されなかった場合には，検査センターに直接問い合わせてみるのがよい。

8. 除去食療法の実際

使用する除去食を選択したら除去食療法を開始する。除去食試験の場合，食物アレルギーによる皮膚症状が改善するまでに8週間以上の給与が必要であると考えられてきたが，筆者が推薦する方法は，Dr. Thierry Olivry（ノースカロライナ州立大学）が行っている除去食試験を模したものである。

8-1. Dr. Thierry Olivry の提案する除去食療法 （皮膚症状を呈する食物アレルギー）

　除去食療法の最初の2週間は，プレドニゾロン1 mg/kg/day を3，4日間，その後0.5 mg/day を10日間程度処方し，現状の痒みを抑えてしまう（痒みを抑えるためにオクラシチニブも使用してよい）。そしてその後，休薬して2週間，症状が再燃しないかを確認して除去食療法完了とする（**図6**）。こうすることで1カ月間で除去食療法がうまくいっているかどうかを判定することができる。この方法であれば，従来の除去食試験の際によく行われたような，エリザベスカラーを装着して痒みを我慢させる必要もなく，罹患犬にとって非常に楽な治療法となり，イヌだけでなく，飼い主にとってもストレスがかからないため受け入れやすいであろう。

8-2. 除去食療法がうまくいかないときに確認すべきこと

　もし後半の2週間で症状が再燃した場合には，自宅での除去食管理が厳密でない可能性があるため，飼い主には除去食以外のものを全く摂取していないかをよく聴取する必要がある。例えば，拾い食いや盗み食いをしていたり，飼い主がおやつは別と考えて与えていたり，投薬に際して除去食以外の食材を使用していたり，肉類のアレルギーをもっているにもかかわらず本革製品に触れていたり，あるいは家族全員での除去食管理が徹底しておらず誰かが除去食以外の食物を与えていたりすることがある。筆者の経験で最も多いケースは，飼い主が「少しだけなら大丈夫」と勝手に解釈して除去食以外の食べ物を与えている場合である。おやつを何か与えたい場合には，除去食に使用されている単一タンパク質を別途与えるとよい（例，サーモンの単一タンパク質の除去食製品を使用している場合，サーモンの刺身など）。

　このように，除去食効果が得られないときに安易に除去食を変更せず，まず獣医師が把握することが難しい飼育環境について今一度チェックすることが肝要である。

8-3. 消化器症状を呈する食物アレルギー

　上記は皮膚症状を呈する食物アレルギーの除去食療法の実施についてであるが，消化器症状を呈する食物アレルギーの場合，この期間は短くてよい。糞便の状態は摂取する食物によって大きく変化するため，除去食療法が奏功しているかどうかは2，3日の除去食給与で判断することができる。たとえ，この期間にステロイドやシクロスポリンなど免疫抑制薬を使用していても，糞便の状態は正常便ではないはずであり（多くの場合，軟便でコントロールされている），その便の状態の変化は飼い主や獣医師にとって容易に把握できるであろう。

> **まとめ**
>
> 　本稿では食物アレルギーの除去食の選択方法について詳述した。除去食療法はその効果をみるために飼い主の協力が不可欠であり，かつ，ある程度の日数が必要であるため，はじめにできるだけ厳密な除去食を選択する方が賢明である。本稿で述べた，交差性，食物分類，加水分解タンパク質の特性，副原料への注意を考慮して除去食を選択し，そして1カ月間の除去食療法を実施することによって，除去食療法の実施が簡便となり，その成功率は必然的に高くなるであろう。

Chapter III 臨床編

［参考文献］

1) Awazuhara H, Kawai H, Baba M, Matsui T, et al. Antigenicity of the proteins in soy lecithin and soy oil in soybean allergy. *Clin Exp Allergy* 28, 1998, 1559-1564.

2) Jeffers JG, Meyer EK, Sosis EJ. Responses of dogs with food allergies to single-ingredient dietary provocation. *J Am Vet Med Assoc* 209, 1996, 608-611.

3) Sicherer SH. Clinical implications of cross-reactive food allergens. *J Allergy Clin Immunol* 108, 2001, 881-890.

4) Masuda K, Sakaguchi M, Saito S, Yasueda H, et al. Identification of peptides containing T-cell epitopes of Japanese cedar (*Cryptomeria japonica*) pollen allergen (Cry j 1) in dogs. *Vet Immunol Immunopathol* 102, 2004, 45-52.

5) Olivry T, Kurata K, Paps JS, Masuda K. A blinded randomized controlled trial evaluating the usefulness of a novel diet (aminoprotect care) in dogs with spontaneous food allergy. *J Vet Med Sci* 69, 2007, 1025-1031.

6) Porras O, Carlsson B, Fallstrom SP, Hanson LA. Detection of soy protein in soy lecithin, margarine and, occasionally, soy oil. *Int Arch Allergy Appl Immunol* 78, 1985, 30-32.

7) Ricci R, Hammerberg B, Paps J, Contiero B, et al. A comparison of the clinical manifestations of feeding whole and hydrolysed chicken to dogs with hypersensitivity to the native protein. *Vet Dermatol* 21, 2010, 358-366.

8) Serra M, Brazis P, Fondati A, Puigdemont A. Assessment of IgE binding to native and hydrolyzed soy protein in serum obtained from dogs with experimentally induced soy protein hypersensitivity. *Am J Vet Res* 67, 2006, 1895-1900.

（増田健一）

Chapter Ⅲ　臨床編

8 アナフィラキシー

犬アトピー性皮膚炎，食物アレルギー以外の特殊なアレルギー性疾患のひとつとして，アナフィラキシーが挙げられる。これまでに述べたアレルギー性疾患が，慢性的かつ特定の臓器（皮膚，消化器など）においてのみ発生するのに対し，アナフィラキシーは急性かつ一過性の全身性アレルギー反応である。そのため，それだけで短時間のうちに死に至ることもあり，救急疾患として臨床家が認識しておくべきアレルギー性疾患である。

1. アナフィラキシーの発生

アナフィラキシーはイヌを用いた毒素の研究によって1902年に初めて認識され，その研究成果でCharles R. Richetは1913年にノーベル賞を受賞している[1]。それ以来，数多くの動物種においてアナフィラキシーが報告されているが，イヌ・ネコにおける詳細なメカニズムの解析，疫学調査についてあまり進展は認められず，本稿でもヒトおよびマウスより報告されていることで補足しながら話を進めることとする。

ヒトにおけるアナフィラキシーの発生率は，様々な報告があるものの，米国においては一般的に約1～3％である。この中で実際に死に至る例は，報告により異なるが，0.1％以下とそれほど多くはない。しかし，アナフィラキシーは発症から短時間で死に至る可能性があるため注意が必要

となる[2]。小動物領域においても同様に症例報告が多くあるものの，その正確な発生率は定かではない。

2. アナフィラキシーの原因

アナフィラキシーの原因として，ヒトにおいては，食物（ピーナッツなど）によるものが61％，ハチの刺傷によるものが20.4％，薬剤によるものが8.3％の割合で挙げられ，そのほか手術用などのラテックスグローブのラテックスによるものなどが有名である[2]。読者の中には，ペニシリン系薬剤を注射される際に，事前の少量投与によるテストを受けたことを思い出される方もいると思う。小動物においても**表1**に示すように様々なものに対するアナフィラキシーの報告はあるものの，個別に発生頻度などを詳細に検討した報告はなく，獣医師としては常にこれらすべての可能性を考慮しておく必要があるといえる。

2-1. 薬剤

アナフィラキシーの原因となる抗原は，一般的には抗原性を十分に有するようなタンパク質であるが，**表1**からも分かるように実際には，その原因はタンパク質だけではなく低分子量の薬剤まで様々である。低分子量の薬剤などは，タンパク質にくらべてかなり分子量は小さいが，ハプテンと

Chapter Ⅲ 臨床編

表1 小動物においてアナフィラキシーの原因となり得るもの

参考文献9より引用・改変

IgE 介在性アナフィラキシー を起こすもの		非 IgE 介在性アナフィラキシー を起こすもの
毒	**抗菌薬**	**NSAIDs**
膜翅目（ハチ，アリ） クモ トカゲ ヘビ	ペニシリン クロラムフェニコール リンコマイシン ゲンタマイシン テトラサイクリン スルホンアミド セファロスポリン ポリミキシン B	アスピリン イブプロフェン
		麻酔薬および鎮静薬
食事		アセプロマジン ケタミン バルビツレート リドカインや他の局所麻酔薬 麻酔 ジアゼパム
牛乳 卵白 甲殻類 豆科類 フルーツ（かんきつ類） チョコレート 穀物		
	その他	
	血液製剤※ L–アスパラギナーゼ ワクチン アレルゲン抽出物 酵素 （キモトリプシン, トリプシン）	**その他**
ホルモン		ヨード系造影剤 デキストランとゼラチン ドキソルビシン
インスリン コルチコトロピン バソプレシン 副甲状腺ホルモン ベタメタゾン トリアムシノロン		

※血液製剤は非 IgE 介在性アナフィラキシーを起こすこともある。

して作用し，体組織のタンパク質と結合してから抗原性を獲得するものも存在する。この中で小動物において臨床上，比較的多く認められるものは，ワクチン投与によるもの[3,4]，抗がん薬投与によるもの[5]，昆虫の刺傷によるもの[6]であると思われる。中でもワクチン投与によるものは報告が比較的多く詳細に検討されているため，「Chapter Ⅲ-9. イヌのワクチン接種後アレルギー反応」において詳しく述べる。

2-1-1. 抗がん薬

抗がん薬によるアナフィラキシーとして有名なものは，L–アスパラギナーゼおよびドキソルビシンによるものがある。L–アスパラギナーゼは，細菌由来のポリペプチドであるため免疫原と

なり得る多数の抗原部位をもっており，アナフィラキシー反応を比較的起こしやすい抗がん薬として知られている。そのためアナフィラキシーを避けるために静脈注射ではなく，皮下注射または筋肉内注射で用いられる。また，L–アスパラギナーゼによるアナフィラキシー反応は，通常では投与後60分以内に認められるため，その期間は病院内で動物の状態を観察する方が望ましい。この反応はIgE 介在性アナフィラキシーによるものであるため，2回目以降の投与において問題になることが一般的である。一度アナフィラキシーが生じた場合は，それ以降は投与を行わないのが望ましいが，ジフェンヒドラミン3〜4 mg/kg（筋肉内注射）およびデキサメタゾン0.5〜

1.0 mg/kg（静脈内注射）を 15〜20 分前に処置した上で投与することも可能とされる[5]（ただしこれらの用量，用いるステロイドの種類は文献により異なる）。

一方，ドキソルビシンによるアナフィラキシーは，投与中に起こることが多い。さらに，このアナフィラキシーは免疫介在性ではなく，ドキソルビシンそのものによる肥満細胞からの脱顆粒促進によるものであるため，緩徐に投与したり，ジフェンヒドラミンとデキサメタゾンを前投与することによって反応を最小限に抑えることも可能である。症状としては，瘙痒，顔面の浮腫，膨疹，皮膚の紅斑，頭部の振戦，嘔吐，落ち着きのなさ，呼吸困難などが認められ，その場合は投与をいったん中止し，ジフェンヒドラミンとデキサメタゾンを投与した後，流速を下げて投与を再開する[5]。

2-2. 昆虫刺傷

日本における発生頻度は不明であるが，昆虫刺傷によるアナフィラキシーも認められる。**表1**にも挙げてあるとおり，ハチ，アリ，クモなどの刺傷によってアナフィラキシーを生じる可能性がある。しかし，その多くは気付かれずに処置なしで消失するため，臨床例としてそれらに遭遇することはそれほど多くないと思われる[6]。

3. アナフィラキシーの危険因子

アナフィラキシーの危険因子として，ヒトにおいては様々なものが知られている[2]。例えば，①子供より大人の方が多いこと，②抗原に感作されたのが比較的最近であること，③アトピー，全身性肥満細胞血症，喘息などの基礎疾患があること，④慢性的に抗原に暴露されていること，などである。小動物においてはこれらの危険因子について検討されていないが，理論的にはヒトにおけるものをイヌやネコに外挿できると思われる。また，経口投与されたものより非経口投与（注射投与）されたものの方が，アナフィラキシーの頻度と重症度を増加させるといわれているため，獣医師はそのことも十分に考慮する必要がある。

4. アナフィラキシーの病態とメカニズム

アナフィラキシーはその迅速かつ致死的な病態の性質ゆえ，小動物およびヒトにおいてそのメカニズムについてはあまり検討されておらず，げっ歯類を用いた研究結果が外挿されているのが現実である。現在のところ，アナフィラキシーが起こるメカニズムとして，古くから知られている IgE 介在性の（古典的）アナフィラキシー反応（anaphylactic reaction）と，非 IgE 介在性のアナフィラキシー様反応（anaphylactoid reaction）とに分類されている（**図1**）[2,8]。

4-1. アナフィラキシー反応

アナフィラキシー反応は，犬アトピー性皮膚炎と同様，Ⅰ型過敏症に分類されるアレルギー反応である。何らかの抗原に感作されることにより形質細胞から IgE が産生されると，IgE は組織中の肥満細胞や循環血液中の好塩基球上の $Fc\varepsilon$ 受容体Ⅰ型（$Fc\varepsilon R$ Ⅰ）に結合して感作状態となる。体内に再度同じ抗原が侵入した際に，抗原が肥満細胞上の IgE を架橋すると，**図2**に示すように主に3つの経路をとおして様々な物質を放出する[2]。

4-1-1. 脱顆粒

第1の経路は，ミオシンのリン酸化により肥満細胞の脱顆粒を起こす経路である。

抗原によって IgE が架橋されると，その受容体である $Fc\varepsilon R$ Ⅰ の β 鎖および γ 鎖の細胞内分子によるリン酸化が起こり，細胞質内情報伝達分子のリン酸化をとおして，ホスホリパーゼ C（$PLC\gamma$）のリン酸化が生じる。活性化した $PLC\gamma$ によって生じたジアシルグリセロール（DAG）とイノシトール3リン酸（IP_3）により，それぞれプロテインキナーゼ C（PKC）の活性化および小胞体からの Ca^{2+} の細胞質内への流入が生じる。活

Chapter Ⅲ 臨床編

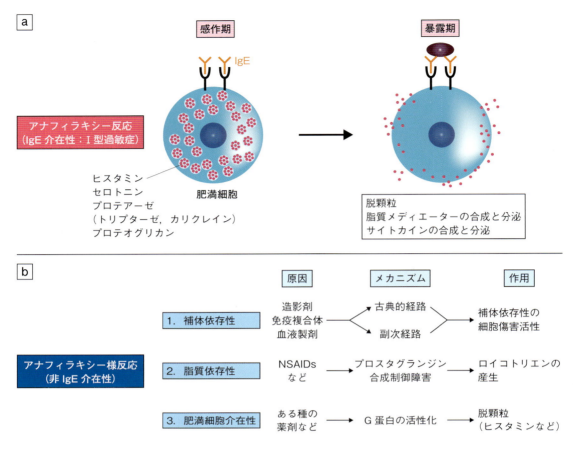

図1 アナフィラキシー反応とアナフィラキシー様反応[2,8]

a：アナフィラキシー反応は，抗原（アレルゲン）特異的に産生されたIgEが肥満細胞のFcε受容体に結合して感作が成立する（感作期）。次に同じ抗原が体内に侵入した際に，肥満細胞上のIgEを架橋することにより（暴露期），図2に示すような反応を生じる。

b：アナフィラキシー様反応は，IgEを介さない（非IgE介在性）アナフィラキシーとして知られており，詳細は不明であるが，主に補体依存性の反応，脂質メディエーター依存性の反応，肥満細胞から直接脱顆粒させる反応に分類される。

性化したPKCは，細胞内フィラメントに存在するミオシンをリン酸化し，それによって肥満細胞中の顆粒は細胞表面へと移動し，顆粒内に存在するヒスタミン，セロトニン，プロテアーゼ，プロテオグリカンなどが放出される。この反応はすでに存在する物質を外部へ放出するだけの反応であるため，数秒〜数分の間に起こる非常に迅速な反応である。

4-1-2. エイコサノイドの合成と分泌

第2の経路は，FcεRⅠの活性化からエイコサノイド（脂質メディエーター）の合成を促進する経路である。活性化したFcεRⅠは，細胞質内へのCa^{2+}の流入およびmitogen-activated protein（MAP）キナーゼの活性化をとおしてホスホリパーゼA$_2$（PLA$_2$）を活性化し，膜リン脂質からアラキドン酸を産生する。さらにアラキドン酸からシクロオキシゲナーゼ経路をとおして，プロスタグランジン，プロスタサイクリン，トロンボキサンが，リポオキシゲナーゼ経路をとおしてロイコトリエンが産生される。これらの反応はエイコサノイドの合成過程を伴うため，脱顆粒ほど迅速ではないが，通常数分程度で認められる。

アナフィラキシー 8

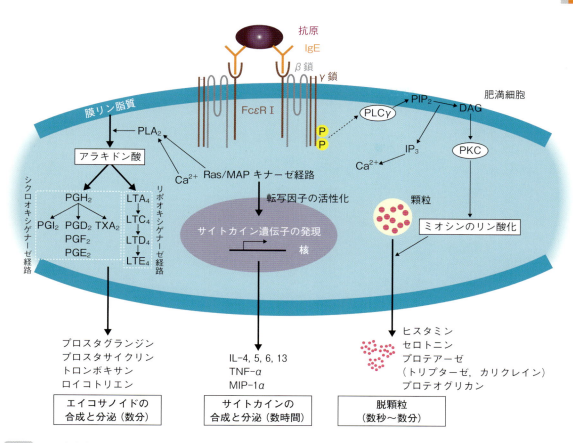

図2　IgE 介在性アナフィラキシー反応の分子メカニズム

第1の経路：抗原が FcεRI 上の IgE に結合し架橋すると，β鎖およびγ鎖がリン酸化され（P），細胞質内情報伝達分子を次々に活性化する．それによって活性化された PLCγ は，PIP₂ を IP₃ と DAG に分解し，DAG は PKC を活性化することによってミオシンをリン酸化し，顆粒を細胞膜へと接近させる．それによって脱顆粒が生じる．

第2の経路：一方，細胞質内情報伝達分子はほかにも MAP キナーゼの経路を活性化し，IP₃ の作用によって増加した細胞内 Ca²⁺ とともに，PLA₂ によって膜リン脂質よりアラキドン酸を産生し，シクロオキシゲナーゼまたはリポオキシゲナーゼ経路によってプロスタグランジン，ロイコトリエンなどを産生する．

第3の経路：MAP キナーゼの経路はほかにも，NF-AT や NF-κB，AP-1 といった転写因子を活性化することによってサイトカイン遺伝子の発現を増強する．

FcεRI：Fcε 受容体 I 型
PLCγ：ホスホリパーゼ Cγ
PIP₂：ホスファチジルイノシトール2リン酸
DAG：ジアシルグリセロール
IP₃：イノシトール3リン酸
PKC：プロテインキナーゼ C
MAP：mitogen-activated protein
PLA₂：ホスホリパーゼ A₂
NF-AT：活性化 T 細胞核内因子
NF-κB：核内因子 κB
AP-1：activator protein1
TNF-α：腫瘍壊死因子 α
MIP-1α：macrophage inflammatory protein1α

4-1-3. サイトカインの合成と分泌

　第3の経路は，活性化された細胞質内情報伝達分子により NF-AT や NF-κB，AP-1 といった転写因子が活性化され，サイトカインやケモカイン遺伝子の発現を増強する経路である．それによって産生された IL-4，IL-5，IL-6，IL-13，

TNF-α，MIP-1α は炎症反応を惹起するとともに好酸球の産生や活性化，Th2 細胞の分化を促進する。この反応は犬アトピー性皮膚炎における遅発相に相当し，遺伝子発現を伴うため通常数時間以上（6〜12時間後）かかる。しかしながらアトピー性皮膚炎の場合とは異なり，アナフィラキシーにおいてはこれらの反応は重要視されていない。

　こうして肥満細胞より放出された顆粒内のケミカルメディエーター，脂質メディエーター，サイトカインなどそれぞれの作用によってアナフィラキシーの病態が発生する。特に，ヒスタミン，プロテアーゼ，TNF，アラキドン酸の代謝物といった血管作動性物質の放出をとおして，血管透過性の亢進，血管拡張，気管支収縮，腸管運動亢進，炎症，組織傷害などが起こる。これらのメディエーターのうちどれが重要であるのかは，小動物においてはあまり調べられてはいないが，イヌにおいては，ヒスタミン，プロスタグランジン，ロイコトリエンが，ネコにおいてはヒスタミンとロイコトリエンが主要なものであると考えられている。

4-2. アナフィラキシー様反応
　一方，アナフィラキシー様反応は，アナフィラキシー反応とは異なり，IgE を介さないアナフィラキシーとして知られている。いくつかのメカニズムが提唱されているが，未だ不明な点が多く，特にヒトおよび小動物においてその詳細は明らかとなっていない。物質によっては補体を容易に活性化してしまうことで起こる補体依存性細胞傷害活性により，血管透過性の亢進，平滑筋の収縮，皮膚の肥満細胞からのヒスタミンの放出を引き起こす。また，NSAIDs などは直接プロスタグランジンの合成制御を撹乱することにより，ロイコトリエンの放出を促し，アナフィラキシーを起こす可能性が示唆されている。また，肥満細胞が直接活性化されることによって脱顆粒が起こる経路と

して，肥満細胞上の G 蛋白受容体が化学物質などを認識して脱顆粒を起こし，顆粒内のヒスタミンなどを放出するメカニズムが知られている。この場合，エイコサノイドの合成やサイトカイン合成を伴わず，また IgE を介さないため，過去に暴露歴がない場合でも起こり得る反応である[2]。

　しかし，メカニズムにかかわらず，最終的には肥満細胞より産生されたケミカルメディエーター，脂質メディエーター，サイトカインを介した血管拡張，血管透過性の亢進が臨床症状の原因となるため，実際には両者とも同様の臨床症状を呈し，治療も同等に行う必要がある。

5. アナフィラキシーの臨床症状

　アナフィラキシーの際に認められる臨床症状は，前述したような一次性メディエーター（ヒスタミンやセロトニンなど）の作用と，二次性メディエーター（プロスタグランジンやトロンボキサンなど）の作用の両方によって急性の反応が生じる。表2 に示すように，各メディエーターが引き起こす臨床症状としては血管拡張，血管透過性の亢進が最も多く，そのほか気管支収縮などが認められるが，これまでの報告によると傷害される主要な臓器が動物種により異なることが知られている。これは，平滑筋の部位，メディエーターに対する脱顆粒の率と反応性などによることが推察されている[9,10]。

　アナフィラキシーではヒト，ネコを含めた多くの動物において影響を受ける主要な臓器は肺であるのに対し，イヌの場合は影響を受ける主要な臓器は肝臓と消化管である。そのため，初期の臨床症状として，肝静脈のうっ血（図3）と門脈高血圧による興奮，嘔吐，排便（下痢）が主に認められる。反応が進行すると，筋の虚弱や呼吸不全によって虚脱し，治療しない場合，1時間以内に死に至る。これらの症状は，平滑筋の収縮と肝臓の腫大による肝静脈のうっ血によって起こり，現に肝臓と腸には全身の血液の約60%が集まるとい

表2 アナフィラキシーに関与するメディエーター[2,8]

メディエーターの種類		
一次性		
神経伝達物質	ヒスタミン セロトニン	血管透過性の亢進，気管支・平滑筋の収縮， 血管拡張，粘液産生亢進
神経プロテアーゼ	トリプターゼ キマーゼ	組織傷害，キニン産生，補体の活性化，DICの開始 アンジオテンシンIからアンジオテンシンIIへの 変換，表皮基底膜の傷害，粘液産生
プロテオグリカン	ヘパリン	抗凝固，蕁麻疹，免疫調整
二次性（脂質メディエーター）		
プロスタグランジン類	プロスタグランジン D_2	気管支収縮，血管透過性の亢進，肺血管収縮， 末梢血管拡張
	トロンボキサン A_2	血小板凝集亢進，平滑筋収縮
ロイコトリエン類	ロイコトリエン D_4	気管支収縮，血管透過性の亢進，血管拡張， 白血球の遊走増加
血小板活性化因子（PAF）		血小板凝集，血小板隔離，血小板のトロンボキサ ン産生亢進，血管透過性亢進， 血管収縮，気管支収縮
二次性（サイトカイン）		
IL-4，IL-13		Th2型サイトカイン（B細胞をIgE産生へと促す）
IL-5		好酸球の産生と活性化
IL-6，TNF-α		炎症性サイトカイン
MIP-1α		炎症反応，遅発相促進

われている。このような門脈高血圧，内臓のうっ血が亢進して，さらには全身循環，心拍出量，動脈圧の減少が起こる。また，アナフィラキシーのイヌに関する最近の報告では，ALTの上昇，胆嚢壁の肥厚を伴う超音波画像所見の異常などが記されている[11]。

一方，ネコの場合は影響を受ける主な臓器が肺であるため，アナフィラキシーで認められる症状は，呼吸困難，流涎，嘔吐，協調不全などである。呼吸困難は，咽頭の浮腫や気管支収縮，肺気腫，肺出血，声門の浮腫などによって生じる。

5-1. 局所的なアナフィラキシー：
血管神経性浮腫，蕁麻疹

しかし，前述のような全身性のアナフィラキシーの症状は日常診療において頻繁に認められるわけではなく，我々が多く目にするのは，アナフィラキシーの一症状としての血管神経性浮腫（血管性浮腫）あるいは蕁麻疹である。これらは，皮膚だけに生じる急性局所性反応であり，全身性アナフィラキシーの軽度なものとして捉えられており，これらが単独で生じることもあれば，全身性アナフィラキシーの初期症状として認められることもある。小動物領域におけるこれら局所的なアナフィラキシーの発生頻度は全身性アナフィラキシー同様に報告はないが，ヒトにおいて

Chapter III 臨床編

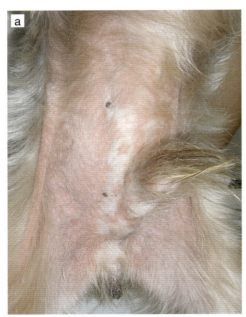
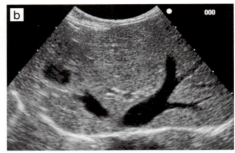
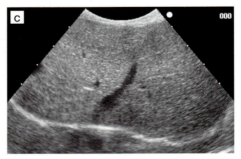

図3 薬物（抗菌薬）によると思われる腹部の蕁麻疹
ヨークシャー・テリア，6歳齢。蕁麻疹が認められた時点における肝臓の超音波画像では肝静脈のうっ血が認められ（b），蕁麻疹の治療によりうっ血は著しく改善した（c）。この症例においては，右心不全は認められておらず蕁麻疹の治療によりうっ血が消失したことから，アナフィラキシーによる肝静脈のうっ血であったと判断できる。
写真提供：前田貞俊先生（岐阜大学）

はアナフィラキシーの92％がこのどちらかの型であると報告されている。ワクチンに対して副反応が認められたイヌにおいて血管性浮腫が約30％，蕁麻疹が約20％であったのに対し，虚脱が認められたのは1％であったことからも[4]，おそらく小動物において認められるアナフィラキシーのうちのほとんどが，この局所的なアナフィラキシーであり，全身性のアナフィラキシーに遭遇することはそれほど多いとはいえない。

最も軽度なアレルギー反応である蕁麻疹は，原因物質の侵入後，瘙痒を起こすコイン状の境界明瞭な皮膚病変（図3a）として数分以内に認められる。一方，血管性浮腫は全身のアナフィラキシーほど重度ではないものの，症状として口唇，眼瞼，結膜の浮腫（図4，5）や気管支収縮，消化器症状，軽度のショックなどが認められ，10〜30分でピークを迎え，数時間で治まる[9,10]。

6. アナフィラキシーの診断

アナフィラキシーは急激に生じる全身的なアレルギー反応であり，死に至る危険性もあるため，迅速に診断し治療を開始する必要がある。現在のところ，正確に病歴を聴取または検討することが最も重要かつ唯一可能なアナフィラキシーの診断法であり，それによってより早く治療を開始することが可能となる。特に，薬物投与歴に関しては過去1カ月にわたり詳細に聴取しておく必要がある。また，その際同様の症状（呼吸困難，血管虚脱など）を示すような他の疾患と鑑別することも同時に必要となる。

現在のところ小動物領域において用いられているアナフィラキシーの特異的な診断方法はない。人医学領域では，症状が認められた時点での血清中の肥満細胞より放出されたトリプターゼの測定が，最も信頼できる検査法であるといわれてい

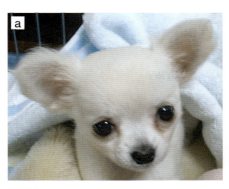
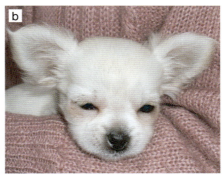

図4 ワクチン投与後に生じた顔面の血管性浮腫
チワワ。投与前（a）と比較して顔面，眼の周囲の腫脹が認められる（b）。
写真提供：金子直樹先生（かねこ動物病院）

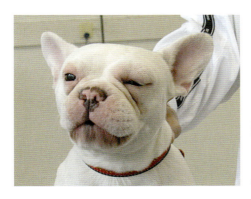

図5 牛肉の摂取3時間後に生じた顔面の血管性浮腫
フレンチ・ブルドッグ，4カ月齢。
写真提供：前田貞俊先生（岐阜大学）

る[2]。トリプターゼは前述したように肥満細胞や好塩基球の顆粒中に存在し（**図1a，2**），アナフィラキシーの発生とともに放出され，アナフィラキシー反応開始後45〜60分でピークを迎え，数時間は上昇したままであるため，検査に利用可能である。一方，ヒスタミンもトリプターゼと同様，脱顆粒に伴い肥満細胞などから放出されるが，その血中半減期が非常に短いため血清検査を行うには適しておらず，24時間の蓄尿によって検査することが可能である。しかしながら，これまでにこれらの検査法を小動物のアナフィラキシーの診断に用いたという報告はないが，トリプターゼに関しては，ネコのアナフィラキシーにおいて研究段階にあるようである[12]。迅速に診断し治療を開始しなければならないアナフィラキシーの状態において，これらの検査を用いてその診断を行うことは現実的ではなく，あくまでも治療によりアナフィラキシーがある程度落ち着いた後に行う検査となるということを付け加えておく。

上記の検査より意味があるのは，その動物が潜在的にアナフィラキシーを起こす可能性があるのかを検査することである。どのような抗原に対してアナフィラキシーを起こす可能性があるのかは，通常，犬アトピー性皮膚炎の検査に用いている皮内反応試験や血清IgE検査，除去食試験などを利用することにより理論的には予測可能であり，人医学領域でも利用されている[2]。しかしながら，それらの検査結果とアナフィラキシーの発生についての相関を検討した研究は小動物領域において存在していないため今後の課題であるといえよう。ヒトにおいてはベッドサイドのアナフィラキシーの有無を検査する方法として，例えば，

表3 アナフィラキシーの治療に用いられる薬剤

エピネフリン	0.01 mg/kg, ゆっくり IV （重篤ではない場合 IM）
ドパミン	4〜10 µg/kg/min, 持続点滴 （3〜5µg/kg/min という文献もあり）
アミノフィリン	10 mg/kg（イヌ）, IV 5 mg/kg（ネコ）, IV
アトロピン	0.02〜0.04 mg/kg, IV or IM
デキサメタゾン	1〜2 mg/kg, IV
ジフェンヒドラミン	0.5〜1.0 mg/kg, ゆっくり IV or SC
ファモチジン	1.0 mg/kg, IV

鶏卵成分が混入している可能性のあるインフルエンザワクチンを卵アレルギーを有する患者に投与する際に，ワクチン液の段階希釈液を用いて皮内反応試験を行い，陽性反応が出ないことを確認してから投与するか，あるいは陽性反応が出ない希釈濃度で使用することが行われている。

7. アナフィラキシーの治療と予防

アナフィラキシーへの対応は，急性期における治療と，その後のアナフィラキシーの再発を抑制する予防療法の2つに分けられる。

7-1. 治療

不幸にもアナフィラキシーが生じてしまった場合の治療は，実際の症状とその程度によって分けられるが，原則として緊急的な対応が必要とされ，いち早くその症状を認識し治療に取りかかることが予後を決めるといわれている。アナフィラキシーの初期治療は，生命を脅かすような状態から逃れることに重きが置かれ，主に気道の機能を確保すること，血圧を維持し，酸素化することに向けられるべきである。アナフィラキシーのメカニズムから考えると，肥満細胞からのケミカルメディエーターの放出，脂質メディエーターやサイトカインの合成，放出を阻害することが，アナ

フィラキシーの根本的な治療であるが，実際にアナフィラキシーのスイッチが入ってしまった時点で，それらメディエーターの合成，放出を効率よく阻害する方法は存在しない。そのため，放出されたそれらメディエーターの作用を阻害したり，それらによって起こった症状を抑える対症療法が中心に行われる。しかし，以下に述べるエピネフリンは唯一対症療法としてだけではなく肥満細胞のメディエーターの合成や放出を抑制する作用も存在するため，それに準ずる作用を有するものとして知られている（**表3**）。

7-1-1. エピネフリン

エピネフリンは，人医学領域において現在最もコンセンサスの得られている全身性アナフィラキシーに用いられる薬剤であり，小動物領域においても同様である。迅速に用いることにより，特にヒトにおいては予後の改善につながることが報告されている。エピネフリンは心臓に対して陽性変力作用と変時作用があるため心拍出量を維持・改善し，また毛細血管細静脈における血漿漏出を減らす効果に加えて気管支拡張作用もあるため，アナフィラキシーショックで認められる低血圧，気管支収縮に対して非常に有用である。また，細胞内のcAMPの濃度を増加させる作用もあるため，肥満細胞からの炎症メディエーターの合成と放出を阻害する。このように，全身性アナフィラキシーに対してはエピネフリンが最も有用な薬剤である。最近のいくつかの報告によると，イヌにおけるエピネフリンのアナフィラキシーに対する有用性およびその投与方法による効果については，いくつかの議論があるものの，現在のところは最も重要な治療法である[13]。

7-1-2. エピネフリン以外の薬物

その他の治療は，あくまでも対症療法にすぎないため，それぞれの症状に応じて適切に用いるべきである。呼吸困難が認められる場合は，酸素吸入も必要となるが，気道閉塞が著しい場合はβ_2作動薬の投与や気管切開等が必要となることもある。また，低血圧性ショックの場合には輸液療法

を行うとともに，合成コロイドやドパミンを用いることも必要となる。ステロイドについては，アラキドン酸合成経路をブロックしたり遅発相における反応を抑制するため，アナフィラキシーにおいて一定の効果は認められるが，エピネフリンほど迅速に用いる意味はそれほどないとされている。また，抗ヒスタミン薬も放出されたヒスタミンの作用を阻害するのに用いられるが，全身性アナフィラキシーの場合は，その病態がヒスタミンのみによって起こるものではなく，全身性アナフィラキシーに対する治療効果はないとも報告されている[14]。しかし，血管性浮腫や蕁麻疹，瘙痒などのような病態には有用である。

以上のように，生じてしまったアナフィラキシーに対しては，獣医師ができるだけ早く診断し，対症療法を早く始めることが必要となり，それによって予後が左右されるのもまた事実である。

7-2. 予防

以上の治療によってアナフィラキシーの急性期を乗り越えた場合は，その後アナフィラキシーにならないように予防するべきである。最初のアナフィラキシーが発症した際に，詳細に病歴を検討することにより，**表1**に挙げたものの中からアナフィラキシーの原因を明確にし，それ以降の使用や投与，摂取を避ける必要がある。それによってその後のアナフィラキシーの発生を予防することが可能となり，唯一その動物をアナフィラキシーによる死のリスクから守る方法になるわけである。

また，人医学領域においてはアナフィラキシーを起こしやすい患者は，β遮断薬やACE阻害薬がアナフィラキシーの危険性を増やす可能性があるため，それらの投与を避けるように指導されるが，小動物においてそうしたことは明らかとなっていない。その他，ヒトにおいてはアナフィラキシーの既往歴がある患者にはエピネフリンを各自で所持させることなども実施されている。

まとめ

本稿では，アナフィラキシーのメカニズム，一般的な原因と症状，対処法について記した。臨床的には犬アトピー性皮膚炎，食物アレルギーの方が症例数としても多く，かつ臨床家の頭を悩ます疾患であることには間違いないが，生じてしまえば死に至る可能性があるこのアナフィラキシーもまた，我々臨床家としては頭の片隅にとどめておきたい疾患である。

[参考文献]

1) Dworetzky M, Cohen S. Portier, Richet, and the discovery of anaphylaxis: a centennial. *J Allergy Clin Immunol* 110, 2002, 331-336.

2) Holgate ST, Church MK, Lichtenstein LM. Allergy 3rd ed. London, Mosby, 2006.

3) Moore GE, Guptill LF, Ward MP, Glickman NW, et al. Adverse events diagnosed within three days of vaccine administration in dogs. *J Am Vet Med Assoc* 227, 2005, 1102-1108.

4) Moore GE, DeSantis-Kerr AC, Guptill LF, Glickman NW, et al. Adverse events after vaccine administration in cats: 2,560 cases (2002-2005). *J Am Vet Med Assoc* 231, 2007, 94-100.

5) Thamm DH, Vail DM. Aftershocks of cancer chemotherapy: managing adverse effects. *J Am Anim Hosp Assoc* 43, 2007, 1-7.

6) Fitzgerald KT, Flood AA. Hymenoptera stings. *Clin Tech Small Anim Pract* 21, 2006, 194-204.

7) Abbas AK, Lichtman AH. Cellular and molecular immunology 5th ed. Saunders, 2005.

8) Kemp SF, Lockey RF. Anaphylaxis: a review of causes and mechanisms. *J Allergy Clin Immunol* 110, 2002, 341-348.

9) Ettinger SJ, Feldman EC. Systemic Anaphylaxis. In: Textbook of Veterinary Internal Medicine 6th ed. Saunders, 2005.

10) Tizard IR, Schubot TR. Acute Anaphylaxis. In: Veterinary Immunology An Introduction 7th ed. Saunders, 2004.

11) Quantz JE, Miles MS, Reed AL, White GA. Elevation of alanine transaminase and gallbladder wall abnormalities as biomarkers of anaphylaxis in canine hypersensitivity patients. *J Vet Emerg Crit Care (San Antonio)* 19(6), 2009, 536-544.

12) Litster A. Acute systemic anaphylaxis in cats. ACVIM abstract. 2003.

13) Mink SN, Simons FE, Simons KJ, Becker AB, et al. Constant infusion of epinephrine, but not bolus treatment, improves haemodynamic recovery in anaphylactic shock in dogs. *Clin Exp Allergy* 34, 2004, 1776-1783.

14) Silverman HJ, Taylor WR, Smith PL, Sobotka AK, et al. Effects of antihistamines on the cardiopulmonary changes due to canine anaphylaxis. *J Appl Physiol* 64, 1988, 210-217.

（水野拓也）

Chapter Ⅲ 臨床編

9 イヌのワクチン接種後アレルギー反応

　免疫学最大の功績はワクチンの開発であり，牛痘や天然痘の撲滅など現代社会においてワクチンによりもたらされた恩恵は計り知れない。伴侶動物を対象とした獣医療も例外ではなく，ワクチンは今や感染症予防のために必須の存在となっている。しかし，強制的に免疫を刺激しなければならないワクチンは，100％安全なものは存在せず，特にイヌやネコにおいてはワクチン接種後に様々な副反応が発生することが知られている。

　イヌにおいて多く発生するワクチン接種後アレルギー反応は，臨床症状が重篤でアナフィラキシーショックにより死亡する場合もあることから，臨床獣医師の悩みの種のひとつになっている。このような臨床的課題を克服するために，近年，日本を中心としてワクチン接種後アレルギー反応に関する様々な研究が行われてきた。その結果，これまで不明であったイヌにおけるワクチン接種後アレルギー反応の発生率や臨床的特徴，発生メカニズムが明らかになった。さらに，ワクチン接種後アレルギー反応の原因アレルゲンも同定され，ワクチン中の原因アレルゲン量を減らした犬用低アレルゲンワクチンも市販されるようになった。

　本稿では，現在までに明らかになっているイヌのワクチン接種後アレルギー反応の臨床的および免疫学的特徴について解説する。

1. ワクチン接種後アレルギー反応とは

　ワクチン接種後アレルギー反応とは，ワクチン接種後に認められる免疫介在性副反応のひとつで，クームスの過敏症分類に準じてⅠ～Ⅳ型に分類されている[1-3]。ワクチン接種後に起こるⅡ型過敏症として免疫介在性溶血性貧血や免疫介在性血小板減少症，Ⅲ型過敏症としてブドウ膜炎，Ⅳ型過敏症として脳炎や神経根炎などが起こるとされている[2]。しかし，一般的に「ワクチン接種後アレルギー反応」は，ワクチン接種後に発生するⅠ型過敏症のことを指し，臨床症状として全身性アナフィラキシーである呼吸器・循環器症状や，皮膚症状（**図1**），消化器症状などが発現する[4,5]（**表1**）。また，これまでⅠ型過敏症のみがワクチン接種後アレルギー反応に関与していると考えられていたが，Ⅳ型過敏症が関与する可能性も示唆されている[5]。そのため，ワクチン接種後アレルギー反応の定義は未だにあいまいなままで，現状では国際的に統一された基準がない。

2. ワクチン接種後アレルギー反応の発生率

　日本の573軒の開業動物病院を対象に，狂犬病以外のワクチン接種57,300回における副反応を調査した大規模研究においては，1万回のワクチン接種につき全身性アナフィラキシーの発生が

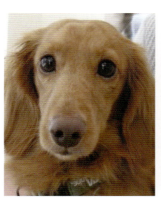
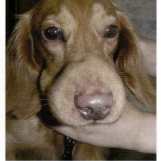

ワクチン接種前　　　　　ワクチン接種後

図1 ワクチン接種後に顔面が腫脹した症例
ミニチュア・ダックスフンド，5歳5カ月齢．5種混合ワクチン接種後，血管性浮腫による顔面の腫脹が認められた．

表1 ワクチン接種後アレルギー反応の臨床症状

分類	臨床症状
呼吸器・循環器症状	虚脱，チアノーゼ，低血圧，低体温，呼吸困難，呼吸促迫など
皮膚症状	顔面の腫脹，浮腫，痒み，紅斑，蕁麻疹など
消化器症状	嘔吐，下痢など

7.2頭，皮膚症状が42.6頭であった[6]．一方，米国で開業医が使用している電子カルテを利用したワクチン接種後副反応に関する調査では，1万回のワクチン接種につき全身性アナフィラキシーの発生が0.65頭，心停止の発生が0.04頭，アレルギー反応（具体的な臨床症状は不明）の発生が12.1頭，蕁麻疹の発生が0.26頭と，1万回のワクチン接種につきアレルギーと考えられる副反応が13.1頭発生していた[7]．また，英国で行われたワクチン接種後副反応に関する大規模調査では，1万回のワクチン接種につき全身性アナフィラキシーの発生が0.018頭，過敏反応（具体的な臨床症状は不明）の発生が0.028頭，蕁麻疹の発生が0.007頭であり，1万回のワクチン接種につきアレルギーと考えらえる副反応が0.053頭発生していた[8]．

これらの結果から，日本におけるワクチン接種後アレルギー反応の発生率は，米国および英国における発生率よりも高く，米国の約4倍，英国の約940倍であることが明らかとなった．

3. ワクチン接種後アレルギー反応発症時のワクチン接種回数

ワクチン接種後アレルギー反応を起こしたイヌ85頭について調査した研究[5]においては，ワクチン接種回数が増えるにつれて，アレルギー反応の発症頭数が増える傾向が認められた（**図2**）．特に注目すべき点は，初回のワクチン接種時でも，アレルギー反応を起こすイヌが存在することである．通常，アレルギー反応は2回目以降のアレルゲン刺激時に発生することから，これら初回ワクチン接種時にアレルギー反応を起こしたイヌは，後述のように，ワクチン接種前にワクチン中のア

Chapter Ⅲ　臨床編

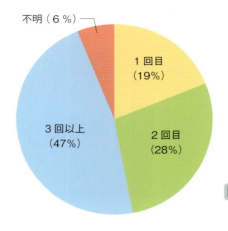

図2　ワクチン接種後アレルギー反応発症時の
ワクチン接種回数

レルゲンにすでに感作されていたと考えられる。一般的に，初回のワクチンは，移行抗体が消失した数カ月齢のイヌに対して接種されるが，このような幼若なイヌについてもワクチン接種後アレルギー反応が発症する可能性があることに獣医師は注意する必要がある。

4．ワクチン接種後アレルギー反応を起こしやすい犬種

日本および諸外国において，以前からミニチュア・ダックスフンドがワクチン接種後アレルギー反応を起こしやすい犬種として考えられていた[2]。日本においてワクチン接種後アレルギー反応の臨床症状および発現様式を調べた小規模研究では，ワクチン接種後アレルギー反応を起こしたイヌの36.5％がミニチュア・ダックスフンドであった[5]。また，その後に日本で行われた大規模調査においても，ワクチン接種後に全身性アナフィラキシーを起こしたイヌの約30％がミニチュア・ダックスフンドであった[6]。しかし，これら日本で行われた調査では，犬種ごとのワクチン接種後アレルギー反応の発生率を算出できていない。そのため，日本におけるミニチュア・ダックスフンドの飼育頭数が多いことを単純に反映した結果である可能性を否定できない。前述の米国で行われたワクチン接種後副反応に関する調査においては，小型犬種にその発生が多い傾向が認められ，なおかつダックスフンドの発生率が最も高かったことが報告されている[7]。一方，英国の調査ではミニチュア・ダックスフンドにアレルギー反応の発生率が高いことは報告されていない[8]。これら諸外国における調査では，接種したワクチン製剤が日本のものとは異なること，また，アレルギー反応だけではなく，副反応全体として犬種ごとの発生率を算出していることから，日本における報告と単純に比較することはできない。このように，まだ正確な情報が少ないために，現在のところワクチン接種後アレルギー反応を起こしやすい犬種の特定には至っていない。

しかしながら，米国および英国において報告されたワクチン接種後副反応の多くがアレルギー反応であることを考えると，小型犬種にアレルギー反応の発生が多い可能性はあるかもしれない。小型犬種にワクチン接種後副反応やアレルギー反応が多いメカニズムとして，いつくかの小型犬種がこれらの反応を起こしやすい遺伝的素因をもっている可能性が考えられる。また，小型犬種においては，体重あたりの接種ワクチン量およびそれに伴うアレルゲン量が，大型犬種より多くなることも原因のひとつとして考えられる[7]。

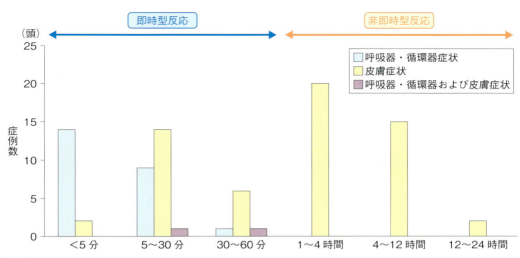

図3 ワクチン接種後アレルギー反応の2つの発現パターン
即時型反応はワクチン接種後数分〜60分で発現し，全身性アナフィラキシーショックと考えられる呼吸器・循環器症状と皮膚症状が現れる．非即時型反応はワクチン接種後1〜24時間以降に発現し，皮膚症状を主体とする．消化器症状は即時型反応および非即時型反応のいずれのタイプにおいても認められる．

5. ワクチン接種後アレルギー反応のリスク因子

　日本におけるワクチン接種後副反応に関する大規模調査において，全身性アナフィラキシーを起こしやすい因子として統計学的に有意な差を示すものは見つからなかった．しかしながら，2〜9カ月齢の若齢犬および5kg未満の小型犬において，全身性アナフィラキシーの発生が多い傾向が認められた[6]．米国における調査では，前述の小型犬種に加え，去勢オスや避妊メス，1〜3歳齢の若齢犬，および複数のワクチンを同時接種したイヌにおいてアレルギー反応を含む副反応の発生率が有意に高かったことが報告されている[7]．英国における調査では，混合ワクチン接種群においてアナフィラキシーの発生率が有意に高かったことが報告されている[8]．これら日本および諸外国における疫学調査の結果と，後述の牛肉アレルギーを含め，ワクチン接種後副反応やアレルギー反応のリスク因子をまとめると**表2**のようになる．これらの因子について獣医師はワクチン接種

表2 ワクチン接種後副反応（アレルギー反応を含む）のリスク因子

- 小型犬種（ミニチュア・ダックスフンド？）
- 混合ワクチンの接種
- 複数のワクチンの同時接種
- 若齢の成犬（1〜3歳齢前後）
- 去勢オスおよび避妊メス
- 牛肉アレルギーのイヌ

時に気を付けるべきであろう．

6. ワクチン接種後アレルギー反応の発現パターン

　イヌのワクチン接種後アレルギー反応には，2つの発現パターンが存在することが知られている[5]（**図3**）．ひとつは即時型反応で，ワクチン接種後数分〜60分の間に発現し，全身性アナフィラキシーと考えられる，呼吸器・循環器症状と皮膚症状を発症する．明らかな全身性アナフィラキシーショックは，ワクチン接種後5分以内に発生

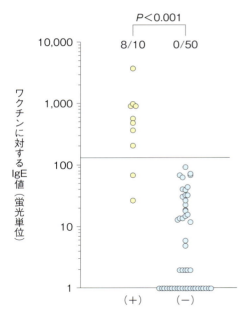

図4 ワクチンに対する特異的 IgE 値[9]

（＋）：ワクチン接種後に即時型アレルギー反応を起こしたイヌ（10 頭）
（−）：ワクチン接種後にアレルギー反応を起こさなかったイヌ（陰性対照，50 頭）

ワクチン接種後即時型アレルギー反応を起こしたイヌ 10 頭中 8 頭において，ワクチン特異的 IgE が検出された。一方，ワクチン接種後にアレルギー反応を示さなかった陰性対照のイヌ 50 頭においては，ワクチンに対する IgE は低値であり，両群に有意差が認められた（$P<0.001$）。

するケースが最も多いことが明らかになっている[5,6]。もうひとつは非即時型反応で，ワクチン接種後 1～24 時間，あるいはそれ以降の時間で発現し，皮膚症状を主体とする（図3）。非即時型反応では呼吸器・循環器症状は起こらない。消化器症状は呼吸器・循環器症状や皮膚症状と併発することが多いため，即時型および非即時型反応の両方において発現する。臨床上これら 2 つの発現パターンを理解することはきわめて重要である。

実際にワクチンを接種する際，ワクチン接種後 1 時間（特に 5 分以内）は，死に至る可能性のあるアナフィラキシーショックの発現を警戒すべきであり，そして，ワクチンを接種した日から少なくとも 1 日は，顔面の腫脹や皮膚の発赤，痒みといった皮膚症状や消化器症状が発現する可能性があることを飼い主に伝える必要がある。

7. ワクチン接種後アレルギー反応の発症メカニズム

ワクチン接種後アレルギー反応の発現パターンから，即時型反応には IgE 介在性の I 型過敏症が関与し，非即時型反応には T 細胞介在性の IV 型過敏症が関与すると考えられている。実際，ワクチン接種後に即時型アレルギー反応を起こしたイヌの血清中には，ワクチンに対する IgE が検出され，その病態に I 型過敏症が関与することが明らかとなっている（図4）[9]。一方，非即時型アレルギー反応を起こしたイヌにおいて，ワクチンに対する T 細胞の増殖反応を検討した研究はないため，非即時型反応における IV 型過敏症の関与は証明されていない。しかしながら，ワクチン接種後非即時型アレルギー反応を起こしたヒトにおいては，T 細胞がその病態に関与することが報告されていることから[10,11]，イヌでも同様の病態が存在することが推測される。興味深いことに，非即時型反応を起こしたイヌの一部においてもワクチンに対する IgE が検出されている[12]。

これらの結果を考慮すると，ワクチンに対する IgE を測定することにより，即時型反応を起こすイヌと非即時型反応を起こすイヌの一部を，ワクチン接種前にある程度予測できる可能性があり，これらは今後の重要な検討課題である。

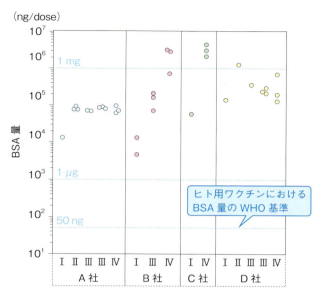

図5 日本において市販されている犬用ワクチン中のBSA量[9]
Ⅰ：単価生ワクチン
Ⅱ：単価不活化ワクチン
Ⅲ：混合生ワクチン
Ⅳ：混合生・不活化ワクチン
A〜D：ワクチン製造会社
2001年調べ

8. 犬用ワクチン中のアレルゲン成分

ワクチン中に含まれるアレルゲン解析から，即時型のワクチン接種後アレルギー反応を起こしたイヌの大部分が，ワクチン中に混入している牛胎子血清（fetal calf serum, FCS）に感作され，それに対するIgEを産生していることが明らかになっている[9]。さらに，FCS成分中のアレルゲンを詳細に解析した研究では，牛血清アルブミン（bovine serum albumin, BSA）を含む様々なFCS成分が，ワクチン接種後アレルギー反応を起こしたイヌのIgEと結合することが報告されている[12]。また，報告は少ないが，ワクチンに安定化剤として含まれているゼラチンおよびカゼインに対しIgEを産生し，アレルギーを発症したイヌも存在する[9]。これらの結果から，BSAを含む様々なFCS成分，そして安定化剤としてワクチンに含まれているゼラチンおよびカゼインなど，市販のワクチン製剤中に混入または含有されている牛由来タンパク質が，ワクチン接種後アレルギー反応を引き起こすワクチン中の主要な原因アレルゲンであると考えられる。

8-1. なぜ犬用ワクチンに牛由来タンパク質が混入しているのか？

ワクチン接種後アレルギー反応の主要な原因アレルゲンであるFCSは，ウイルスを増殖させるために必要な細胞培養に使用する培養液に含まれている。一方，BSAはFCSの成分のひとつであるだけでなく，レプトスピラを増殖させるために用いる培地中に単独で多量に含まれている。したがってFCSおよびBSAは，これら2つの経路からワクチン製剤に残留しているものと考えられる。日本において市販されている犬用ワクチン製剤，特に接種頻度の高い混合ワクチン製剤中には，ワクチン1本あたり約60 μg〜4 mgという多量のBSAが含まれていることが明らかとなっている（**図5**）[9]。ヒト用ワクチンにおいては，WHOによりワクチン中のBSA量を50 ng/dose以下にすることがひとつの指針として定められていることから[13]，犬用ワクチン製剤にはこの基準をはるかに上回る1,200倍〜8万倍のBSAが混入していることになる（**図5**）[9]。ヒト用ワクチンを製造する際は，濾過や遠心などの精製工程を徹底することで，ワクチン中に動物由来タンパク質や不純物が残存しないようにしているが，犬用ワ

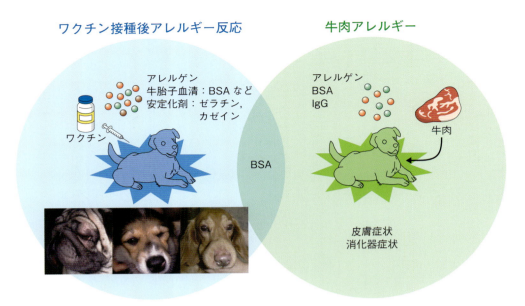

図6 ワクチン接種後アレルギー反応と牛肉アレルギーの関係
ワクチン接種後アレルギー反応と牛肉アレルギーは，共通する原因アレルゲンである牛血清アルブミン（BSA）を介して臨床的に関連している可能性がある。

クチンにおいては，このような製造過程がないために，FCSやBSAなどの牛由来タンパク質がワクチンに多量に含有されていると推測される。

9. ワクチン接種後アレルギー反応と食物アレルギーの関係

イヌにおいて食物アレルギーを起こす主要な原因食物のひとつとして牛肉が挙げられる[14,15]。牛肉，ラム肉，牛乳に対し食物アレルギーを発症したイヌにおいて牛由来アレルゲン成分を解析した研究では，ウシIgGが主要なアレルゲンであることが報告されている[16]。また，1例ではあるが，牛肉アレルギーのイヌにおいて，牛肉に含まれるBSAがアレルゲンであることも報告されている[17]。この症例において興味深い事実は，市販のワクチン製剤を用いて皮内反応試験を行ったところ，ワクチンに対する陽性反応が認められたことである（データ未発表）。さらに，ワクチン製剤を用いた皮内反応試験実施後に，ワクチン接種後アレルギー反応において発症するような顔面の

腫脹も認められた。残念ながら，本症例のワクチン接種歴は不明であったため，皮内反応試験におけるワクチンに対する陽性反応と皮内反応試験後の顔面の腫脹が，過去のワクチン接種に起因するものであるかは定かではない。しかしながら，ワクチン中のアレルゲン成分と，牛肉に含まれるアレルゲン成分に関する解析結果から，これまで全く異なるアレルギー反応であると考えられていたワクチン接種後アレルギー反応と牛肉アレルギーに，何らかの関連性があることが示唆される（図6）。

健常犬にワクチンを接種することで，ワクチン中のアレルゲンに対する感作が成立し，感受性の高い個体において2回目以降のワクチン接種時にアレルギー反応が発症する可能性が考えられる。それ以外にも，ワクチン接種により牛由来タンパク質に対する感作が成立し，牛肉を摂取した際にアレルギー反応が起こる可能性も考えられる。また，食物として牛肉を摂取することにより，BSAを含む牛肉成分に対する感作が成立し，牛由来タンパク質を大量に含む市販のワクチンを接

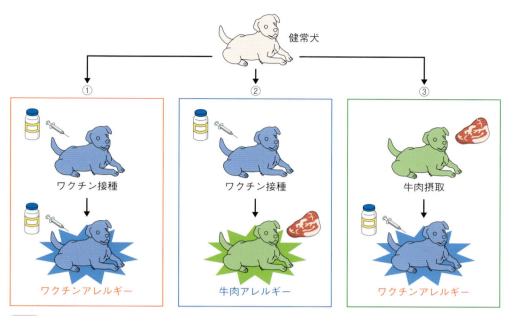

図7 ワクチン接種後アレルギー反応と牛肉アレルギーの推測される発現様式
①ワクチン接種によりワクチン中のアレルゲンに対する感作が成立し，感受性を有する個体において2回目以降のワクチン接種時に，ワクチン接種後アレルギー反応が発症する可能性。
②ワクチン接種により牛由来タンパク質に対する感作が成立し，牛肉を摂取した際にアレルギー反応が起こる可能性。
③食物として牛肉を摂取することによりBSAを含む牛肉成分に対する感作が成立し，牛由来タンパク質を大量に含む市販のワクチンを接種した際にアレルギー反応が起こる可能性。
上記3つの発現様式が考えられる。

種した際に，アレルギー反応が起こる可能性もある（図7）。これらの可能性は未だ推測の段階ではあるが，なぜ初回ワクチン接種の際にアレルギー反応を起こすイヌが存在するのか，また，なぜイヌにおいて食物アレルギー，特に牛肉アレルギーが多いのかという臨床的な疑問に対する答えになる可能性がある。

10. ワクチン接種後アレルギー反応の予防法

10-1. 低アレルゲンワクチン

ワクチン接種後アレルギー反応の原因は，ワクチンに含まれる牛由来タンパク質である。したがって，犬用ワクチン製剤からこれら牛由来タンパク質を取り除くことができれば，理論的にワクチン接種後アレルギー反応の発生率を減少させることができると予想される。

ヒトにおいては水痘ワクチンの接種に伴うアレルギー反応が，1万回のワクチン接種につき1.16回であったものが，ワクチン中のアレルゲンであるゼラチンを除去することで，1万回のワクチン接種につきアレルギー反応が0.038回まで減少したことが報告されている[18]。イヌにおいては，犬用ワクチン中の原因アレルゲンに関する研究成果に基づいて，ワクチン製剤中のBSA量を1μg/mL以下にした低アレルゲンワクチンが市販されるようになった。低アレルゲンワクチンを初回から接種することで，ワクチン中の牛由来タンパク質に対する感作が制限され，結果としてワクチン接種後アレルギー反応の発生率が減少することが期待される。

> **表3** ワクチン接種後アレルギー反応のリスク因子をもつイヌに対する
> ワクチン接種時の対処法

- 十分なインフォームド・コンセント
- ワクチン接種の必要性の判断
  - コアワクチンとノンコアワクチン
  - 追加接種の間隔：1年に1回（日本）または3年に1回（WSAVA）
- 接種ワクチンの選択
  - アレルゲン量：低アレルゲンワクチン＜不活化レプトスピラを含まないワクチン＜不活化レプトスピラ含有ワクチン
- ワクチン液を用いた皮内反応試験の実施
- 接種後の動物の観察（最低1時間）
- アレルギー反応発症後の迅速な対応

10-1-1. 低アレルゲンワクチンにおける注意点

しかしながら，低アレルゲンワクチンにおいても注意が必要である。以前にワクチン接種後アレルギー反応または牛肉アレルギーを発症し，牛由来タンパク質に対するIgEが体内で産生されているような個体においては，すでに感作が成立し感受性が高まっていると考えられるため，アレルゲン量がゼロではない低アレルゲンワクチンを接種しても，ワクチン中の微量なアレルゲンでワクチン接種後アレルギー反応を発症する可能性は否定できない。このように，低アレルゲンワクチンはアレルギー反応の発症を100％予防するものではないことに注意する必要がある。低アレルゲンワクチンに関する臨床上の有効性に関しては，今後の研究に基づいた詳細な検討が必要である。

11. ワクチン接種後アレルギー反応への対処法

11-1. アレルギー反応発症後の迅速な対応

実際にワクチン接種後アレルギー反応を起こしたイヌに対しては，適切な治療を行う必要がある。ワクチン接種後に全身性アナフィラキシーである呼吸器・循環器症状を示したイヌに対しては，エピネフリンの投与を中心とする緊急の対応が必要である。全身性アナフィラキシーは死に至

る可能性があることから，薬剤の投与量の確認を含め，迅速な対応ができるよう病院内における日頃からの周知・徹底および訓練が重要である。一方，ワクチン接種後アレルギー反応として皮膚症状や消化器症状を起こしたイヌに対しては，抗炎症量のステロイドの投与が有効であると考えられる。

11-2. リスク因子をもつイヌに関して

臨床医を悩ませる課題のひとつとして，**表2**に挙げたワクチン接種後アレルギー反応のリスク因子をもつ個体に対してワクチンを接種する場合や，これまでのワクチン接種時にアレルギー反応を起こしたイヌに対して飼い主がワクチン接種を希望した場合に，どのように対応するかという問題がある。この問題に対する明確な指針は存在しないが，これまでの研究成果やヒトにおける対処法に基づいて，いくつかの対策が考えられる（**表3**）。

11-2-1. ワクチン接種の必要性の検討

まず第一に，ワクチン接種の必要性を検討する必要がある。日本においては，成犬に対して1年に1回のワクチン追加接種が慣例的に行われている。しかし，世界小動物獣医師会（WSAVA）のワクチネーションガイドライングループは，免疫持続時間に基づいて，コアワクチン*であるジス

テンパーウイルス，パルボウイルス，アデノウイルス生ワクチンの成犬に対する追加接種については，3年（あるいはそれ以上の年数）に1回のワクチン接種を推奨している（不活化ワクチンやノンコアワクチン*については1年に1回の追加接種を推奨）[19]。そのため，前回のワクチン接種時期や，必要に応じて病原体に対する抗体価を測定するなどして，今回のワクチン接種が本当に必要であるか否かを検討する必要がある。

11-2-2. ワクチン接種の必要性がある場合

インフォームド・コンセント

次に，実際にワクチンを接種する必要性がある場合や飼い主が希望した場合，飼い主に対して，ワクチン接種後アレルギー反応，特に全身性アナフィラキシーに関する十分なインフォームド・コンセントが必要となる。

接種ワクチンの選択

接種するワクチンの種類も臨床医を悩ませる問題であるが，市販の犬用ワクチン製剤中には，前述の低アレルゲンワクチン以外，どのメーカーのワクチンでも多量の牛由来タンパク質が含有されている。そのため，前回接種したワクチンのメーカーとは異なるメーカーのワクチンを接種しても，ワクチン接種後アレルギー反応の発症リスクは同等であると考えられる。しかしながら，アレルゲンのひとつであるBSA量に関しては，低アレルゲンワクチン＜不活化レプトスピラを含有しない混合ワクチン＜不活化レプトスピラを含有する混合ワクチンの順に多くなることから，これを指標に接種するワクチンを選択してもよいと考えられる。

ただし，前述のように低アレルゲンワクチンを選択した場合においても，ワクチン接種後アレルギー反応の発症を100％予防するものではないこ

---

* コアワクチンとノンコアワクチン
コアワクチンとは，すべてのイヌに接種することが推奨されているワクチンで，犬ジステンパーウイルス，犬パルボウイルス，犬アデノウイルス，狂犬病ウイルスに対するワクチンが該当する。一方ノンコアワクチンとは，コアワクチン以外のワクチンで，必要に応じて接種が選択されるワクチンのことである[19]。

とに注意が必要である。

ワクチン液を用いた皮内反応試験

ヒトにおいては，ワクチン接種前に，アレルギー反応を発症する可能性がある感受性を有する患者（卵アレルギーなど）に対して，ワクチン液の階段希釈液を用いた皮内反応試験を行い，陽性反応が出ないことを確認してから投与することがある。イヌにおいてもこの方法は有効だと考えられる。今後の検討が必要ではあるが，少なくともワクチン原液を0.05 mL皮内に注射し，15分後に発赤や膨疹の有無を確認して，陰性の場合のみワクチンを接種すれば，安全性は高まるものと考えられる。

接種後の動物の観察

これら一連の過程を経て実際にワクチンを接種した後は，最低1時間動物を観察し，全身性アナフィラキシー等が発生した場合は前述のとおり迅速な対応を行う。

ワクチンとステロイドの同時接種について

小動物臨床においては，ワクチン接種後アレルギー反応の発症を予防するため，ワクチンとステロイドの同時接種が慣例的に行われている場合がある。現在のところ，ワクチンとステロイドの同時接種によるアレルギー反応の発症予防に関しては，その有効性を検証した科学的データはない。理論的には，アレルギー反応による皮膚症状や消化器症状の発症予防に対してステロイドが有効である可能性はあるが，死に至る可能性のある全身性アナフィラキシーに対しては，ステロイドの効果は限定的であると推測される。

さらに最も重要な点として，ステロイドの同時投与により，生体の免疫反応が抑制され，病原体に対する免疫の獲得というワクチン本来の目的が損なわれてしまう可能性がある。

Chapter III 臨床編

まとめ

　イヌにおけるワクチン接種後アレルギー反応の実態が明らかになり，犬用低アレルゲンワクチンも販売されるようになった。市販の犬用低アレルゲンワクチンをうまく利用して，今後，ワクチン接種後アレルギー反応の発症を予防していくことがきわめて重要であると考えられる。同時に，臨床医はワクチン接種後アレルギー反応の病態メカニズムや発現パターンを正しく理解して，そこから予想されるリスクを飼い主へ適切に説明し，ワクチン接種後にアナフィラキシーやアレルギー反応が発生した場合は，適切に対処できる体制を常に整えておく必要がある。

[参考文献]

1) Brooks R. Adverse reactions to canine and feline vaccines. *Aust Vet J* 68, 1991, 342-344.

2) Greene CE. Immunoprophylaxis and Immunotherapy. In: Greene C ed. Infectious Diseases of the Dog and Cat. Philadelphia, Saunders, 1998, pp717-750.

3) Roth JA. Mechanistic bases for adverse vaccine reactions and vaccine failures. *Adv Vet Med* 41, 1999, 681-700.

4) Ohmori K, Masuda K, Sakaguchi M, Kaburagi Y, et al. A retrospective study on adverse reactions to canine vaccines in Japan. *J Vet Med Sci* 64, 2002, 851-853.

5) Ohmori K, Sakaguchi M, Kaburagi Y, Maeda S, et al. Suspected allergic reactions after vaccination in 85 dogs in Japan. *Vet Rec* 156, 2005, 87-88.

6) Miyaji K, Suzuki A, Shimakura H, Takase Y, et al. Large-scale survey of adverse reactions to canine non-rabies combined vaccines in Japan. *Vet Immunol Immunopathol* 145, 2012, 447-452.

7) Moore GE, Guptill LF, Ward MP, Glickman NW, et al. Adverse events diagnosed within three days of vaccine ad-ministration in dogs. *J Am Vet Med Assoc* 227, 2005, 1102-1108.

8) Gaskell RM, Gettinby G, Graham SJ, Skilton D. Veterinary Products Committee working group report on feline and canine vaccination. *Vet Rec* 150, 2002, 126-134.

9) Ohmori K, Masuda K, Maeda S, Kaburagi Y, et al. IgE reactivity to vaccine components in dogs that developed immediate-type allergic reactions after vaccination. *Vet Immunol Immunopathol* 104, 2005, 249-256.

10) Kumagai T, Yamanaka T, Wataya Y, Umetsu A, et al. Gelatin-specific humoral and cellular immune responses in children with immediate- and nonimmediate-type reactions to live measles, mumps, rubella, and varicella vaccines. *J Allergy Clin Immunol* 100, 1997, 130-134.

11) Taniguchi K, Fujisawa T, Ihara T, Kamiya H. Gelatin-induced T-cell activation in children with nonanaphylactic-type reactions to vaccines containing gelatin. *J Allergy Clin Immunol* 102, 1998, 1028-1032.

12) Ohmori K, Masuda K, DeBoer DJ, Sakaguchi M, et al. Immunoblot analysis for IgE-reactive components of fetal calf serum in dogs that developed allergic reactions after non-rabies vaccination. *Vet Immunol Immunopathol* 115, 2007, 166-171.

13) WHO. Requirements for measles, mumps, and rubella vaccines and combined vaccine (live). In: WHO Technical Report Series, Vol. 840, 1994, pp109-117.

14) Ishida R, Masuda K, Kurata K, Ohno K, et al. Lymphocyte blastogenic responses to inciting food allergens in dogs with food hypersensitivity. *J Vet Intern Med* 18, 2004, 25-30.

15) Jeffers JG, Meyer EK, Sosis EJ. Responses of dogs with food allergies to single-ingredient dietary provocation. *J Am Vet Med Assoc* 209, 1996, 608-611.

16) Martin A, Sierra MP, González JL, Arévalo MA. Identification of allergens responsible for canine cutaneous adverse food reactions to lamb, beef and cow's milk. *Vet Dermatol* 15, 2004, 349-356.

17) Ohmori K, Masuda K, Kawarai S, Yasuda N, et al. Identification of bovine serum albumin as an IgE-reactive beef component in a dog with food hypersensitivity against beef. *J Vet Med Sci* 69, 2007, 865-867.

18) Ozaki T, Nishimura N, Muto T, Sugata K, et al. Safety and immunogenicity of gelatin-free varicella vaccine in epidemiological and serological studies in Japan. *Vaccine* 23, 2005, 1205-1208.

19) Day MJ, Horzinek MC, Schultz RD. WSAVA guidelines for the vaccination of dogs and cats. *J Small Anim Pract* 51, 2010, 1-32.

（大森啓太郎）

Chapter Ⅲ 臨床編

10 ネコの好酸球性プラーク

　好酸球性肉芽腫症候群のひとつの病型である好酸球性プラークは，腹部および大腿内側部に単発性もしくは多発性に好発し，紅斑性およびびらん性の皮膚病変を形成する。好酸球性プラークでは必ずしも肉芽腫性病変を形成しないことから，好酸球性肉芽腫症候群に分類せずに，単にネコの好酸球性皮膚疾患と呼ぶ皮膚科専門医もいる。本疾患は臨床現場でよく遭遇するネコの皮膚疾患であるが，その病態については不明な点が多い。

　本稿では，ネコの好酸球性プラークにおける疫学・臨床徴候，診断，病理，病態および治療に関する論文を紹介しながら，臨床的対応法について概説する。

1. ネコの好酸球性プラークの疫学および臨床徴候

　ネコの好酸球性プラークの疫学に関する詳細な研究は行われていないが，発症に関しては好発年齢または好発種などは存在しないものの，メスに好発すると考えられている[1]。

　好酸球性プラークは大腿部の内外側部および下腹部に単発性もしくは多発性に発生する場合が多く，病変部は脱毛し，紅斑を形成する。本疾患は激しい痒みを伴っている場合が多く，そのため罹患猫は病変部を過度に舐めることになり，その結果として表皮が脱落し，びらん性病変へと移行する場合がほとんどである（図1）。これとは対照

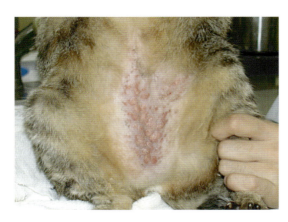

図1　ネコの下腹部における好酸球性プラークの病変

247

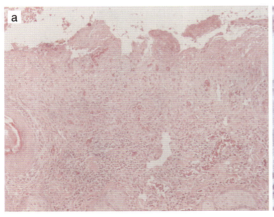
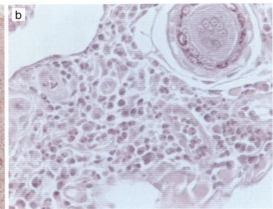

図2 好酸球性プラーク病変部の HE 染色像 1
好酸球性プラーク病変部の病理組織像。
a：真皮における好酸球の浸潤が著しく，表皮は脱落している。
b：a の拡大図。病変部における好酸球の浸潤。

的に，好酸球性潰瘍および好酸球性肉芽腫の病変部においては，痛みや痒みはほとんど認められない。

2. ネコの好酸球性プラークの診断

2-1. アレルギー性疾患の有無の評価

アトピーや食物アレルギーといったアレルギー反応が，ネコの好酸球性プラークの発症要因として重要視されている[2,3]。そのため，診断の第一歩として，アレルギー性疾患の有無を評価した方がよいと考えられるが，ネコにおいてはアレルギーの関与を客観的に評価する方法が確立されていないため，病歴（発症年齢，再発性，家族歴）および飼育環境（屋内または屋外，食事内容）などから判断することになる。

血清中の抗原特異的 IgE 検査や皮内反応試験（ネコにおいては評価判定がきわめて困難であるが）は，疑いのあるアレルゲンを同定するためには有用であるが，いずれの検査においても陽性反応が出たからといって，それがアレルギーと診断する上での必要十分条件とはならない。

ノミアレルギー

ノミアレルギーは，ネコのアレルギー性疾患において最も一般的に認められるアレルギーであり，また，好酸球性プラークの病因としても重要と考えられているため，ノミ駆除薬使用の有無を必ず聴取する必要がある。

2-2. 皮膚病理組織学的検査

診断の信憑性を高めたい場合や非定型的な病状を示す場合（例えば病変部が好発部位でなかったり，または治療に対する反応性が悪い場合）には，病変部のパンチ生検を行い，病理組織学的な評価を行うべきである。細菌感染などが続発しているびらん病変部の押捺標本においては，好中球やマクロファージのみが検出され，常に多数の好酸球が認められるわけではないため注意が必要である。このような局所病変の特徴と異なり，好酸球性肉芽腫症候群を有するネコのほとんどにおいて，末梢血における好酸球増多症が存在すると考えられている。

2-2-1. 病理組織学的所見

病変部の表皮は著しく肥厚し，海綿状態を呈している場合が多く，これらの所見はイヌのアト

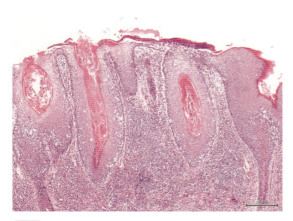

図3 好酸球性プラーク病変部のHE染色像2
表皮有棘層は高度に肥厚し，表皮表面には膿痂疲の形成がみられる。真皮では，高度な炎症細胞の浸潤を認める。毛包壁も表皮と同様な変化を示す。（スケールは200 μm）

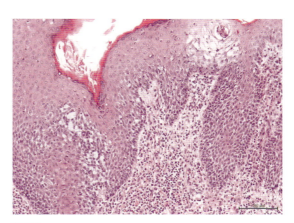

図4 好酸球性プラーク病変部のHE染色像3
表皮有棘層は高度に肥厚し，海綿状化および細胞間に好塩基性の粘液様物質を認める。表皮内への好酸球の浸潤も認める。真皮では，高度な好酸球，リンパ球および形質細胞の浸潤を認める。（スケールは100 μm）

ピー性皮膚炎やネコのアレルギー性粟粒性皮膚炎の病理組織像に酷似している[2]。しかしながら，表皮および真皮内における多数の好酸球浸潤（**図2**）が，イヌのアトピー性皮膚炎とは大きく異なる点であり，本症がアトピー性皮膚炎ではなく好酸球性プラークと呼ばれる由縁でもある。さらに，真皮内に分布する血管壁内にも多数の好酸球の浸潤が認められるが，脈管炎を伴っていない場合が多い[3]。好酸球のほかにリンパ球，肥満細胞および好中球などの炎症性細胞も存在する（**図3，4**）。また，好酸性の膠原線維束を伴う壊死（炎状構造）は，好酸球性プラーク（好酸球性肉芽腫でも認められる）に特徴的な所見であるともいわれている[4]。病期の進行に伴い，表皮は脱落して二次的なびらん性病変を形成する場合が多く，細菌の二次感染により著しい好中球・マクロファージの浸潤を認めることもある。

3．ネコの好酸球性プラークの病態

前述したとおり，ネコの好酸球性プラークの病態に関する研究はほとんど行われておらず，不明な点が多い。ステロイドによる治療に反応して症状が改善することから，ネコの好酸球性プラークを含む好酸球性肉芽腫症候群は，アレルギー性炎症に起因した皮膚疾患であると考えられてきた。実際，アレルギー性疾患を有するネコ90頭の皮膚病変を調べたところ，これらの約30％において好酸球性肉芽腫症候群様の病変を認めたという報告がある[5]。逆に，アレルギー性皮膚疾患が疑われた25頭のネコのうち3頭のみが好酸球性肉芽腫症候群様の病変を認め，これらのネコは皮内反応試験において花粉やノミ抗原に陽性反応を示したという報告もある[5]。また，ヒトのアレルギー性疾患のアレルゲンとして重要であるネコ上皮抗原（Fel d 1）がネコにおいても自己感作抗原としてはたらき，好酸球性肉芽腫症候群の症状を増悪させる可能性を示す論文も発表されている[6]。これらの報告は，アレルギー性炎症がネコの好酸球性肉芽腫症候群の病態に関与していることを間接的に示唆するものといえる。

また，アレルギー性炎症の関与を直接的に評価すべく，筆者らは好酸球性プラーク病変部におけるTARC mRNAの発現を確認している（**図5**）。

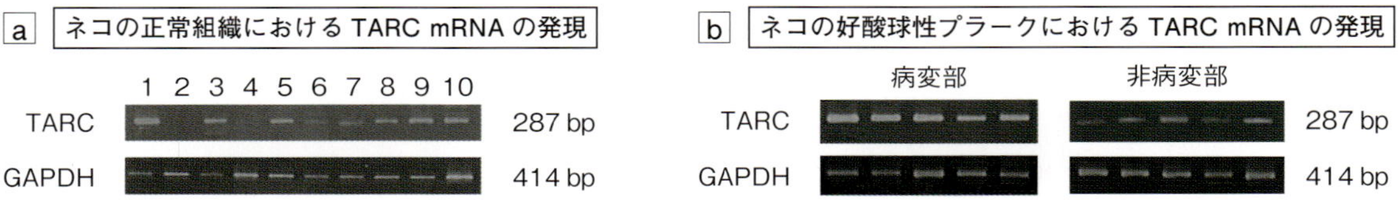

| a | ネコの正常組織における TARC mRNA の発現 |
| b | ネコの好酸球性プラークにおける TARC mRNA の発現 |

図5 ネコの正常組織および好酸球性プラーク病変部・非病変部における TARC mRNA の発現

TARC mRNA は正常皮膚および好酸球性プラーク非病変部においても恒常的に発現しているが，好酸球性プラーク病変部において発現が増強している。

1：胸腺　2：肝臓　3：脾臓　4：心臓　5：結腸　6：皮膚　7：腎臓　8：肺　9：リンパ節　10：小腸
GAPDH：グリセルアルデヒド-3-リン酸デヒドロゲナーゼ

4. ネコの好酸球性プラークの治療

4-1. ステロイド

前述したとおり，好酸球性プラークの病態にはアレルギー性炎症が関与している可能性が高いと考えられる。このことは，経験的な対症療法がアレルギー性炎症の軽減におかれていることと一致する。感作しているアレルゲンが明らかな場合（例えばノミアレルギー）は，アレルゲン回避が有効であるが，抗炎症薬の投与も併せて必要となる場合が多い。

抗炎症薬としては，ステロイドが一般的に用いられ，2～3週間ごとにメチルプレドニゾロン酢酸エステル（4 mg/kg または 20 mg/head）の皮下投与もしくは1日1～2回のプレドニゾロン（2～5 mg/kg）の経口投与が推奨されている[2]。多くの場合，治療開始2～4週間後には病変部の改善が認められるとされている。治療効果が認められれば，メチルプレドニゾロン酢酸エステルの投与間隔の延長（2～3カ月に1回）もしくはプレドニゾロン経口投与量の漸減を行う[2]。二次感染を発症している場合には適切な抗菌薬を投与する必要がある。

4-2. シクロスポリン

ほとんどの症例はステロイドの投薬に反応するため，徐々に投薬量を漸減していくことにより良好な寛解状態を維持できる疾患である。しかしながら，症例の中には漸減が不可能であるばかりか，ステロイドに耐性を示す場合もある。このような場合には，原因となるアレルゲンを同定するための検査（IgE 検査または除去食試験）を実施し，可能であればアレルゲン除去に努めるとともに，その他の免疫抑制薬を用いて対処する必要がある。

好酸球性プラークに対するシクロスポリンの有効性が prospective study（前向き研究）および retrospective study（後向き研究）によって検証されている。Noli らが行った prospective study では，シクロスポリンの1日1回投与（3.6～8.3 mg/kg）を30日間継続することによって，約半数（10頭中5頭）の症例で症状の改善が認められた[19]。一方，Vercelli らの retrospective study では，投薬開始後90日間における症状の改善程度が評価されており，シクロスポリンの1日2回投与（5.0～8.3 mg/kg）によって全症例（3頭中3頭）が完全寛解に達した[20]。ステロイドに対して耐性を示すネコにおいて良好な成績であった例（図6）もみられることを考えると，本症に対するシクロスポリンの投与は有効な治療オプションのひとつであるといえよう。

副作用と使用注意の場合

主に認められる副作用としてはイヌと同様に嘔吐や軟便などの消化器症状であるが，症状が軽微

ネコの好酸球性プラーク 10

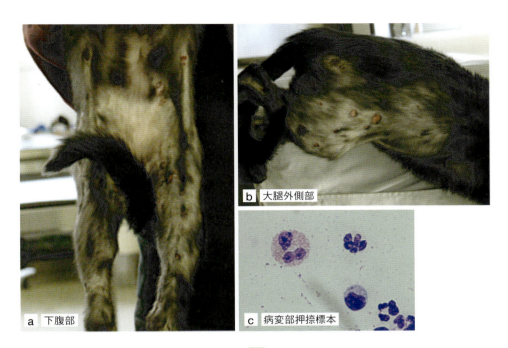

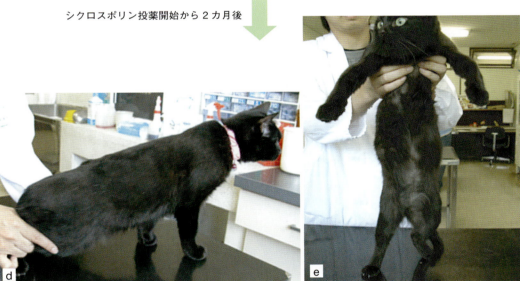

図6 ステロイドに耐性を示したネコ
a〜c：病変部押捺標本において好酸球および好中球を認めた（c）。本症例に対してプレドニゾロン（3mg/kg, SID）を1カ月間投薬したが寛解は得られなかった。
d〜e：シクロスポリン（7mg/kg, SID）を投薬して2カ月後の外貌。瘙痒感は著しく低下し，皮膚症状は消失した。

な上にその出現率は1〜2割とイヌにくらべて低いことから，あまり問題にはならないようである。FIVやFeLV陽性ネコに対する投薬に関しては，まだ安全性は確認されておらず，今のところ投薬は控えた方がよいと思われる。

Chapter III 臨床編

まとめ

　ネコの好酸球性プラークが最初に報告されてから40年近くの月日が経過し、またこの疾患が一般的によく認められるにもかかわらず、その病態に関しては依然として不明な部分が多い。これはネコの好酸球性プラークに限らず、小動物の免疫疾患における病態がほとんど理解されていないことに起因しているのであろう。これら免疫疾患に対する治療においてもステロイドを中心とした対症療法に終始しており、原因に対する治療は行われていないのが現状である。根治的な治療の開発を考慮すると、これら小動物の免疫疾患における分子病態・病因の解明が急務であり、その病因分子をターゲットにした分子標的治療の開発が望まれる。

［参考文献］

1 ）Scott DW, Miller WH, Griffin CE. Muller & Kirk's Small Animal Dermatology 6ed. Philadelphia, Saunders, 2001.

2 ）Power HT, Ihrke PJ. Selected feline eosinophilic skin diseases. *Vet Clin North Am Small Anim Pract* 25: 4, 1995, 833-850.

3 ）Scott D. Eosinophilis in the walls of large dermal and subcutaneous blood vessels in biopsy specimens from cats with eosinophilic granuloma or eosinophilic plaque. *Vet. Dermatol* 10, 1999, 77-78.

4 ）Fondati A, Fondevila D, Ferrer L. Histopathological study of feline eosinophilic dermatoses. *Vet Dermatol* 12(6), 2001, 333-338.

5 ）Prost C. In: Kwochka KW, et al eds. Advances in Veterinary Dermatology volume3. Boston, Butterworth-Heinemann Medical, 1998.

6 ）Wisselink MA, van Ree R, Willemse T. Evaluation of Felis domesticus allergen I as a possible autoallergen in cats with eosinophilic granuloma complex. *Am J Vet Res* 63, 2002, 338-341.

7 ）Kakinuma T, Nakamura K, Wakugawa M, Mitsui H, et al. Thymus and activation-regulated chemokine in atopic dermatitis: Serum thymus and activation-regulated chemokine level is closely related with disease activity. *J Allergy Clin Immunol* 107(3), 2001, 535-541.

8 ）Maeda S, Fujiwara S, Omori K, Kawano K, et al. Lesional expression of thymus and activation-regulated chemokine in canine atopic dermatitis. *Vet Immunol Immunopathol* 88, 2002, 79-87.

9 ）Maeda S, Okayama T, Omori K, Masuda K, et al. Molecular cloning of the feline thymus and activation-regulated chemokine cDNA and its expression in lesional skin of cats with eosinophilic plaque. *J Vet Med* 64(2), 2003, 275-278.

10）Imai T, Nagira M, Takagi S, Kakizaki M, et al. Selective recruitment of CCR4-bearing Th2 cells toward antigen-presenting cells by the CC chemokines thymus and activation-regulated chemokine and macrophage-derived chemokine. *Int Immunol* 11, 1999, 81-88.

11）Baggiolini M. Chemokines and leukocyte traffic. *Nature* 392, 1998, 565-568.

12）Sallusto F, Mackay CR, Lanzavecchia A. Selective expression of the eotaxin receptor CCR3 by human T helper 2 cells. *Science* 26; 277, 1997, 2005-2007.

13）Kameyoshi Y, Dörschner A, Mallet AI, Christophers E, et al. Cytokine RANTES released by thrombin-stimulated platelets is a potent attractant for human eosinophils. *J Exp Med* 1; 176(2), 1992, 587-592.

14）Daugherty BL, Siciliano SJ, DeMartino JA, Malkowitz L, et al. Cloning, expression, and characterization of the human eosinophil eotaxin receptor. *J Exp Med* 1; 183(5), 1996, 2349-2354.

15）Garcia-Zepeda EA, Rothenberg ME, Ownbey RT, Celestin J, et al. Human eotaxin is a specific chemoattractant for eosinophil cells and provides a new mechanism to explain tissue eosinophilia. *Nat Med* 2(4), 1996, 449-456.

16）Kimura T, Kano R, Maeda S, Tsujimoto H, et al. Expression of RANTES mRNA in skin lesions of feline eosinophilic plaque. *Vet Dermatol* 14, 2003, 269-273.

17）Bartels J, Schluter C, Richter E, Noso N, et al. Human dermal fibroblasts express eotaxin: molecular cloning, mRNA expression, and identification of eotaxin sequence variants. *Biochem Biophys Res Commun* 225, 1996, 1045-1051.

18）Mochizuki M, Bartels J, Mallet AI, Christophers E, et al. IL-4 induces eotaxin: a possible mechanism of selective eosinophil recruitment in helminth infection and atopy. *J Immunol* 160(1), 1998, 60-68.

19）Noli C, Scarampella F. Prospective open pilot study on the use of ciclosporin for feline allergic skin disease. *J Small Anim Pract* 47, 2006, 434-438.

20）Vercelli A, Raviri G, Cornegliani L. The use of oral cyclosporin to treat feline dermatoses: a retrospective analysis of 23 cases. *Vet Dermatol* 17(3), 2006, 201-206.

21）Scarampella F, Abramo F, Noli C. Clinical and histological evaluation of an analogue of palmitoylethanolamide, PLR 120 (comicronized Palmidrol INN) in cats with eosinophilic granuloma and eosinophilic plaque: a pilot study. *Vet Dermatol* 12(1), 2001, 29-39.

22）Mazzari S, Canella R, Petrelli L, Marcolongo G, et al. N-(2-hydroxyethyl) hexadecanamide is orally active in reducing edema formation and inflammatory hyperalgesia by down-modulating mast cell activation. *Eur J Pharmacol* 300(3), 1996, 227-236.

※本稿は月刊CAP 2008年5月号 前田貞俊先生の原稿を元に増田健一が加除・修正した。

（増田健一）
（図2〜4：酒井洋樹）
（一部画像提供：前田貞俊）

Chapter Ⅲ 臨床編

11 猫喘息の病態，診断および治療

ネコの代表的なアレルギー性疾患として，Chapter Ⅲ-10 で解説した好酸球性プラークのほかに気管支喘息が存在する。ネコの気管支喘息（猫喘息）は臨床症状がヒトのものに類似しており，その病態にはⅠ型過敏症を中心としたアレルギー反応が関与している可能性が示されてきた。UC Davis の研究グループによって実験的にネコに気管支喘息を発症させるモデルが確立され，本疾患における免疫病態が明らかになりつつある。本稿では，ヒトおよびネコの喘息モデルの研究から得られた知見を紹介しながら，ネコの気管支喘息における病態，診断および治療について解説する。

1. ネコの気管支喘息の疫学

ネコの気管支喘息は，気管支の過度な収縮と気道からの粘液分泌過多が原因で生じる慢性の閉塞性呼吸器疾患で，100年前より臨床獣医師によって認識されていた疾患である[1]。病態が不明であったことから，単に慢性の閉塞性呼吸器疾患または下部呼吸器疾患などと呼ばれてきたが，免疫病態の解明に伴って気管支喘息，アレルギー性気管支炎または免疫介在性気道疾患など，その呼称も変わってきている。最近では，臨床症状や病態においてヒトの喘息と多くの共通点が存在することが明らかとなり，猫喘息と呼ぶのが一般的になっている。疫学に関する詳細な研究はないが，高齢のメス猫またはシャム猫に好発すると考えられている[2]。

2. ネコの気管支喘息の病態

2-1. ヒトにおける研究からの外挿

ヒトの気管支喘息の病態においては，Ⅰ型過敏症を主体とするアレルギー反応が深く関与することが示されていることから，治療の主眼はアレルギー性炎症の軽減に置かれている。すなわち，アレルゲン暴露による肥満細胞の活性化（即時相）と，その後に引き続いて生じる好酸球の浸潤（遅発相）による組織傷害の両方を緩和させることである。しかしながら，ヒトの喘息の約3割の症例においてはIgE-肥満細胞を介さない反応（薬物や運動誘発性）でも喘息が生じることが知られている[3]。ネコの症例においてこのような亜集団が存在するかどうかについては明らかになっていない。

2-1-1. 即時相

即時相の反応では主にヒスタミン，プロスタグランジンなどの神経刺激物質が放出されることにより，気道が過度に収縮し，呼吸困難となる。これがいわゆる喘息発作と呼ばれるものである。ヒトにおいては，この即時相の反応を軽減させるためにヒト型抗IgE抗体が開発され，喘息の治療薬として承認されている[4]。ネコの病態において

253

も，Ⅰ型過敏症の関与が強く疑われているが[5]，自然発症例においてアレルゲンの関与を直接的に証明した報告はない。気道はコリン作動性で収縮し，β_2アドレナリン作動性に弛緩するが，アレルギー性炎症によって侵潤するリンパ球または好酸球などから産生されるサイトカインによって，コリン－アドレナリンの協調関係が破綻すると考えられている[5]。

2-1-2. 遅発相

遅発相では好酸球の浸潤が生じ，好酸球に含まれる組織傷害因子が気道の炎症やリモデリングなどを引き起こすことから，好酸球をターゲットにした新規治療法の開発も試みられている[6]。ネコの気管支喘息においては，末梢血中の好酸球数の増加は一般的ではなく，気管支肺胞洗浄液中においてのみ多数の好酸球が検出されることが分かっている[2,7]。

2-2. ネコの気管支喘息モデルから得られた知見

ネコの気管支喘息の表現型がヒトのものに類似していることから，これまでにもネコを用いた実験モデルの確立が試みられてきた。2004年には，ハウスダストマイト抗原の経気道的暴露によって喘息発作を発症するモデルが報告された[8]。本モデルにおいては，ハウスダストマイト抗原の吸入によって気道の収縮が生じ，発咳，呼吸促迫または呼吸困難などの臨床症状が発症した。病理組織学的所見として，気道上皮の肥厚および過形成と炎症性細胞の浸潤が認められるとともに，気管支肺胞洗浄液中にも多数の好酸球が検出されている。本モデルにおいては，末梢血単核球および気管支肺胞洗浄液中の細胞におけるサイトカインmRNAの発現解析が実施されており，これらの細胞におけるIL-4（Th2型サイトカイン）mRNAの発現増強が示された。これらの結果から，ネコの気管支喘息においてもヒト同様Th2型の免疫反応が深く関与している可能性が示されたわけだが，ネコの自然発症例における免疫病態は依然として不明である。

表1　気管支喘息との鑑別を有する疾患

参考文献5の表を引用・改変

肥大型心筋症
フィラリア症
膿胸
乳び胸
血胸
急性または慢性気管支炎
上部気道の感染症
ネコロコナウイルス感染症
横隔膜ヘルニア
縦隔型リンパ腫
腫瘍

3. ネコの気管支喘息の臨床症状

ほとんどの症例において，呼吸困難を伴う発作性の発咳や喘鳴を認めるが，症状を発現していないときは正常にみえる。発咳や喘鳴を認めず，運動時にのみ開口呼吸やレッチング（空嘔吐）などを示す症例や，単に食欲不振だけの症例も存在する。運動を嫌うことで肥満になっていくと考えている臨床医もいる。気温および湿度の低下など，気道の過敏性が高まる環境では症状が悪化する場合があるので，環境変化と症状発現との関連性も聴取しておく必要がある。

4. ネコの気管支喘息の診断

気管支喘息の診断においては，呼吸器症状を示すその他の疾患（**表1**）との鑑別が必要となる[5]。特に，肺における循環不全を引き起こす心疾患（肥大型心筋症やフィラリア症）との鑑別のために，心臓超音波検査やフィラリア抗原・抗体検査は必ず実施する。教科書的には肺吸虫症との鑑別のため，糞便検査によるオーシストの検出が推奨されているが[5]，特別な地域を除いて，日本にお

猫喘息の病態，診断および治療　11

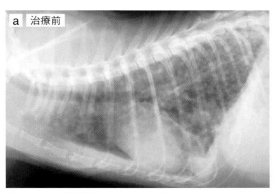

a 治療前

肺葉全体に混合性パターンを認める。

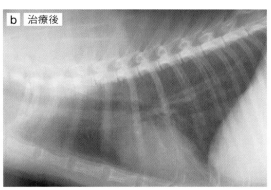

b 治療後

プレドニゾロンを用いた治療を開始して1週間後のX線画像。以前認められた混合性パターンは消失している。

図1 気管支喘息を有するネコの胸部X線画像

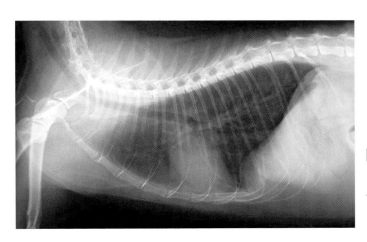

図2 気管支喘息のネコに認められた胸郭の拡大

肺野には軽度の気管支パターンを認める。呼気の排出障害によって，肺は過度に拡張し，横隔膜の平担化を認める。

いてはあまり重要ではないと思われる。

　血液検査はあまり有用ではないが，重度の臨床症状を発現している症例では白血球の上昇（好中球および単球増多症に起因する）が認められる[9]。気道のリモデリングにおいてはヒト同様に好酸球が重要な役割を果たしていると考えられているが，末梢血の好酸球増多症は症例の約18％においてのみ認められる[2]。一方，重度の臨床症状を示すネコの気管支肺胞洗浄液においては，多量の好中球および好酸球が検出されることが分かっている[2]が，軽度または中等度の症例では好酸球数の有意な増加が認められないこと，また検査自体がリスクを伴うことを考慮すると，診断目的で気管支肺胞洗浄を行うことは一般的ではない。その他の血液検査上の異常として，脱水を伴わない高タンパク血症が約30％の症例で認められているが，これは血清中のグロブリン増加に起因している可能性が示されている[2]。胸部X線検査においては約80％の症例で気管支パターン，間質パターンまたは混合性パターン（肺胞，気管支および間質パターン）などの異常所見が検出される[7]（**図1**）。気管支肺胞洗浄液の細胞数とX線画像所見における重症度は相関することが示されていることから[7]，画像検査は必須であると思われる。また，肺実質に異常が認められなくても，呼気の排出障害による横隔膜の尾側変位や（**図2**），

255

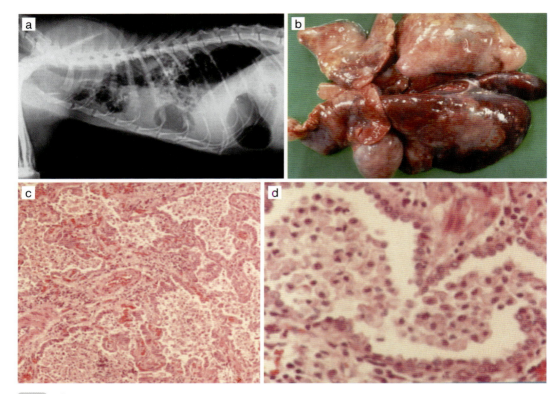

図3 ブラが認められたネコの症例
a，b：胸部X線画像および剖検写真。肺胞が破裂，融合した結果，ブラが形成されている。
c，d：病理組織学的所見。肺胞内には好中球および好酸球などが多量に浸潤していた。

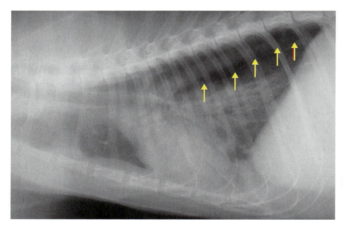

図4 気管支喘息のネコに認められた気胸
虚脱した肺の辺縁が明瞭に描出されている（矢印）。

胸郭の拡大などが検出される場合もある。進行した症例においては，肺胞壁の破裂によるブラ（図3）やブラの破裂による気胸（図4）などを合併していることがあり，注意深い読影が望まれる。

ヒトの喘息診断においては，呼吸機能検査を実施することが多いが，ネコにおいては実験誘発モデルで行われているのみで臨床現場では行われていない[8,10,11]。

表1 ネコのアレルギー性疾患で使用する主な薬剤と投与量

	薬剤名	製品例	投与量	投与期間	備考
ステロイド	プレドニゾロン	プレドニゾロン錠	1 mg/kg, PO, SID	3日間	最初の3日間で症状が改善した後, 0.5 mg/kg に減量する
			0.5 mg/kg, PO, SID	1～2週間	
	メチルプレドニゾロン酢酸エステル	デポ・メドロール®水懸注	10～20 mg/cat, IM または SC	一度投与すると1～1.5ヵ月間効果が継続	投与間隔は1ヵ月以上あける 副作用（皮膚糸状菌症, 糖尿病など）に注意
免疫抑制薬	シクロスポリン	アトピカ®	7 mg/kg, PO, SID	効果が認められるまで4週間程度。その後, 必要に応じて使用	改善が認められたら, 隔日または週2回投与に減量可能
気管支拡張薬	アミノフィリン	ネオフィリン®注	5 mg/kg/回, IV	必要に応じて継続	
	硫酸テルブタリン	ブリカニール®錠	0.625～1.25 mg/kg, PO, BID		気管支平滑筋に選択的に作用 心臓への負担が軽い
抗ヒスタミン薬 抗ロイコトリエン薬	シプロヘプタジン	ペリアクチン錠	2 mg/cat, PO, BID		
	モンテルカスト	シングレア®錠	0.25 mg/kg, PO, BID		筆者の経験的な投与量

5. ネコの気管支喘息の治療

治療は主に対症療法による。薬剤としてステロイド，気管支拡張薬を主に用い，それに加えてネブライザー療法を実施すると臨床上効果を実感できることが多い（**表1**）。

5-1. ステロイド

ステロイドは通常はプレドニゾロンを選択するとよい。プレドニゾンはネコにおいては効果が弱いため，イヌの使用量よりも増量して使用する必要があるが，プレドニゾロンはイヌと同様の投与量で効果を得ることができる。経口投与が困難な場合には，注射薬であるデポ・メドロール®（薬剤名：メチルプレドニゾロン酢酸エステル）を使用することができるが，この薬剤のステロイドホルモン効果は1～1.5ヵ月程度の長期にわたって効果が持続する。一度投与したデポ・メドロール®の作用は取り除くことができないため，副作用に注意しなければならない。免疫が抑制されると皮膚の糸状菌症を生じたり，糖代謝が変化する

ことで糖尿病が起こる。

5-2. 気管支拡張薬

気管支拡張薬として，注射ではアミノフィリン，経口投与では硫酸テルブタリンを用いる。硫酸テルブタリンは気管支平滑筋に選択的に作用する薬剤であり，心臓への負担が軽いと考えられている。

5-3. 抗ヒスタミン薬

抗ヒスタミン薬としては一般的にシプロヘプタジンが用いられている。抗ロイコトリエン薬については，成書の記載はないが，筆者の経験ではネコの気管支喘息の症例において，抗ヒスタミン薬と抗ロイコトリエン薬の併用によりステロイド治療から離脱することができた。

5-4. 抗菌薬

ネコの気管支喘息は慢性であることが多い。慢性の呼吸器疾患では感染症を併発する場合が多く，それに対して抗菌薬による治療が必要である。通常は，セフェム系の抗菌薬単剤でよいが，

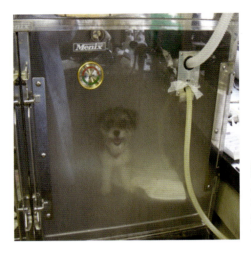

図5 ネブライザー療法の実際
ネブライジングは酸素吸入とアイスノンなどを用いて温度管理に注意しながら，犬舎内が煙で覆われるくらいにする（図はイヌで実施している際の様子であり，ネコでも同様に行う）。

表2 ネブライザー療法に用いる薬剤

	薬剤名	製剤名	1回噴霧量	噴霧回数（15分/回）
加湿剤	生理食塩水		10 mL	
粘液溶解薬	チロキサポール	アレベール®	10 mL	
粘液溶解薬	アセチルシステイン	ムコフィリン®	1アンプル	1時間当たり1〜2回を5〜6時間実施
抗アレルギー薬	クロモグリク酸ナトリウム	インタール®	1アンプル	
気管支拡張薬	イソプレナリン塩酸塩	アスプール®	0.5 mL	
抗菌薬	アミカシン	アミカシン（100 mg）	1アンプル	1日1回
ステロイド	プレドニゾロン	水性プレドニゾロン	適量	

慢性経過の場合，筆者はマイコプラズマ感染を疑ってクラリスロマイシンをセフェム系抗菌薬と併用する。マイコプラズマは細胞内寄生体であることから，セフェム系抗菌薬では効果が得られないためである。セフェム系抗菌薬とクラリスロマイシンをおおよそ1カ月間処方するとよいであろう。ちなみに，服用しやすいと考えて薬剤を粉にして処方する場合があるが，クラリスロマイシンは非常に苦いため，決して粉にして調剤してはならない。

5-5. ネブライザー療法

吸入アレルゲンに対する過剰な免疫反応をコントロールできない場合，肺機能が減少し傷ついた気管支を修復できないため，肺の機能的な変化はやがて肺そのものの変化に進行する。傷害された気管支粘膜は壊死するため，核内サイトカインであるIL-33が放出される。IL-33は粘膜下の自然リンパ球を刺激し，病変部において各種サイトカインを産生させ，さらに炎症を悪化させる。自然リンパ球にはステロイドは無効であるため，その活性化を抑えるためにはIL-33の産生量を下げなければならず，そのためには粘膜上皮の修復を促進させる治療が必要である。それには，内服薬で全身的に薬剤を作用させるよりも，粘膜に薬剤を直接作用させるネブライザー療法が有効である

（図5）。

ネブライザー療法に用いる薬剤を**表2**に示す。実際には，生理食塩水，チロキサポール（アレベール®），アセチルシステイン（ムコフィリン®），クロモグリク酸ナトリウム（インタール®）は1時間に1〜2回を，1日に5，6時間実施する。イソプレナリン塩酸塩（アスプール®），アミ

カシン，水溶性プレドニゾロンは1日1回のみで，最初のネブライジングのときに用いる。アスプール®は過剰に使用すると頻脈を起こすため注意が必要である。代わりに，よりβ_2選択性が高く，心臓刺激作用が少ないことから比較的安全なサルブタモール（ベネトリン®）やプロカテロール（メプチン®）を用いる場合もある。

まとめ

ネコの気管支喘息（猫喘息）の病態にはアレルギー反応が重要な役割を担っていると考えられているが，臨床上重要と思われるアレルゲンの同定には至っていない。現状では，アレルギー反応に起因するⅠ型過敏症を軽減させる，アレルギー非特異的な治療法が選択されているにすぎないが，今後は免疫病態のさらなる解明に伴ってアレルギー特異的な新規治療法が開発されることに期待したい。

［参考文献］

1）Hill JW. Diseases of the respiratory organs. In: Jenkins WR ed. The Diseases of the Cat. New York, 1906, pp11-21.
2）Moise NS, Wiedenkeller D, Yeager AE, Blue JT, et al. Clinical, radiographic, and bronchial cytologic features of cats with bronchial disease: 65 cases (1980-1986). *J Am Vet Med Assoc* 194, 1989, 1467-1473.
3）Carlsen KH, Anderson SD, Bjermer L, Bonini S, et al. Exercise-induced asthma, respiratory and allergic disorders in elite athletes: epidemiology, mechanisms and diagnosis: part I of the report from the Joint Task Force of the European Respiratory Society (ERS) and the European Academy of Allergy and Clinical Immunology (EAACI) in cooperation with GA2LEN. *Allergy* 63, 2008, 387-403.
4）Holgate ST, Djukanovic R, Casale T, Bousquet J. Anti-immunoglobulin E treatment with omalizumab in allergic dis-

eases: an update on anti-inflammatory activity and clinical efficacy. *Clin Exp Allergy* 35, 2005, 408-416.
5）Byers CG, Dhupa N. Feline bronchial asthma: Pathophysiology and Diagnosis. *Compendium* 27, 2005, 418-425.
6）Hogan SP, Rosenberg HF, Moqbel R, Phipps S, et al. Eosinophils: biological properties and role in health and disease. *Clin Exp Allergy* 38, 2008, 709-750.
7）Corcoran BM, Foster DJ, Fuentes VL. Feline asthma syndrome: a retrospective study of the clinical presentation in 29 cats. *J Small Anim Pract* 36, 1995, 481-488.
8）Norris Reinero CR, Decile KC, Berghaus RD, Williams KJ, et al. An experimental model of allergic asthma in cats sensitized to house dust mite or bermuda grass allergen. *Int Arch Allergy Immunol* 135, 2004, 117-131.
9）Dye JA, McKiernan BC, Rozanski EA, Hoffmann WE, et al. Bronchopulmonary disease in the cat: historical, physical, radiographic, clinicopathologic, and pulmonary functional evaluation of 24 affected and 15 healthy cats. *J Vet Intern Med* 10, 1996, 385-400.
10）Padrid P, Snook S, Finucane T, Shiue P, et al. Persistent airway hyperresponsiveness and histologic alterations after chronic antigen challenge in cats. *Am J Respir Crit Care Med* 151, 1995, 184-193.
11）Reinero CR, Decile KC, Byerly JR, Berghaus RD, et al. Effects of drug treatment on inflammation and hyperreactivity of airways and on immune variables in cats with experimentally induced asthma. *Am J Vet Res* 66, 2005, 1121-1127.
12）Padrid P, Feline Asthma: Treatment Guidelines for Using Inhaled Medication, 2004; http://www.fritzthebrave.com.
13）Byers CG, Dhupa N. Feline bronchial asthma: Treatment. *Compendium* 27, 2005, 426-432.
14）Padrid PA, Cozzi P, Leff AR. Cyclosporine A inhibits airway reactivity and remodeling after chronic antigen challenge in cats. *Am J Respir Crit Care Med* 154, 1996, 1812-1818.

※本稿は月刊CAP 2008年6月号 前田貞俊先生の原稿を元に増田健一が加除・修正した。

（増田健一）
（一部画像提供：前田貞俊）

その4…牛

出だしは好調……しかし？

　私が通う剣道の道場の館長先生からの依頼を簡単に引き受けたことが、今回の悲劇の始まりだった。私の息子を含めた道場の子供たちが市の剣道大会の団体戦メンバーになっているため、試合会場まで車で連れていってほしいと頼まれた。その日は午前11時30分に子供たちをピックアップして、午後1時開始の試合会場に連れて行くことになった。集合時間は試合開始1時間半前、会場へは高速道路を使えば車で40分程度で移動できることを考えれば、昼ごはんの時間を加味しても余裕であった。

　その日はちょうど妻も暇だということで、助手席に乗って一緒に行くことになった。私のおんぼろ車にはおんぼろナビゲーションが付いていたが、おんぼろナビゲーションはよく間違った指示を出す。そのため、助手席に乗った者がナビゲーションの地図を拡大、縮小しながらナビゲーションの指示を確認するのが、私たち夫婦間の暗黙のルールであった。この日は妻が助手席に座り、その役目を担った。

　定刻どおり子供たちをピックアップし、一路、車は試合会場へ向かった。渋滞もなく、高速道路も順調に進み、このまま行けば1時間弱ほどの余裕をもって試合会場に着く。私は、まもなく会場に子供たちを無事に届ける責任を果たした安堵感に浸ることができるはずであった。

　会場付近の高速道路降り口に近づいたころ、おんぼろナビゲーションは降り口の指示を出した。私が妻に「降り口って言っているけどホント？」と確認すると、「いやぁ、この降り口と違う」と妻が言った。車は降り口を通り越し、そのまま高速道路を次の降り口へ進んだ。

　しかし、これが間違いであった。そして次の降り口は「町田」であった。地元の方は分かると思うが、町田インターの降り口は、渋滞で有名な国道16号線に繋がっている。不意に私の頭の中によぎったのが（高速出口で16号線の渋滞につかまって身動きが取れなくなったらまずい）であった。そのため、私はとっさの判断で町田インターでは高速

を降りずに、第三京浜か東名高速に乗り、町田の次の降り口でUターンすることにした。

　焦っていたためきちんとした判断ができなかった私は、東京方面に向かう第三京浜を避け、静岡方面下りの東名高速へ乗った。東京方面は何となく混みそうな感じがしたためだ。妻もことの重大さに動転していたのか、ナビゲーションの地図をうまく確認することができないでいた。そして、私たちは静岡方面の東名高速に乗り、次の出口で反対方向に乗るはずだった。

　しかし、これが間違いにさらに拍車をかけた。下りの東名高速は町田から厚木まで降り口がないのである。それは、高速でさらに15〜20分程度走らなければならないことを意味した。

　厚木へ向かう車内は妙な緊張感に包まれ始めた。時計の針は12時30分を指そうとしていたが、この車はどんどん試合会場から高速で離れていく。このままで試合に間に合うのか、そういう不安が当然のごとくみんなに訪れた。厚木で降りて、逆方向に乗るつもりであった私だったが、焦るとろくなことがないとはこういうことである。反対の車線に戻るはずだった私の車は、あろうことか車線を乗り間違えた。小田原〜厚木道路というバイパスに乗ってしまい、会場からさらにどんどん離れていくのである。

　バイパスなので降り口がしばらくない。時計はすでに12時30分を回り、試合開始まで残り25分程度しかない状況だが、子供たちを乗せた車は依然、試合会場とは逆の方向に向かって、しかも猛スピードで進んでいた。私はかなり焦った。試合には間に合わないのではないかという不安が、かなりの確率で現実になりそうであった。

すべてはお天道様の胸三寸

　次の降り口でようやく反対方向の車線に乗り、それと同時に私は妻と運転を代わった。妻はこれ以上ナビゲーションの責任を負えないと言い、今度は私がナビをみることになった。道を今度間違ったら、もう完全に取り返しがつかない。

　車は試合会場にようやく向かうことになったものの、ナビゲーションをみながら私はかなり焦っていた。もう残り20分くらいしかないと思うと、どうしようもない怒りを感じ始めた。そもそもこうなっ

たのも妻のせいである。妻があのとき最初の高速道路の降り口を間違えなければ，今ごろは試合会場に余裕をもって着いていたはずである。今の状況を（くそ！）と思うと同時に，妻に悪態のひとつもついてやりたい衝動と怒りがふつふつと湧いてきた。

いつもなら，そしてこれまでの私なら，おそらく妻に一言苦言を呈していた。いや，苦言というよりはもっと辛辣に叱責していただろう。ところがそのときの私は，逆になぜか自問自答していた，（私は何に対して怒っているのか）と。すると，（なんだ，そんなことが怒りの原因だったのか）と突如気が付いたのである。

それは私の中に生まれた恐怖感であった。そして，その恐怖感を紛らわすために，その原因をつくった妻を責めたいという浅ましい心であった。試合会場に間に合わずにチームが不戦敗になったとき，館長先生に言い訳が立たないこと，私のせいで区の剣道連盟も恥をかくこと，私も二度と剣道ができないであろうこと，一人前の社会人でありながらそんなあり得ないことをする自分を容認できないこと……などなど，そういったことがすべて嫌だったのである。それらを受け入れることが怖かったのである。その怖さが自分の中で妻への責任転嫁，そして悪態，叱責への衝動になっていることに気付いたのだ。

（今，妻を責めても車に羽が生えるわけでもなし。どこでもドアが出てくるわけでもなし……）

（後はすべて，お天道様の胸三寸……）

そう思えるようになると，ふっと力が抜けて自然体の感覚になった。結局，今の私にできることはナビゲーションの地図をみて，二度と道を間違わないように運転する妻に指示を出すことだけである。そして，それで間に合うかどうかはお天道様次第だ，と肚をくくることである。この先，道を間違えなくても，途中で白バイに止められたらアウト，渋滞があったらアウト，タイヤがパンクしたらアウト……間に合うかどうかの鍵は私の手の中になく，すべてお天道様が握っている状態であることを認識した。いや，知覚し，実感した。

（試合に間に合わずに不戦敗になったら，とにかく土下座してでも謝罪するしかない。私はもう道場に通えないな。剣道は止めよう）

ただそういう覚悟ができるかどうかの話だ，と思うようになった。人間の本質や人生の本質を揺るがすような事態ではない，何がそんなに怖いのだ。しかも，そもそも妻が同行することを許したのも私である。館長先生の依頼を受けたのも私である。私が

今回のすべての発端である。今の事態のすべての縁は私のせいであるのだから。

自分を「牛」に見立てる禅の心境

後はお天道様まかせ。そう思った瞬間，妻には気持ちよく運転してもらう，車内の子供たちにはギリギリで試合会場に着いたときのために準備しておいてもらう，そのことだけをやればよいと思うようになった。

車はその後，順調に高速道路を進み，渋滞も事故もなく，道も間違えずに試合会場に無事に到着した。10分遅れであった。剣道の試合は多くの場合，開会式に30分程の時間を要することが多い。幸い，このときも第一試合開始までにはまだ20分以上があり，子供たちのウォーミングアップには十分な時間があった。

試合は残念ながら1回戦で負けてしまったが，帰りの車内は私も，妻も，そして子供たちも険悪ではなかった。あのとき，車内で妻に悪態をついていたら，妻を叱責していたら，子供たちは何と感じただろうか。そう思うと，本当にそんなくだらないことをしなくてよかったとしみじみと思ったものである。

今回のことで私が学習したことは2つある。ひとつは，怒るということはその人の弱さから出ているということである。弱さから疑心暗鬼となり，本来はありもしない恐怖感を自分の中でつくる。怒っている人をみると（この人はきっと何かに怯えているんだろうな，プライドとか名誉とか評判とか，何かを失いたくないのだろうな）と思うようになった。もともとは，お母さんの子宮の中という，何もない「空間」から生まれてきた我々に，本来何も守るものなどない。守るものをつくっているのは，自分自身の頭の中の虚像である。その虚像に気付かないうちに感情が動かされ，怒りとなる。

もうひとつは，我々はお天道様に生かされているだけの存在であるということだ。人生において我々は自分で努力して何かを切り開いていると思っているが，それを人生における成功に寄与した割合として考えてみると，実は先の私のように単に「ナビゲーションをみている」程度のウエイトしかないのではないか。成功したとしても，それはお天道様がそうさせてくれただけであって，人はそれを自分の努力や才覚で得たもの，簡単にいえば「オレのお陰」と勘違いしているだけじゃないか，と思うようになった。

「悟る」とはきっとこんな類のことなのだろうか。禅では悟りを開くまでを十段階に分けて捉える

そうだ。そこでは，自分の心の動きを「牛」に見立てて，「牛」を見たり，「牛」を制御したりすることで悟りの段階を示すらしい。私は，きっとこの「牛」とは，お天道様に生かされる感謝を忘れ，虚像をつくって自身を悩ます自分のことなんだろうと思う。追い込まれたあのときの私は，少なくともその「牛」の姿を見たのだと思った。

　ある夜，JR の駅の改札を通ったところで，突然，誰かに襟首を後ろから引っ張られた。振り返っ

てみると，酔っ払った若いサラリーマンである。「こらぁ，てめぇ，今，オレに舌打ちしただろうがぁ。何か文句あんのかぁ」と息巻いて，私の胸倉をつかんできた。

　さあ，どうする増田。このサラリーマンはお前をナメているぞ，と私の中で牛が言う。果たしてお前は本当に悟ったのか……。

[初出：CAP 2012 年 12 月号]

凸方山話

その5…麻雀

はじめに

　今と違って中学校までの私は比較的勉強がよくできたので，地元では一応，進学校と呼ばれる公立高校に入学した。しかしその途端，高校では自分が勉強ができない人間であることに気付いた。高校1年の4月。まだ仲のいい友達が決まっていないころ，周囲でZ会がどうのとか，駿台の模試がどうのとか話をしているクラスメートが数名いて，私は「こいつら何のこといってるんだろう。大学受験はまだ先だろうが……」と思ったものである。

　この手のクラスメートが学年のマジョリティを占めることが分かったのは，最初の実力テストが終わったときである。生まれて初めて数学で零点を取り，最終的な学年順位が350人中345番だったことは今も忘れない。この成績表を見せたときの母親の顔は今でも昨日のように思い出せる。そのときの私はあまりにショッキングな成績を見せたくなかったので，夜遅くになって母親が寝ようかというところに成績表に印をもらいにいった。寝ぼけまなこでいた母親は，成績表を見るなり一瞬，大きく目を見開いた。人間は眠くてもびっくりするとこうなるのか，というくらいに目が大きくなった母親の顔を，そのときの私はどこか客観視していた。その後，母親は無言で成績表に押印した。これまで自分の息子は頭が良いと思っていたのに，高校に入った途端この成

績である。さぞかし残念だったことだろう。だから，このときの彼女の反応は分からなくもない。先日，母親にこのことを尋ねたら，「覚えていない」という。人は嫌な記憶を消し去るようだ。

麻雀で培った「流れを読む」力

　こうしてはじまった私の高校生活は，勉強よりも遊びが中心となっていった。そのうち友達から麻雀を教えてもらい，仲のよい仲間とほぼ毎日麻雀に明け暮れていたので，勉強などできるようになるはずがなかった。このときの麻雀仲間はというと，よく思い出してみると皆，浪人しているじゃないか。現役で大学に行った奴はひとりもいない。そういう私も浪人して鹿児島大学に入った。1年間の浪人時代には禁麻雀をして大学合格の願かけにしていたくらいだ。

　勉強しなかったことは何も麻雀のせいばかりではないが，当時麻雀はとにかくよくやっていたから，「高校時代を本当に無駄に過ごしたなぁ」と随分と長い間思っていた。しかし，この高校時代に麻雀をやりこんだことが，その後の人生で1回だけ役に立ったことがある。もう10年以上も前，馬関係の獣医師の先生方とパーティで一緒になったとき，「先生は麻雀ができるのか？」と訊ねられ，酔っ払っていたせいもあり，うかつにも「できますよ」と答えたところ，タクシーでホテルに連れていかれてしまった。ホテルの一室には全自動麻雀卓が準備されていて，私を含む4名の先生達でこれから朝まで麻雀卓を囲む様相であった。

最初の半荘2回で2回ともハコってしまった（いわゆる最下位のようなものを2回したこと）。私は焦った。「先生，大丈夫かぁ。すでに相当マイナスだぜぇ」と凄みのある低音ボイスでボス格の先生が私に少しにやけながら言った。確かにこのままいくとかなりやばい。しかしここで，高校時代に麻雀にのめり込む私に言った父親の言葉を思い出した。「麻雀は流れが来てないときに動くと失敗する」。銀行の証券代行部に勤務していた父親は，営業職のなせる技なのか，麻雀が強かったらしい。まだ小学生だったころ，父親の部下や同僚が家に訪ねてきたとき，皆がそういっていたのを覚えている。

後に雀鬼桜井章一氏の著書にも同じことが書いてあったのを読んで妙に納得した。そこには，麻雀で負けるのはすべて自滅であるとあった。流れのないときに勝ちたい欲求から無理をして勝負する，そして負ける。どんどん自分自身で負けを呼び込む格好になっていく。勝とう勝とうと策を弄すればするほど悪循環になるというものだ。

大きなマイナスではじまったこのときの私の麻雀であるが，この父親の言葉を思い出した後は私はこれに従い，流れが来たと感じたときにしか勝負を賭けないことに集中した。今，流れが来ているかどうか，それを読むことがそのときの私の作業になった。そのお陰か，その後私は何度かトップを取り，朝になるころには当初のマイナススタートを帳消しにし，最終的には何とかプラスで終わらせた。終わったときには「助かった」と心の底から安堵したものである。

ここまできて，「なんだ，今回は勉強をさぼって麻雀をやっていた話か」と思った読者もいるだろう。しかし，これが今回の話の要点である。麻雀は流れが大きなウエイトを占めるゲームである。ここが頭で考えるウエイトが大きい将棋や囲碁と大きく違う。麻雀でも頭で考える部分もあった方がもちろんいいのだろうが，それだけでは勝ち負けが決まらない。だから麻雀にはビギナーズラックがある。逆に桜井氏がいうように，麻雀は頭で考えれば考えるほど墓穴を掘ってしまうことがある。ここが人生とよく似ており，重要なメッセージが含まれている。つまり，考えずに「流れ」を読むことが人生において最も重要なのであるが，頭のいい人ほど考えようとしてしまって，まるで麻雀で負けていく人と同じような人生の図式になっていく。人生の怖いところは，麻雀なら負け込んでいることがその都度の点棒のやり取りで分かるが，人生ではその負け具合がその都度分からないところである。人生では負けが込

んでいることを認識できずに，いや逆に本人は勝っていると思っているかもしれないが，どんどん負けていく悪循環になっていき，気付いたときにはもう手遅れということがある。

「二念」が働くから，却って分からなくなる

小川忠太郎先生が書いた『小川忠太郎範士 剣道講話（体育とスポーツ出版社）』を読むと，「一念」，「二念」という言葉がよく出てくる。最初は何のことかさっぱり分からなかったが，人生の流れと合わせて考えてみると，間違っているかもしれないが，「そうか」と納得できることがある。というのは，「一念」は流れそのものであり，「二念」は自分で考えたことと理解すると，私の頭の中ではしっくりくるのである。

スポーツでは，スランプに陥ったスポーツ選手がもう一度基本に戻ってトレーニングしてスランプを脱する話がよくある。走り込みをして下半身を鍛えて土台をつくる，なんてことをよく耳にするだろう。これを人生で置き換えるとどういうことになるだろうか。人生の土台って何だ，ということになる。それは，一念を感じる心，二念に動かされない心だろうと思っている。一念を感じて，二念を封じたとき，本当の人生の流れを感じることができると思っている。水が流れるように一念のまま生きれば，自然と人生の流れに乗ることができるだろう。二念を使うことは人生の流れを見えなくすることである。だから，人生のスランプに陥ったとき（そんな定義があるのかどうかは別として），もう一度基本に戻るためには一念を感じる状態に心を置くことがよいということになる。

先述の桜井章一氏は雀鬼会を主宰している。そこでは全く何も考えずに麻雀をするらしい。考えずに麻雀をしたとき，それは流れだけの麻雀になる。そうすれば，必ず勝つはずだという論理である。彼の著書の中では，雀鬼会の生徒が麻雀のプロが集まる大会に出場し，2年連続で優勝したことが書かれている。麻雀で負けるのは，自分の考えが入ったとき，つまり二念が働いたときである。

偶然なのか，それとも本来そういうことが人生の本質であるためなのか，先の『剣道講話』にも猫の妙術の話を引用して同じことが書かれている。猫の妙術の話とは，簡単には，スピード，体力，精神力で暴れ鼠に勝つ猫たちがことごとくその鼠に負けてしまうことからはじまって，スピード，体力，精神力のない古猫だけが暴れ鼠に勝ってしまうという妙

な話である。小川忠太郎先生はこれを「自然の勝ちを引き寄せたから」としている。スピード，体力，精神力がある猫たちはそれがあるが故に勝とうという二念が働いてしまうから，逆に負けてしまうというのである。

　若い人には分からないと思うが，実は人生も全く同じである。組織や社会でリーダーとなる立場にいる者，あるいは，なろうとする者は，組織を成功へ導くためにはこのことを避けては通れない。日本の社会では，年齢が上がれば否応なしにグループのリーダーになることが多い。そのときに自分が二念に動かされないことが重要である。それが人生の土台となる流れ，すなわち一念を感じることにつながるからだ。難しいのは，私も含めて多くの人にとって，自分の心の中に浮かぶものの中でどれが一念でどれが二念なのか，その区別が簡単にできないことである。頭で分かろうとすればするほど，分からないのがその違いだろう。

　今回は，まるで高校時代に勉強をしなかった言い訳からはじめた話だったが，なんとかそれらしい格好にまとまったと思う，勝手な自画自賛をお赦し頂きたい。「麻雀ばっかりしたから現役で大学に合格できなかった」とずっと思っていたが，その後40年近く経って，こういう格好でそのことが人生の土台を理解することにつながろうとは，人生とはやはり頭では分からないものである。人生においては，学校のテストと違って頭で考えて分かる部分，つまり二念で解決できることは極めて少ないが，若いときに受験勉強に没頭し，それによって大学合格という成功体験を多少は得てきた我々のような人間は，このことをなかなか受け入れることができないまま，その後の人生を過ごしていることがほとんどである。そして，人生の後半では，それによって今度は逆に自分自身を苦しめることになっている。

［初出：CAP 2012年9月号］

凸方山話
（よもやまばなし）

その6…
生かされることと
アレルギー

　私がこれまでアレルギーの研究を進めることができたのも，この分野で比較的多数の論文を輩出することができたのも，すべてはこの人，仮にTさんとするが，彼のお陰だと思っている。Tさんの存在と助けなくしては，私のこれまでと，そして現在の状況はあり得ない。

私とTさんとの出会い

　Tさんと初めて会ったのは，もうかれこれ10年以上前になるだろうか。ちょうどお昼時だったことから，一緒に蕎麦屋に入って昼食を取ったことを覚えている。彼は私よりも年下だが，当時大学院生で金なしの私は，企業の研究者として給料をもらっている彼に奢って頂いたことが強く印象に残っている。今でも，あのときの蕎麦の味は妙に覚えている。そう，私はTさんに出会った最初から，お世話になりっぱなしなのだ。

　人は誰かの助けなしには何もできない。このことを痛切に身体の奥底から認識するようになったのは，少し遅すぎる感があるが，もう30代も後半に入ったころである。それまではすべてがすべてではないにしろ，「ここまで来たのはオレの実力もある」と思っていた節があった。嫌な奴だ。

　最近，「今までは傲慢だったなぁ，ちょっとは謙虚になりますよ」と言うと，「謙虚になっちゃったら，先生が先生じゃなくなりますよ」とTさんは笑いながら言う。Tさん自身はあくまで謙虚なのだ。こんな人はそうそういない。

免疫細胞たちの出会い

　免疫の細胞たちの間でも，他の細胞のお陰で反応を起こすことができる者たちがある。B細胞だ。B細胞は抗体産生するためにプラズマ細胞に変身するが，この変身にはT細胞の助けが必要である。抗原を認識したB細胞は，T細胞に抗原認識したサ

インを送る。そのサインを受け取ったT細胞はサイトカインを分泌して，B細胞がプラズマ細胞になるのを促す。

T細胞が分泌するサイトカインがインターフェロン-ガンマの場合には，B細胞はIgGを産生するプラズマ細胞へ，インターロイキン-4の場合にはIgEを産生するプラズマ細胞へ，TGF-βの場合にはIgAを産生するプラズマ細胞へ変化する。このようにB細胞にとってT細胞の役割，助けはその後の運命を決めるくらい大きなものである。したがって，どのT細胞に出会うかによってB細胞のその後の運命も決まってしまう。よいT細胞（何がよいのか分からないが）と出会えば，期待したとおりのプラズマ細胞に変身できるであろうが，悪いT細胞と出会うと予想外の機能を持ったプラズマ細胞に変身してしまう。

この手助けをするのがT細胞であるが，これらT細胞の一群はヘルパーT細胞と称されている。ヘルパーT細胞の目印はCD4という分子である。例えば我々が検査する場合に，CD4の有無でヘルパーT細胞かどうかを見分けるのである。ちなみに，ヘルパーT細胞以外のT細胞は，ウイルス感染した細胞を処理する役目の細胞傷害性のT細胞とだけ覚えておけば当たらずとも遠からずである。

ヘルパーT細胞の助けによってB細胞の多くは抗体産生プラズマ細胞になるが，その一部は記憶B細胞としてプラズマ細胞にならずに脾臓やリンパ節に残る。免疫のすごいところは，記憶B細胞が残っていて次に同じ抗原が入ってきたときにすぐに反応できるように，迎撃準備しているところだ。ワクチン接種後に時間が経ってしまって仮に抗体価が下がってしまっても，ウイルスが侵入しときに即座に反応して軽症で済むことがある。それは記憶B細胞が抗体産生プラズマ細胞に即座に変化するためである。

この記憶B細胞がプラズマ細胞に変化する際にも，やはりヘルパーT細胞の助けが必要なのである。だから，ステロイド剤やシクロスポリンでこのヘルパーT細胞の働きを抑えてしまうと，記憶B細胞が抗体産生プラズマ細胞に変身できないことになる。理論的には，ステロイド剤やシクロスポリンをある程度の十分量で長期間使用した場合，記憶B細胞がプラズマ細胞に変身できないために，結果として新しいプラズマ細胞を追加できず，抗体産生を

増やすことができないことになる。そのため，これらの薬剤を長く使用していると血中の抗体濃度が下がるようにみえる（もちろん，これは極端な免疫抑制状態のことを例に挙げて言っているのであり，誤解を避けるため通常の使用量でそれほどの免疫抑制がかかるとは思えないことを付け加えておく）。

T細胞に感謝して生きることの大切さ

このようにB細胞はいつまでも独りではその変革を遂げることはできない。必ずやヘルパーT細胞が傍らにいなければならない。傍らにどんなT細胞がいるかが重要なのである。それをB細胞自身がコントロールできないのであれば，それは俗にいう「運命」であるとしか言えない。

人はよく，他人の助けで今の自分がある，ということを忘れる。人は他人に，あるいは自身以外の目にみえない力に（これも運命とでも言うのか……）生かされているというのが真実である。B細胞がプラズマ細胞になって「天寿」（？）を全うできるのも，それはT細胞の助けがあったからこそである。人のような精神を持たないであろうB細胞がT細胞に感謝しているかどうかは別として，精神を持つ人間であれば「T細胞に相当する人」に感謝して生きたいものだ。

先日，高校サッカーで優勝したチームの監督が，優勝を喜んでいる選手全員を前に挨拶をする映像がニュースで流れた。その中で監督が選手に言った言葉はたった一言。「勘違いするなよ」だった。これは印象的だった。

我々は常に誰かに助けられている。社長だろうが，院長だろうが，教授だろうが，従業員や学生らの助けがなければ何もできない。何か成し遂げたとき，それを自分の力と勘違いしては元も子もなくなってしまう。

その後の私は，Tさんと一緒に研究を進めていた大学の職を辞め，研究所に移り，米国に赴任し，自身の会社を立ち上げるなど変遷を重ねてきたが，先のTさんとは今でもよく交流している。私自身は今でもTさんに生かされ続けている。

［初出：CAP 2009年6月号］
（増田健一）

索　引

あ

アイリッシュ・セターのグルテン過敏性腸症	211
亜鉛欠乏症	200
アオカビ属	71
悪玉菌	92
アシブトコナダニ	68
アジュバント	86
アトピー	16
アナフィラキシー	111, 225
アナフィラキシーショック	85, 86, 193
アナフィラキシー反応	227
アナフィラキシー様反応	227, 230
アモキシシリン・クラブラン酸	176
アレルギー	16
－アレルギーの発症閾値	119
アレルギー強度検査	135, 140, 186
アレルギー性粟粒性皮膚炎	249
アレルギー性皮膚炎	26
アレルゲン	64, 84, 107, 152, 154
アレルゲンエキス	85
アレルゲン特異的 IgE 検査	112, 142
アレルゲン特異的免疫療法	193
アレルゲンペプチド	86

い

医原性副腎皮質機能亢進症	171, 182
移行抗体	238
移植片	38
移植片対宿主病	38
Ⅰ型過敏症	17, 19, 50, 106, 112, 208, 209, 215, 227, 236, 240, 253
Ⅰ型糖尿病	39
一次性メディエーター	230
犬アトピー性皮膚炎	139, 143, 145, 159
－好発犬種	161
－診断	163
－診断基準	159
－治療	169
イヌインターフェロン-γ	181
イヌ属	70
医療用防ダニ布団	170
インターフェロン	46
－インターフェロン-γ	22
インターフェロン-γ（製剤）	173
インターロイキン	46
－インターロイキン-1	22

う

ウエスタンブロット法	83
牛血清アルブミン（BSA）	241
牛胎子血清（FCS）	241

え

エイコサノイド	228
衛生仮説	31
会陰部	200
液性免疫	24, 33
エピネフリン	234, 244
エフェクター細胞	56
エフェクター T 細胞	75, 189, 190
塩酸ドキシサイクリン	176
塩酸ミノサイクリン	176
炎症性サイトカイン	54, 59
炎症性腸疾患（IBD）	36, 210
炎症性メディエーター	155

お

押捺塗抹検査	165
オーバーラッピングペプチド	86
オクラシチニブ	173, 185
オリゴ糖	97, 213

か

開口呼吸	254
外耳炎	201
疥癬	162
潰瘍性大腸炎（UC）	36, 210
外用薬	176
獲得免疫（適応免疫）	22, 23, 40
加工肉	73
加水分解タンパク質	219
カゼイン	241
花粉	71
花粉 IgE	205
花粉症	205
カモガヤ	72
カルシニューリン	182
カルモジュリン	182
環境アレルゲン	64, 65, 152, 169
感作期	22
カンジダ属	70
間質パターン	255
肝静脈のうっ血	230
関節リウマチ	35
乾癬	35
顔面	199
顔面腫脹	205

き

記憶 T 細胞（メモリー T 細胞）	37
気管支拡張薬	257
気管支喘息	253
気管支肺胞洗浄液	254
気管支パターン	255
気胸	256
季節性のアレルゲン	71

キメラ抗体	114
牛肉	72, 242
牛肉アレルギー	239, 242, 243
牛乳	73
休薬／休薬期間	187, 222
牛由来タンパク質	241, 243
偽陽性	116
魚介類	74
虚脱	230, 232
魚類	74, 217
金属アレルギー	37

く

空気清浄機	170
クームスの過敏症分類	33, 236
クオドラントブロット	131
組換えアレルゲンタンパク質	86
組換え FcεRⅠα	82
クラススイッチ	28, 29, 152
グルココルチコイド受容体	182
クローン病（CD）	36, 210
クロカビ属	70

け

蛍光顕微鏡	132
蛍光標識抗体	124
形質細胞	93, 119, 144, 152
形質細胞様樹状細胞	87
ゲート	129
血管神経性浮腫（血管性浮腫）	231
ケナガコナダニ	68
ケモカイン	56, 182
ケモカイン受容体	57, 135
ケモタキシス	34, 56
ケラチノサイト	59
原因アレルゲン	118
減感作療法	84, 85, 155, 157, 173-175, 194, 196, 197
減感作療法薬	86
検量線	117

こ

コアワクチン	244
抗 CD3 抗体	130
抗 CD21 抗体	130
抗 IgE 抗体	82, 113
甲殻類	74
抗がん薬	226
抗菌薬	176, 258
口腔アレルギー症候群（OAS）	204, 208
抗原	64, 84
抗原提示	27
抗原提示細胞	152
抗原特異的 T 細胞	152, 155
抗原ペプチド	27
交差性（交差反応）	216
好酸球	19, 21, 254

好酸球性潰瘍	248
好酸球性肉芽腫	248
好酸球性肉芽腫症候群	61, 247
好酸球性プラーク	247
好酸球増多症	248
コウジカビ属	70
高親和性 IgE 受容体	80
抗赤血球自己抗体	135
酵素結合免疫吸着法（ELISA）	115
酵素標識	115
抗体	25
－ アイソタイプ	25, 27
－ 可変領域（V 領域）／定常領域（C 領域）	25
－ 軽鎖／重鎖	25
－ Cε3	80
抗ヒスタミン薬	170, 181, 257
－ 早期介入療法	144
肛門周囲	200
ゴキブリ属	68
呼吸困難	254
穀物類	74
固定薬疹	37
コナダニ類	67
コナヒョウヒダニ	65, 83, 174
小麦	74
混合性パターン	255
昆虫	68
昆虫刺傷	227

さ

サイトカイン	22, 46, 180
サイトカイン受容体	184
サイトカインバランス	52
サイトカイン mRNA	51
細胞傷害性 T 細胞	33, 35, 133
細胞性免疫	24, 33
サヤアシニクダニ	68
Ⅲ型過敏症	236

し

趾間	201
シクロスポリン	154, 172, 182, 250
刺激指数（stimulation index）	123
脂質メディエーター	228
自傷	201
システインリッチドメイン	41
自然免疫	22, 40
自然リンパ球	36, 258
室外アレルゲン	170
室内アレルゲン	169
ジフェンヒドラミン	226
シャンプー療法	177
主原料	213, 218
樹状細胞	27
腫瘍壊死因子	22, 46

索引

主要組織適合遺伝子複合体（MHC） ················· 34
　－MHC クラスⅠ分子／－MHC クラスⅡ分子 ····· 34, 35, 89
消化管型リンパ腫 ···················· 212
常在細菌叢 ······················· 92
除去食試験 ···················· 212, 215
除去食療法 ···················· 213, 215
　－消化器症状を呈する食物アレルギー ········· 223
　－皮膚症状を呈する食物アレルギー（Dr. Thierry Olivry
　　の提案する除去食療法）··············· 223
食物アレルギー ········· 121, 136, 144, 198, 208, 215, 242
食物アレルギーの消化器症状 ··············· 208
食物アレルギーの皮膚症状 ················ 198
　－シグナルメント ················· 199
　－特徴的な病変部位 ················ 199
　　－肛門周囲や会陰部 ·············· 200
　　－顔面 ···················· 199
　　－趾間 ···················· 201
　　－腰背部～尾根部 ·············· 200
　－特徴的な臨床徴候 ················ 202
食物アレルゲン ············· 64, 65, 72, 152
食物依存性運動誘発アナフィラキシー ·········· 205
食物繊維 ···················· 97, 213
食物暴露試験 ····················· 212
食物不耐症 ···················· 145, 146
食物有害反応 ··················· 146, 198
除湿機 ························· 169
ショック ························ 205
シラカバ ························ 72
真菌 ·························· 70
新生児・乳児消化管アレルギー ············ 36, 209
シンバイオティクス ·················· 98
蕁麻疹 ····················· 205, 231

す

スギ花粉アレルゲン ·················· 86
ススカビ属 ······················ 70
スターチ ························ 221
ステロイド ··········· 15, 45, 141, 154, 171, 182, 244, 250, 257
　－短期間ステロイド療法／長期間ステロイド療法 ······· 142
ストレージマイト（貯蔵ダニ）·············· 67

せ

制御性 T 細胞（Treg）··········· 93, 188, 203
喘鳴 ························· 254
セグメント細菌 ················ 93, 95, 96
舌下免疫療法（SLIT）··············· 85, 193
接触性皮膚炎 ····················· 107
セファレキシン ···················· 176
ゼラチン ····················· 73, 241
セラミド ························ 161
セリアック病 ·············· 36, 74, 211
セロハンテープを用いた検査（テープ貼付け試験）···· 165, 167
潜在型転写因子（STAT）················ 184
喘息／喘息発作 ················ 36, 253
善玉菌 ····················· 92, 97
前方散乱光（FSC）·················· 128

そ

早期介入療法（抗ヒスタミン薬）············ 144
掻爬試験 ··················· 165, 166
瘙痒感 ························ 162
即時相／即時相反応 ·········· 19, 200, 253
側方散乱光（SSC）·················· 128
粟粒性毛包炎 ···················· 200
粗抗原液 ························ 174

た

対症療法 ······················· 157
大豆 ·························· 74
苔癬化 ························· 200
脱顆粒 ·············· 106, 153, 192, 227
脱リン酸化 ······················ 182
多発性硬化症 ····················· 35
卵 ··························· 73
タマニクダニ ····················· 68
単一抗原液 ······················ 174

ち

遅発相／遅発相反応 ········· 19, 50, 111, 254
腸管免疫 ························ 93
腸内細菌叢 ··················· 92, 203
貯蔵ダニ（ストレージマイト）·········· 67, 200
貯蔵ダニアレルギー ·················· 205
チリダニ科 ······················ 65
鎮静処置 ······················· 109

つ・て

通年性のアレルゲン ·················· 65
低アレルゲンワクチン ··············· 243, 245
定量 IgE 検査 ····················· 118
適応免疫（獲得免疫）··············· 22, 23, 40
デキサメタゾン ···················· 226
でんぷん ························ 221

と

ドキソルビシン ···················· 226
ドットプロット ···················· 128
ドナー ························· 38
トマト ························· 205
トランスフォーミング増殖因子 ············· 94
トリプターゼ ····················· 232
トル様受容体（TLR）················ 41, 87
貪食細胞 ······················· 22

な～ね

ナイーブ T 細胞 ················ 77, 94
内在性 Treg（nTreg）················ 189
ナチュラルキラー（NK）細胞 ·········· 22, 28
Ⅱ型過敏症 ······················ 236
肉類 ····················· 72, 217
二次感染 ······················· 201
二次性メディエーター ················· 230

二重染色 ……………………………… 130
日本スギ ……………………………… 71
乳酸菌製剤 …………………………… 213
ネコアレルゲン ……………………… 70
猫喘息 …………………………… 36, 253
ネコ属 ………………………………… 70
ネコの好酸球性プラーク …… 60, 61, 247
猫免疫不全ウイルス感染 …………… 133
ネブライザー療法 …………………… 258
粘膜バリア …………………………… 95

の

脳炎 …………………………………… 236
膿皮症 …………………………… 165, 176
ノミアレルギー ……………………… 248
ノミアレルギー性皮膚炎 …………… 200
ノンコアワクチン …………………… 245

は

ハイブリドーマ ………………… 113, 114
ハウスダストマイト ……………… 65, 83
暴露期 ………………………………… 22
パターン認識受容体 ………………… 41
発咳 …………………………………… 254
白血病 ………………………………… 133
パッチテスト ………………………… 107

ひ

皮下抗原特異的免疫療法 (SCIT) …… 193
尾根部 ………………………………… 200
皮脂腺炎 ……………………………… 200
ヒスタミン ………… 19, 153, 155, 228, 233
非ステロイド系抗炎症薬 (NSAIDs) … 156
非特異的反応 ………………………… 110
皮内反応試験 …………… 20, 106, 142, 245
ヒノキ ………………………………… 72
皮膚生検 ………………… 165, 167, 168
肥満細胞 ……………………………… 153
　－脱顆粒 …………… 106, 153, 192, 227
ヒョウヒダニ属 ……………………… 65
病理組織学的検査 ……………… 165, 248
日和見菌 ……………………………… 92

ふ

ブドウ膜炎 …………………………… 236
副原料 …………………… 213, 219, 220
副腎皮質ステロイドホルモン剤 …… 15
副反応 ………………………………… 236
ブタクサ ……………………………… 72
プラスミド DNA ……………………… 89
プリックテスト ……………………… 106
プルラン …………………………… 86, 193
プレドニゾロン ……………………… 250
プレバイオティクス ……………… 97, 98
フレンチ・ブルドッグ ……………… 199
プロアクティブ療法 ………………… 177

フローサイトメトリー ………… 124, 127
プロスタグランジン ………………… 228
プロバイオティクス ……………… 96, 97
糞便微生物移植法 ………………… 98, 99

へ・ほ

ペプチド療法 ………………………… 193
ヘルパー T 細胞 …… 28, 33, 34, 46, 49, 122, 152
放射性同位元素 ………………… 122, 123
ホームメード食 ………………… 213, 218
ホスホマイシン ……………………… 176
補体 ……………………………… 22, 230
ポリクローナル抗体 …………… 113, 114

ま～む

末梢血単核球 ………………………… 51
マラセチア ………………………… 43, 167
ミエローマ細胞 ………………… 113, 114
ミニチュア・ダックスフンド ……… 238
ムチン ………………………………… 95

め

メチルプレドニゾロン酢酸エステル … 250, 257
メモリー T 細胞 (記憶 T 細胞) … 37, 75, 77
免疫介在性血小板減少症 (IMT) … 135, 236
免疫介在性溶血性貧血 (IMHA) … 134, 236
免疫寛容 …………………… 84, 188, 189
免疫記憶 ………………………… 24, 40
免疫グロブリン (Ig) ………………… 24
免疫療法 …………………………… 84, 85

も

毛包虫症 ………………………… 166, 200
モノクローナル抗体 …………… 113, 114
門脈高血圧 …………………………… 230

や～よ

ヤケヒョウヒダニ …………………… 65
野菜類 ………………………………… 217
ヤヌスキナーゼ ……………………… 183
誘導性 Treg (iTreg) ………………… 189
油脂 …………………………………… 221
ユスリカ属 …………………………… 68
抑制性サイトカイン ………………… 190
Ⅳ型過敏症 ………… 33, 107, 122, 204, 215, 236

ら

酪酸 …………………………………… 94
酪酸菌製剤 …………………………… 213
ラクチュロース ……………………… 213
ラフィノース ………………………… 98
ランゲルハンス細胞 ………………… 27
ランゲルハンス様樹状細胞 ………… 193

索引

り

リーシュマニア感染	133
リガンド	57
離乳期	199, 202
両生類	74
鱗屑	200
リンパ球	57, 122
リンパ球刺激試験	122
リンパ球反応検査	121, 123, 145, 186, 211, 212, 215, 221
－陽性域／要注意域	126
リンパ腫	133, 168

れ〜わ

レアギン	64
レシピエント	38
レッチング	254
レプトスピラ（ワクチン）	245
ロイコトリエン	19, 21, 153, 155, 228, 230
ロイシンリッチリピート	41, 42
ワクチン	226
ワクチン接種後アレルギー反応	236
－即時型反応／非即時型反応	239, 240

B

BSA	241
Bifidobacterium 属	94, 96
B 細胞	152
B 細胞エピトープ	77, 86
B 細胞特異的マーカー	130

C

CCL17 (TARC)	57, 58
CCL22 (MDC)	58
CCR1	62
CCR3	62
CCR4	35, 57, 58, 135
CCR4/CD4	135
CCR4 陽性細胞	18
CC ケモカイン	56
CD4	33, 34
CD4/CD8 比	133
CD4 陽性 T 細胞	27, 30, 33, 93, 133
CD8	33
CD8 陽性 T 細胞	33, 133
CD25	124, 188
CD40 リガンド (CD40L)	27
Clostridium 属	94-96
CpG-DNA 結合アレルゲンワクチン	88
CRE-DM	117
Cry j 1	86
CRP	22
CXC ケモカイン	56

C型レクチン受容体 (CLR)

C 型レクチン受容体 (CLR)	41, 43
C 線維	185
C 反応性蛋白 (CRP)	22
C 領域	25

D

Dectin-1 ／ Dectin-2	43
Der f 1	65
Der f 2	86, 174
Der f 2 組換えタンパク質	193
Der f 2 プルラン結合体	193
Der p 1	65
DNA ワクチン	89, 193

E〜H

ELISA	115
eotaxin	62
FcR	25
FcRγ 鎖	44
FCS	241
FcεR	80
Fcε 受容体Ⅰ型 (FcεRⅠ)	80, 227
－α 鎖／β 鎖／γ 鎖	80, 81
Fcγ 受容体Ⅱb	192
Fel d 1	61, 70
Foxp3	93, 94, 188
G 蛋白受容体	230
hygiene hypothesis（衛生仮説）	31

I

IBD	36, 210
IFN	46
IFN-γ	18, 22, 28, 30, 52, 88, 180
IgA	17, 24, 27, 93, 95
IgE	16, 17, 22, 24, 27, 64, 80, 112, 180
IgE 検査	20, 215
－定性検査	117, 142
－定量検査	117, 142
IgE 産生形質細胞	155
IgE 受容体	80
IgE 濃度	120, 144
IgG	17, 24, 26, 27, 180, 192
IgG4	191
IgM	17, 24, 27
IL	46
IL-1	22
IL-1β	59
IL-2	47, 124
IL-4	17, 18, 28, 30, 52, 152, 180
IL-5	28, 77
IL-6	54
IL-10	88, 94, 190
IL-12	30, 88, 94
IL-13	17, 28, 30, 152
IL-17	36, 93
IL-18	30, 88

IL-21 ·· 180
IL-22 ·· 93, 95
IL-31 ·· 185
IL-33 ·· 258
IMHA ··· 134
IMT ·· 135
IPEX 症候群 ··· 94, 188
ITAM ·· 44, 81
iTreg ··· 189

J

JAK ··· 183
　- JAK1／JAK2／JAK3／TYK2 ·············· 183, 184
JAK-STAT 系 ··· 185
JAK 阻害薬 ·· 173

L・M

Lactobacillus 属 ···································· 94, 96
long-lived plasma cells ···························· 119
L-アスパラギナーゼ ································· 226
MDC（CCL22）·· 58
MHC クラス I 分子／MHC クラス II 分子 ·········· 35, 89
Mincle ··· 43
mitogen-activated protein（MAP）··············· 228

N〜S

NFAT ··· 182
NK 細胞 ·· 22
NSAIDs ·· 156, 230
nTreg ··· 189
OAS ·· 205, 208
pDCs ··· 87
PNU ·· 107
RANTES ·· 62
SCIT ·· 193
SLIT ·· 193
STAT ··· 184

T

TARC（CCL17）································· 35, 57, 58, 182
TARC mRNA ·· 61
TGF-β ·· 28, 52, 94, 190

Th1/Th2 バランス ··································· 30, 50
Th1 型サイトカイン ······························ 48, 49, 53
Th1 細胞 ·· 30, 47, 180
Th2 型サイトカイン ······························ 48, 49, 53
Th2 細胞 ···················· 18, 21, 30, 47, 77, 152, 180
Th3 細胞 ··· 189
Th17 細胞 ··· 36, 93
TLR ··· 42, 87
TLR9 ·· 87
TNF ··· 46
TNF-α ·· 22, 59
Toll／IL-1 レセプタードメイン ······················ 41
Tr1 細胞 ··· 189, 193
Treg ·· 93-95, 188
TSLP ·· 59
TYK2 ··· 184
T 細胞 ·· 24, 33, 152
T 細胞エピトープ（T 細胞抗原決定基）······ 34, 77, 86, 122, 193
T 細胞特異的マーカー ······························ 130

V〜X

V 領域 ··· 25
w/v ·· 107
X 染色体連鎖免疫制御異常多発性内分泌障害消化器病 ····· 94, 188

数字

I 型過敏症 ····· 17, 19, 50, 106, 112, 208, 209, 215, 227, 236, 240, 253
1 型制御性 T 細胞（Tr1 細胞）······················· 189
I 型糖尿病 ·· 39
1 型ヘルパー T 細胞（Th1 細胞）···················· 180
II 型過敏症 ·· 236
2 型ヘルパー T 細胞（Th2 細胞）················· 18, 180
III 型過敏症 ··· 236
3 型ヘルパー T 細胞 ·································· 189
IV 型過敏症 ························ 33, 107, 122, 204, 215, 236
　- IVa／- IVb／IVc 型 ······························ 33

監修者プロフィール

増田健一（ますだ けんいち）

1967年大阪府生まれ。獣医学修士（米国イリノイ大学），獣医学博士（東京大学），動物アレルギー検査株式会社 代表取締役社長。

1992年鹿児島大学卒業。約2年間の動物病院勤務を経た後，単身米国に留学し1997年米国イリノイ大学大学院にて修士号取得。1998～2004年東京大学大学院獣医内科学教室の助手として勤務，その間に博士号取得。

2004年より独立行政法人理化学研究所（現；国立研究開発法人理化学研究所）免疫・アレルギー科学総合研究センター（現；統合生命医科学研究センター）研究員として勤務。そこでの発見をもとに起業を考え，2007年，理研ベンチャーの承認を受けて犬のアレルギーおよび免疫検査事業を担う動物アレルギー検査株式会社を設立し，動物病院の臨床現場に応用できる，新しい検査システムを提供している。

2010年に獣医アトピー・アレルギー・免疫学会を発足し（2006年に発足した日本獣医アトピー・アレルギー・免疫研究会を移行），小動物臨床分野でのアレルギー・免疫疾患の診療に必要な情報発信を精力的に行うとともに，議論の場を設けることで日本の獣医学におけるアレルギー診療の進歩に貢献している。

また，現在も理化学研究所人工ワクチン研究チームのチームリーダーを兼任して人獣共通感染症に対するワクチン開発研究を推進するとともに，国内外の獣医大学と共同で犬や猫の免疫研究を行っている。

犬と猫のアレルギー診療

2017年10月1日　第1刷発行

監 修 者	増田健一
発 行 者	森田　猛
発 行 所	株式会社 緑書房

　　　　　〒103-0004
　　　　　東京都中央区東日本橋2丁目8番3号
　　　　　TEL 03-6833-0560
　　　　　http://www.pet-honpo.com

編　　集	村上美由紀，花崎麻衣子，池田俊之
カバーデザイン	メルシング
印刷・製本	アイワード

©Kenichi Masuda
ISBN978-4-89531-313-1　Printed in Japan
落丁，乱丁本は弊社送料負担にてお取り替えいたします。

本書の複写にかかる複製，上映，譲渡，公衆送信（送信可能化を含む）の各権利は株式会社緑書房が管理の委託を受けています。

JCOPY 〈（一社）出版者著作権管理機構 委託出版物〉

本書を無断で複写複製（電子化を含む）することは，著作権法上での例外を除き，禁じられています。本書を複写される場合は，そのつど事前に，（一社）出版者著作権管理機構（電話03-3513-6969，FAX03-3513-6979，e-mail：info@jcopy.or.jp）の許諾を得てください。また本書を代行業者等の第三者に依頼してスキャンやデジタル化することは，たとえ個人や家庭内の利用であっても一切認められておりません。